谢文英 编著

名医珍藏祖传偏方

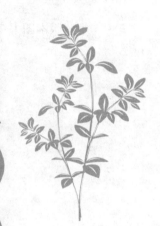

陕西出版传媒集团
陕西科学技术出版社

图书在版编目（CIP）数据

名医珍藏祖传偏方/谢文英编著. —西安：陕西科学技术出版社，2014.7

ISBN 978-7-5369-5299-7

Ⅰ.①名… Ⅱ.①谢… Ⅲ.①土方—汇编 Ⅳ.①R289.2

中国版本图书馆 CIP 数据核字（2014）第 046225 号

名医珍藏祖传偏方

出 版 者	陕西出版传媒集团　陕西科学技术出版社
	西安北大街 131 号　邮编　710003
	电话（029）87211894　传真（029）87218236
	http://www.snstp.com
发 行 者	陕西出版传媒集团　陕西科学技术出版社
	电话（029）87212206　87260001
印 刷	北京建泰印刷有限公司
规 格	710×1000 毫米　　16 开本
印 张	22.75
字 数	345 千字
版 次	2014 年 5 月第 1 版
	2014 年 5 月第 1 次印刷
书 号	ISBN 978-7-5369-5299-7
定 价	29.80 元

版权所有　翻印必究

前言 FOREWORD

人生在世，谁都难免得上各式的疾病。当前，"就医难，用药贵"已经是不能否认的事实。而且，很多医院治疗大都采用西医的方法，即打针、吃药片等。众所周知，西医的问题在于治疗显效快，但是不容易祛除病根，短暂的治愈后还有可能复发。在这样一个生活环境下，有没有一种简便、省钱且易行的办法，帮老百姓看病治病呢？

俗话说："偏方治大病"，偏方是我国劳动人民在几千年的实践经验总结出来的治病方法，其紧扣中医学的原理，针对某些特殊的疾病不仅有特效，还能祛除病根，也称得上是中国文化的另一瑰宝了。

为不使多种中华药库中之瑰宝失传，本书《名医珍藏祖传偏方》针对具体病例，收集整理了各种民间土方、偏方和验方，并按照内科、外科、五官科、皮肤科、儿科、妇科、肿瘤科分为七大章。所涉及的许多病证都是老百姓深为所苦的常见病、多发病、慢性病、难治病、疑难杂症等。

每一种偏方，均附有药理及相关知识。其中许多所谓的"药"，其实就是生活中司空见惯的食材，不仅易于获取，还方便制作，应用于日常生活和保健。为避免误用，又一一说明使用细节、注意事项等，使读者能一目了然，照方抓药，十分切合现代家庭居家保健治疗之需。

需要特别强调的是，本书收集的特效偏方仅供参考，不能代替专业治疗，对于患有危重疾病的人，一定要及时就医。在使用本书中的方剂时，若希望达到最佳的治疗效果，最好在医生的指导下使用。

编 者

第一章 内科——内有不适用偏方

感 冒 /002
- 偏方1 糯米薄荷水治感冒 /002
- 偏方2 神仙粥治感冒 /002
- 偏方3 葱姜热汤面治感冒 /003
- 偏方4 橘皮糙米治感冒 /003
- 偏方5 白萝卜汁治感冒 /004
- 偏方6 酒精擦拭治感冒 /004
- 偏方7 鸡蛋白糖治感冒 /004
- 偏方8 鱼肉生姜米酒治感冒 /005

偏头痛 /005
- 偏方1 萝卜冰片汁治偏头痛 /005
- 偏方2 蜂蜜水治偏头痛 /006
- 偏方3 红糖黑鲤鱼头治偏头痛 /006
- 偏方4 山药贴治偏头痛 /007
- 偏方5 川芎白芷治偏头痛 /007
- 偏方6 热水浸手治偏头痛 /008
- 偏方7 生姜灸治偏头痛 /008

咳 嗽 /009
- 偏方1 红糖姜枣汤治咳嗽 /009
- 偏方2 陈皮甘草煎治咳嗽 /009
- 偏方3 川黄连止咳贴治咳嗽 /010
- 偏方4 银耳茶治咳嗽 /010
- 偏方5 羊肝治咳嗽 /011
- 偏方6 冰糖芝麻水治咳嗽 /011
- 偏方7 白梨蜂蜜蛊治久咳 /011

呕 吐 /012
- 偏方1 生姜糖治呕吐 /012
- 偏方2 葱白贴治呕吐 /013
- 偏方3 甘蔗鲜姜汁治呕吐 /013
- 偏方4 白汤豆腐治呕吐 /013
- 偏方5 粳米姜汤治呕吐 /014
- 偏方6 炒刺猬皮治呕吐 /014
- 偏方7 芦根绿豆粥治呕吐 /015

呃 逆 /015
- 偏方1 柿蒂饮治呃逆 /016
- 偏方2 老刀豆红糖水治呃逆 /016
- 偏方3 橘皮甘草饮治呃逆 /016
- 偏方4 米醋饮治呃逆 /017
- 偏方5 干嚼公丁香治呃逆 /017
- 偏方6 大笑止呃逆 /018
- 偏方7 酒浸柠檬治呃逆 /018

消化不良 /019
- 偏方1 山楂丸治消化不良 /019
- 偏方2 茶糖膏治消化不良 /019
- 偏方3 鸡内金粉治消化不良 /020
- 偏方4 无花果糖水治消化不良 /020
- 偏方5 咖啡粉治消化不良 /021

胃下垂 /021
- 偏方1 干姜砂仁鸡治胃下垂 /022
- 偏方2 猪肚白胡椒治胃下垂 /022
- 偏方3 瘦肉仙人球治胃下垂 /022
- 偏方4 鲫鱼黄芪汤治胃下垂 /023
- 偏方5 山楂党参治胃下垂 /023
- 偏方6 荷叶蒂治胃下垂 /024

| 偏方7 首乌肉桂粉治胃下垂 | /024 |
| 偏方4 大枣葱白汤治神经衰弱 | /039 |

胃 痛

偏方1 胡椒热敷治胃痛	/025
偏方2 龟肉猪肚方治胃痛	/025
偏方3 土豆粥治胃痛	/026
偏方4 沉香没药煎治胃痛	/026
偏方5 桑叶丝瓜络治胃痛	/027

偏方5 玫瑰花烤羊心治神经衰弱 /039
偏方6 茯苓银耳治神经衰弱 /039
偏方7 芸香丸治神经衰弱 /040
偏方8 鹌鹑蛋治神经衰弱 /040
偏方9 双五茶治神经衰弱 /041

便 秘

偏方1 大黄软膏治便秘	/027
偏方2 牛蒡蜂蜜汁治便秘	/028
偏方3 糯米黑芝麻粉治便秘	/028
偏方4 香油拌紫葱丝治便秘	/029
偏方5 芦荟丸治便秘	/029
偏方6 香蕉蘸蜂蜜治便秘	/030
偏方7 芹菜炒鸡蛋治便秘	/030

贫 血

偏方1 阿胶山楂粉治贫血 /042
偏方2 肉桂粉治贫血 /042
偏方3 糙糯米粥治贫血 /043
偏方4 鸡血豆腐汤治贫血 /043
偏方5 党参黄芪治贫血 /043
偏方6 红枣木耳汤治贫血 /044
偏方7 山药葡萄干酒治贫血 /044

腹 泻

偏方1 焦米粥治腹泻	/030
偏方2 干姜丝红茶治腹泻	/031
偏方3 川椒艾叶敷治腹泻	/031
偏方4 烤馒头皮治腹泻	/032
偏方5 焦黄米糕治腹泻	/032
偏方6 猪肾汤治老年腹泻	/033
偏方7 食醋煮鸡蛋治腹泻	/033

眩 晕

偏方1 毛鸡蛋治晕眩 /045
偏方2 桂枝茯苓汤治眩晕 /045
偏方3 法半夏防眩汤治眩晕 /046
偏方4 柳树枝饮治眩晕 /046
偏方5 雪梨山楂汤治眩晕 /047

中 风

偏方1 远志石菖蒲煎治中风 /048
偏方2 水蛭郁金汤治中风 /048
偏方3 乌梅天南星粉治中风 /049
偏方4 陈艾木瓜酒治中风 /049
偏方5 黄米酒桑枝叶治中风 /050
偏方6 大蒜滴液治中风 /050
偏方7 酒煮乌鸡治中风 /050

失 眠

偏方1 酸枣绿茶粉治失眠	/034
偏方2 半夏红枣橘皮治失眠	/035
偏方3 安神散治失眠	/035
偏方4 白糖炖梨治失眠	/036
偏方5 葱白包治失眠	/036
偏方6 百合枸杞汤治失眠	/036

心绞痛

偏方1 香蕉治心绞痛 /051
偏方2 鸡蛋米醋治心绞痛 /051
偏方3 马齿苋韭菜包治心绞痛 /052
偏方4 青柿子治心绞痛 /052

神经衰弱

偏方1 枸杞菊花汤治神经衰弱	/037
偏方2 远志蒸乳鸽治神经衰弱	/038
偏方3 食醋安神法治神经衰弱	/038

第二章 外科——伤痛烦恼找偏方

痈疽疔疖 /054
- 偏方1 丝瓜汁治痈疽久不收口 /054
- 偏方2 藤黄液治无名肿毒 /054
- 偏方3 米醋膏治疮肿积块 /055
- 偏方4 黄龙猪胆液治疖肿 /055
- 偏方5 柳叶膏治疖肿 /056
- 偏方6 乌梅散治疔疮疔毒 /057
- 偏方7 陈小麦粉治疔疮痈疽 /057
- 偏方8 绿豆蛋清糊治痈疽肿痛 /058

跌打损伤 /058
- 偏方1 生地黄酒治跌打损伤 /059
- 偏方2 姜黄陈皮敷治跌打损伤 /059
- 偏方3 韭菜根饮治跌打损伤 /060
- 偏方4 白酒丝瓜末治胸腹部损伤 /060
- 偏方5 生栀子鸡蛋清治扭伤 /060
- 偏方6 丹参红花糊治软组织损伤 /061
- 偏方7 活血酒治跌打损伤 /061
- 偏方8 降枝散治不完全断指 /062
- 偏方9 乌药桃树枝敷治跌打损伤 /062

水火烫伤 /063
- 偏方1 蟹贴治水火烫伤 /063
- 偏方2 枯矾糊治水火烫伤 /064
- 偏方3 鲜牛奶治灼伤 /064
- 偏方4 土豆汁治皮肤烧伤 /065
- 偏方5 米醋敷治小面积烫伤 /065
- 偏方6 生姜汁治水火灼伤 /065
- 偏方7 小米冰片治烫伤 /066
- 偏方8 白糖豆腐贴治烫伤 /066
- 偏方9 猪蹄甲治烧烫伤 /067

虫蛇咬伤 /067
- 偏方1 红薯叶敷治蜈蚣咬伤 /067
- 偏方2 荠蛤蟆肉治狂犬咬伤 /068
- 偏方3 杏仁雄黄治狗咬已溃烂 /068
- 偏方4 海枫酒治海蛇咬伤 /069
- 偏方5 蜂蜜葱泥治蜜蜂蛰伤 /069
- 偏方6 羊奶饮治蜘蛛咬伤 /069
- 偏方7 蛇伤祛毒散治各种毒蛇咬伤 /070
- 偏方8 蜗牛汁治毒虫咬伤 /070
- 偏方9 蕾草治腹蛇咬伤 /071

误吞硬物 /072
- 偏方1 蚕豆韭菜治误吞针入腹 /072
- 偏方2 虾雀贴治竹木刺入肉内不出 /072
- 偏方3 橄榄核化解骨鲠 /073
- 偏方4 大蒜塞鼻治鱼刺卡喉 /073
- 偏方5 温醋饮治细骨卡喉 /073
- 偏方6 烧羊胫骨治误吞铜、金 /074

痔 疮 /074
- 偏方1 无花果煎汤治痔疮 /075
- 偏方2 枯矾艾叶熏洗治痔疮 /075
- 偏方3 蛋黄油治痔疮 /076
- 偏方4 红糖金针菜治痔疮 /076
- 偏方5 南瓜子熏法治内痔 /077

偏方6 苦参夏枯草茶治痔疮便血	/077	
偏方7 田螺冰片汁治痔疮	/078	
偏方8 炭烧茄子治内痔	/078	
偏方9 蒲公英治痔疮	/078	

疝 气 /079
偏方1 荔枝核疗法治疝气	/079
偏方2 丝瓜陈皮汤治疝气	/080
偏方3 小茴香炒鸡蛋治疝气	/080
偏方4 姜汁治疝气	/080
偏方5 黑豆治疝气	/081
偏方6 荞麦川乌酒治疝气	/081
偏方7 精盐治疝气	/082

阑尾炎 /082
偏方1 大田螺治阑尾炎	/083
偏方2 葫芦子治阑尾炎	/083
偏方3 鲜姜芋头泥治阑尾炎	/084
偏方4 三黄栀子汤治阑尾炎	/084
偏方5 败酱草治阑尾炎	/084
偏方6 马鞭草治阑尾炎	/085

颈淋巴结核 /085
偏方1 红糖蝌蚪水治颈淋巴结核	/085
偏方2 蜗牛炖猪肉治颈淋巴结核	/086
偏方3 猫眼草治颈淋巴结核	/086
偏方4 泽漆茯苓治颈淋巴结核	/086
偏方5 海带汤治颈淋巴结核	/087
偏方6 蜜甘草治颈淋巴结核	/087
偏方7 白果石灰膏治颈淋巴结核	/088
偏方8 烟叶酒治颈淋巴结核	/088

脉管炎 /089
偏方1 猪蹄毛冬青治脉管炎	/089
偏方2 蜗牛泥治脉管炎	/089
偏方3 鹿角膏治脉管炎	/090
偏方4 蟾蜍丸治脉管炎	/090
偏方5 金银花甘草治脉管炎	/091

泌尿系结石 /091
偏方1 鸡内金治泌尿系结石	/092
偏方2 丝瓜苗治泌尿系结石	/092
偏方3 桃仁治泌尿系结石	/092
偏方4 黄鱼耳石汤治泌尿系结石	/093
偏方5 硝石散治泌尿系结石	/093

脑震荡 /094
偏方1 乌龟头黄瓜子治脑震荡	/094
偏方2 当归防风治脑震荡	/095
偏方3 猪脑麻杞治脑震荡	/095
偏方4 钩藤三七治脑震荡	/096
偏方5 鲜花生叶治脑震荡	/096

冻 伤 /097
偏方1 热敷萝卜皮治冻伤	/097
偏方2 花生皮碎末治冻伤	/097
偏方3 干辣椒粉治冻伤	/098
偏方4 蜜冻方治冻伤	/098
偏方5 甘草桂枝治冻伤	/099
偏方6 桂枝肉桂治冻疮	/099
偏方7 涂擦萝卜治冻疮	/100
偏方8 热醋方治冻疮	/100

破伤风 /101
偏方1 老葱白治破伤风	/101
偏方2 黄芪当归煎治破伤风	/102
偏方3 鸡矢白饮治破伤风	/102
偏方4 河蟹饮治破伤风	/103
偏方5 鱼鳔散治破伤风	/103

颈椎病 /104
偏方1 全当归三七治颈椎病	/104
偏方2 桂枝葛根汤治颈椎病	/104
偏方3 生草乌金花治颈椎病	/105
偏方4 全蝎蜈蚣饮治颈椎病	./105
偏方5 姜黄蜂蜜敷治颈椎病	/106

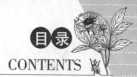

骨质增生 /106
- 偏方1 白芍木瓜治骨质增生 /107
- 偏方2 复方当归酒 /107
- 偏方3 外用蜈蚣白芷治骨质增生 /107
- 偏方4 白花蛇威灵仙治骨质增生 /108
- 偏方5 老醋川芎末治骨质增生 /109
- 偏方6 韭菜炒虾仁治骨质增生 /109

坐骨神经痛 /110
- 偏方1 独活宣木瓜汤治坐骨神经痛 /110
- 偏方2 附芍羊肉汤治坐骨神经痛 /110
- 偏方3 鸡血藤治坐骨神经痛 /111
- 偏方4 黄芪白芍治坐骨神经痛 /111
- 偏方5 鲍鱼壳治坐骨神经痛 /112

第三章 五官科——面子问题，偏方搞定

夜盲症 /114
- 偏方1 豨莶草治夜盲症 /114
- 偏方2 红番薯叶羊肝治夜盲症 /114
- 偏方3 鸡肝大米粥治夜盲症 /115
- 偏方4 芜菁菜子治夜盲症 /115

过敏性鼻炎 /115
- 偏方1 红霉素软膏治过敏性鼻炎 /116
- 偏方2 玉米须烟治过敏性鼻炎 /116
- 偏方3 苍耳子甘草煎治过敏性鼻炎 /116
- 偏方4 滴香油治过敏性鼻炎 /117
- 偏方5 白术防风汤治过敏性鼻炎 /117
- 偏方6 牡丹液治过敏性鼻炎 /118
- 偏方7 当归芍药治过敏性鼻炎 /118
- 偏方8 双豆汤治过敏性鼻炎 /118

鼻出血 /119
- 偏方1 瘦肉枇杷叶治鼻出血 /119
- 偏方2 鱼鳔治鼻出血 /120
- 偏方3 猪蹄茜草汤治鼻出血 /120
- 偏方4 西瓜藤治鼻出血 /121
- 偏方5 鲜韭菜根治鼻出血 /121
- 偏方6 敷大蒜泥治鼻出血 /121
- 偏方7 石膏知母散治鼻出血 /122

鼻息肉 /122
- 偏方1 枯矾粉治鼻息肉 /123
- 偏方2 鲜藕节化瘀治鼻息肉 /123
- 偏方3 苍术石榴皮治鼻息肉 /124
- 偏方4 桃红四物汤治鼻息肉 /124

结膜炎 /125
- 偏方1 三草汤治结膜炎 /125
- 偏方2 青鱼胆粉治结膜炎 /125
- 偏方3 蛋白敷治结膜炎 /126
- 偏方4 芒硝菊花洗治结膜炎 /126
- 偏方5 合欢花蒸猪肝治结膜炎 /127
- 偏方6 蒲公英治结膜炎 /127
- 偏方7 菊花治结膜炎 /127
- 偏方8 黄连珍珠治结膜炎 /128

沙眼 /129
- 偏方1 车前子黄连末治沙眼 /129

偏方2	苦瓜霜治沙眼	/129	
偏方3	谷精草决明饮治沙眼	/130	
偏方4	西瓜霜玄明粉治沙眼	/130	
偏方5	桑盐汤治沙眼	/130	
偏方6	莴苣白汁治沙眼	/131	

麦粒肿 /131

偏方1	蓖麻生姜治麦粒肿	/132
偏方2	桑叶菊花饮治麦粒肿	/132
偏方3	鲜蒲公英治麦粒肿	/132
偏方4	双花夏枯草治麦粒肿	/133
偏方5	天南星生地膏治麦粒肿	/133
偏方6	草决明治麦粒肿	/133
偏方7	鸭跖草治麦粒肿	/134

青光眼 /134

偏方1	桃仁牛奶鸡蛋治青光眼	/135
偏方2	槟榔汤治青光眼	/135
偏方3	当归泽泻汤治青光眼	/135
偏方4	芦荟青散治青光眼	/136
偏方5	菊明汤治青光眼	/136

老年性白内障 /137

偏方1	二地二冬汤治老年性白内障	/137
偏方2	蔓荆子蒸猪肉治老年性白内障	/138
偏方3	枸杞柴胡汤治老年性白内障	/138
偏方4	生熟地治老年性白内障	/139
偏方5	石决明人参丸治老年性白内障	/139

鼻炎 /140

偏方1	白菊花蜜滴鼻治鼻炎	/140
偏方2	大蒜汁治鼻炎	/141
偏方3	鹅不食草软膏治鼻炎	/141
偏方4	生姜苏叶葱白治鼻炎	/142
偏方5	蜂蜜斑蝥粉治鼻炎	/142
偏方6	香附膏治鼻炎	/143
偏方7	丝瓜藤治鼻炎	/143
偏方8	苍耳子油治鼻炎	/144

鼻窦炎 /144

偏方1	青苔止涕方治鼻窦炎	/145
偏方2	蕺菜叶治鼻窦炎	/145
偏方3	鱼腥草杏仁方治鼻窦炎	/145
偏方4	枸杞甘草茶治鼻窦炎	/146
偏方5	蜂房液治鼻窦炎	/146
偏方6	外用通气丸治鼻窦炎	/146

耳鸣 /147

偏方1	蛋黄油治神经性耳鸣	/147
偏方2	菖蒲甘草汤治耳鸣	/148
偏方3	止鸣汤治耳鸣	/148
偏方4	核桃肉治耳鸣	/149
偏方5	泽泻天麻汤治耳鸣	/149
偏方6	柴胡清肝汤治耳鸣	/149
偏方7	磁石牡蛎汤治耳鸣	/150
偏方8	热盐枕耳治耳鸣	/150
偏方9	香葱猪皮治耳鸣	/151
偏方10	乌雄鸡治耳鸣	/151

中耳炎 /151

偏方1	桑叶汁滴耳治中耳炎	/152
偏方2	葱蜜滴耳液治中耳炎	/152
偏方3	香油蜈蚣治中耳炎	/153
偏方4	獾油滴耳治中耳炎	/153
偏方5	蛇蜕粉治中耳炎	/153
偏方6	黄连藏红花油治中耳炎	/154

咽炎 /154

偏方1	桔梗茶治咽炎	/155
偏方2	芹菜蜂蜜膏治咽干	/155
偏方3	荸荠汁治疗咽干	/156
偏方4	半夏醋液治咽炎	/156
偏方5	糖拌海带治咽炎	/157
偏方6	银花甘草茶治咽炎	/157
偏方7	盐渍藕节治咽炎	/157
偏方8	糖水黄芩治咽炎	/158

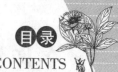

偏方9　大枣泽漆治咽炎	/158

口 臭
偏方1　口含荔枝肉治口臭	/159
偏方2　大黄漱口治口臭	/159
偏方3　葛根木香治口臭	/160
偏方4　口含丁香治口臭	/160

口腔溃疡
偏方1　地黄麦冬治口腔溃疡	/161
偏方2　蒲公英治口腔溃疡	/162
偏方3　硼砂红枣治口腔溃疡	/162
偏方4　糖白矾治大面积口腔溃疡	/163
偏方5　番茄汁治口腔溃疡	/163
偏方6　茶叶治口腔溃疡	/163
偏方7　茵陈漱口治口腔溃疡	/164

声音嘶哑与失音
偏方1　冰糖蝉蜕治猝然失音	/164
偏方2　冬瓜子桑叶茶治声音嘶哑	/165
偏方3　外用大蒜治急性声音嘶哑	/165
偏方4　梅肉菊花茶治声音嘶哑	/166
偏方5　糖鸡蛋治声音嘶哑	/166
偏方6　芦根牛蒡子治声音嘶哑	/166

牙 痛
偏方1　化服芒硝治牙痛	/167
偏方2　胡椒绿豆治龋齿痛	/167
偏方3　鸡蛋过路黄治牙痛剧烈	/168
偏方4　热敷独头蒜治风虫牙痛	/168
偏方5　仙人掌汤治牙痛	/169
偏方6　夏枯草荷叶治胃火牙痛	/169
偏方7　酒煮黑豆治热盛牙痛	/169
偏方8　花椒浸酒治牙痛	/170
偏方9　冰糖水治虚火牙痛	/170

牙周炎
偏方1　阿里红治牙周病	/171
偏方2　乌贼骨粉治牙周炎	/171
偏方3　咸橄榄芦根茶治牙周炎	/171
偏方4　固齿散治牙周炎	/172
偏方5　骨碎补治牙周炎	/172
偏方6　青松果醋治牙周炎	/173
偏方7　芝麻秆治牙周炎	/173
偏方8　桃柳树皮治牙周炎	/173
偏方9　花生大枣治牙周炎	/174

第四章　皮肤科——细嫩皮肤，偏方相助

皮肤瘙痒症
偏方1　薄荷止痒汤治皮肤瘙痒症	/176
偏方2　盐泔水洗治皮肤瘙痒	/177
偏方3　川芎桂枝汤治皮肤瘙痒	/177
偏方4　甘草蛇床子治皮肤瘙痒	/177
偏方5　防风透骨草治皮肤瘙痒	/178

荨麻疹
偏方1　蟾蜍汤治荨麻疹	/179

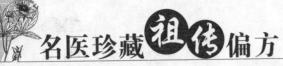

偏方2 韭菜治荨麻疹 /179	鸡 眼 /193
偏方3 芝麻根治荨麻疹 /180	偏方1 醋米酒治鸡眼 /193
偏方4 红薯藤治疗荨麻疹 /180	偏方2 葱白液治鸡眼 /194
偏方5 艾叶酒治荨麻疹 /181	偏方3 蓖麻子治鸡眼 /194
偏方6 黄柏茯苓液治荨麻疹 /181	偏方4 鸦胆子仁治鸡眼 /195
偏方7 解大蓟治荨麻疹 /181	偏方5 浓碘酒治鸡眼 /195
偏方8 滑石朱砂治荨麻疹 /182	偏方6 糯米治鸡眼 /195
湿 疹 /182	偏方7 香生姜艾叶治鸡眼 /196
偏方1 香油绿豆粉治湿疹 /182	腋 臭 /196
偏方2 芹菜治湿疹 /183	偏方1 碘椒酊治腋臭 /197
偏方3 马齿苋治湿疹 /183	偏方2 鲜姜汁治腋臭 /197
偏方4 蕹菜水治湿疹 /184	偏方3 泥鳅敷治腋臭 /197
偏方5 丹黄敷治湿疹 /184	偏方4 灶心土治腋臭 /198
偏方6 蛋黄油治湿疹 /184	偏方5 冰片酒精液治腋臭 /198
偏方7 黄连蜂巢治湿疹 /185	偏方6 艾叶明矾末治腋臭 /198
偏方8 蚕豆皮治湿疹 /185	疣 /199
偏方9 二黄苍术汤治湿疹 /185	偏方1 鱼香草治疣 /199
痤 疮 /186	偏方2 醋浸苦瓜治疣 /200
偏方1 紫草丹参水治痤疮 /186	偏方3 苍耳液治疣 /200
偏方2 枇杷清肺饮治痤疮 /187	偏方4 鼠妇糊治疣 /200
偏方3 白果仁治痤疮 /187	偏方5 丝瓜花治疣 /201
偏方4 荆芥防风汤治痤疮 /188	带状疱疹 /201
偏方5 香油使君子治痤疮 /188	偏方1 二黄末治带状疱疹 /202
偏方6 香蕉荷叶治痤疮 /189	偏方2 三粉擦剂治带状疱疹 /202
偏方7 丝瓜藤水治痤疮 /189	偏方3 地龙韭菜根治带状疱疹 /203
脱 发 /190	偏方4 仙人掌胶治带状疱疹 /203
偏方1 红花麝香饮治脱发 /190	偏方5 蜂胶酊治带状疱疹 /204
偏方2 茯苓生发方治脱发 /191	偏方6 空心菜膏治带状疱疹 /204
偏方3 制首乌熟地治脱发 /191	白癜风 /205
偏方4 黑芝麻饮治脱发 /192	偏方1 白蒺藜丸治白癜风 /205
偏方5 菟丝子蛇蜕治脱发 /192	偏方2 酒精生大黄治白癜风 /206
偏方6 芝麻油治脱发 /192	偏方3 密陀僧软膏治白癜风 /206
偏方7 野蔷薇治脱发 /193	偏方4 白芷治白癜风 /207

| 偏方5 鳝鱼治白癜风 | /207 | 偏方3 紫草山豆根洗液治尖锐湿疣 | /211 |
| 偏方4 马齿苋治尖锐湿疣 | /211 |

梅 毒 /208
- 偏方1 蒲公英粥治梅毒 /208
- 偏方2 紫浮萍治梅毒 /209
- 偏方3 解毒天浆散治梅毒 /209
- 偏方4 紫金膏治梅毒 /209

尖锐湿疣 /210
- 偏方1 青黛治尖锐湿疣 /210
- 偏方2 冰片黄连素治尖锐湿疣 /211

酒渣鼻 /212
- 偏方1 红香膏治酒渣鼻 /212
- 偏方2 冰黄膏治酒渣鼻 /213
- 偏方3 百苦雷散治酒渣鼻 /213
- 偏方4 百部治酒渣鼻 /213
- 偏方5 黑豆红糖水治酒渣鼻 /214

第五章　儿科——有了偏方，父母不慌

小儿感冒 /216
- 偏方1 茱矾膏治小儿感冒 /216
- 偏方2 香葱液治小儿感冒 /217
- 偏方3 西瓜番茄汁治小儿感冒 /217
- 偏方4 姜糖水治小儿感冒 /217
- 偏方5 香醋粥治小儿感冒 /218
- 偏方6 金银花钩藤治小儿感冒 /218

小儿支气管炎 /219
- 偏方1 鱼腥草治小儿急性支气管炎 /219
- 偏方2 梨杏汤治小儿支气管炎 /219
- 偏方3 橘红生姜剂治小儿支气管炎 /220
- 偏方4 艾叶瓜藤治小儿支气管炎 /220

小儿发热 /221
- 偏方1 玄参麦冬治小儿发热 /221
- 偏方2 生石膏治小儿高热 /222
- 偏方3 乌梅鸡蛋清治小儿夏热 /222
- 偏方4 大剂生石膏治小儿高热 /222
- 偏方5 温水擦拭治小儿发热发烧 /223
- 偏方6 黄瓜豆腐汤治小儿发热口渴 /223

小儿麻疹 /224
- 偏方1 柴胡薄荷治小儿麻疹 /224
- 偏方2 活鸡敷胸治小儿麻疹 /225
- 偏方3 胡萝卜荸荠茶治小儿麻疹 /225
- 偏方4 银翘散治小儿麻疹 /226
- 偏方5 药蛋温搓治小儿麻疹 /226

小儿肺炎 /226
- 偏方1 栀子薄荷膏治小儿肺炎 /227
- 偏方2 升麻葛根汤治小儿病毒性肺炎 /227
- 偏方3 外敷方治小儿肺炎 /228

偏方 4	麻黄川贝母治小儿支气管肺炎	/228
偏方 5	桃仁桔梗治小儿肺炎	/229
偏方 6	麦冬红花治小儿重症肺炎	/229

小儿汗症 /230
偏方 1	胡萝卜腰花治小儿汗症	/230
偏方 2	小麦粥治小儿汗症	/230
偏方 3	玉米芯治小儿汗症	/231
偏方 4	蜂蜜百合治小儿汗症	/231
偏方 5	红枣龙眼肉治小儿汗症	/231
偏方 6	泥鳅治小儿汗症	/232

小儿疳积 /232
偏方 1	车前子泽泻治单纯性疳积	/233
偏方 2	炒玉米扁豆治小儿疳积	/233
偏方 3	苹果蜂蜜治疗小儿疳积	/234
偏方 4	蚕豆牛肉汤治疗小儿疳积	/234

小儿黄疸 /234
偏方 1	茯苓金钱草剂治小儿黄疸	/235
偏方 2	稻草根汤治小儿黄疸	/235
偏方 3	茵陈大枣汤	/235
偏方 4	生麦芽治小儿黄疸	/236
偏方 5	栝楼根蜜汁治小儿黄疸	/236
偏方 6	柳树叶汤	/236

小儿百日咳 /237
偏方 1	核桃梨治小儿百日咳	/237
偏方 2	柿饼罗汉果治小儿百日咳	/238
偏方 3	猪胆汁治小儿百日咳	/238
偏方 4	麻雀肉治小儿百日咳	/238
偏方 5	大蒜治小儿百日咳	/239
偏方 6	冰糖白菜根汤治小儿百日咳	/239

小儿多动症 /240
偏方 1	珍珠汤治小儿多动症	/240
偏方 2	南星珍珠粉治小儿多动症	/241
偏方 3	龙骨鹿角粉剂治小儿多动症	/241
偏方 4	知母山药丸治小儿多动症	/241
偏方 5	女贞夜交藤治小儿多动症	/242

小儿厌食 /242
偏方 1	山楂鸡内金粥治小儿厌食	/243
偏方 2	红糖蚕豆粉治小儿厌食	/243
偏方 3	菠萝汤治小儿厌食	/243
偏方 4	香薷治小儿厌食	/244
偏方 5	五香姜醋鱼治小儿厌食	/244

小儿腹泻 /245
偏方 1	山药鸡肝治小儿慢性腹泻	/245
偏方 2	鲜石榴皮治小儿腹泻	/246
偏方 3	三香椒肉治小儿腹泻	/246
偏方 4	鸡蛋黄烤油治小儿腹泻	/246
偏方 5	胡萝卜浓汤治小儿腹泻	/247

小儿夜啼 /247
偏方 1	钩藤薄荷治小儿夜啼	/248
偏方 2	金银花治小儿夜啼	/248
偏方 3	茶叶敷脐治小儿夜啼	/248
偏方 4	牵牛子敷肚治小儿夜啼	/249
偏方 5	莲子百合糊治小儿夜啼	/249

小儿流涎 /250
偏方 1	姜糖神曲茶治小儿流涎	/250
偏方 2	抽薪散治小儿流涎	/250
偏方 3	竹叶大枣治小儿流涎	/251
偏方 4	鸡内金治小儿流涎	/251
偏方 5	鸡内金黄芪治小儿流涎	/252

小儿惊厥 /252
偏方 1	绿茶木芙蓉治小儿惊厥	/253
偏方 2	桃仁栀子治小儿急性惊厥	/253
偏方 3	葱白胡椒治小儿惊厥	/253
偏方 4	参胶蛋糖糕治小儿惊厥	/254

鹅口疮 /254
偏方 1	蚯蚓液治小儿鹅口疮	/254
偏方 2	贝母治鹅口疮	/255
偏方 3	嫩笋芽治鹅口疮	/255

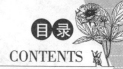

| 偏方 4 | 硼砂粉治鹅口疮 | /255 |
| 偏方 5 | 玫瑰花治鹅口疮 | /256 |

佝偻病 /256

偏方 1	骨头汤治小儿佝偻病	/257
偏方 2	虾皮蛋羹治小儿佝偻病	/257
偏方 3	陈皮丁香治小儿佝偻病	/257
偏方 4	鸡蛋皮治小儿佝偻病	/258
偏方 5	龟甲百合治小儿佝偻病	/258

第六章　妇科——私房偏方，健康养颜

月经不调 /260

偏方 1	龙眼鸡蛋治月经不调	/260
偏方 2	山楂红花酒治月经不调	/260
偏方 3	枸杞茱萸粥治月经不调	/261
偏方 4	牡丹甜糕治月经不调	/261
偏方 5	茜草丹参治月经不调	/262

痛　经 /262

偏方 1	艾叶姜糖水治痛经	/263
偏方 2	荔枝核泡酒治痛经	/263
偏方 3	山楂向日葵子治痛经	/263
偏方 4	柴胡白芍治痛经	/264
偏方 5	热柠檬水治痛经	/264
偏方 6	生姜艾叶薏米粥	/264

闭　经 /265

偏方 1	丝瓜乌鸡肉治闭经	/265
偏方 2	党参黄芪方治闭经	/265
偏方 3	通经汤治闭经	/266
偏方 4	红糖月季花汤治闭经	/266
偏方 5	红花桑葚汤治闭经	/267

倒　经 /267

偏方 1	全当归治倒经	/267
偏方 2	黑枣炖猪蹄治倒经	/268
偏方 3	珍珠母液治倒经	/268

乳腺炎 /269

偏方 1	泥鳅土豆泥治乳腺炎	/269
偏方 2	当归苍耳治乳腺炎	/269
偏方 3	砂仁塞鼻法治乳腺炎	/270

阴道炎 /270

偏方 1	马鞭草治阴道炎	/271
偏方 2	野菊花治阴道炎	/271
偏方 3	铜醋治滴虫性阴道炎	/271
偏方 4	熟地山药治阴道炎	/272
偏方 5	鬼针草洗剂治阴道炎	/272
偏方 6	大蒜治阴道炎	/273
偏方 7	鲜桃树叶治阴道炎	/273

子宫颈炎 /274

偏方 1	鱼腥草油膏治子宫颈炎	/274
偏方 2	无花果叶治子宫颈炎	/274
偏方 3	鸡蛋清治子宫颈炎	/275
偏方 4	野牡丹叶治子宫颈炎	/275
偏方 5	紫草油治子宫颈炎	/276

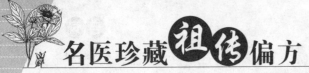

盆腔炎 /276
- 偏方1 杏仁半夏治盆腔炎 /276
- 偏方2 珍珠大青叶治盆腔炎 /277
- 偏方3 大黄散治盆腔炎 /277
- 偏方4 蛇牛草治盆腔炎 /278
- 偏方5 生大黄鸡蛋治盆腔炎 /278

带下病 /278
- 偏方1 莲肉白果粥治带下病 /279
- 偏方2 冰片花生仁治带下病 /279
- 偏方3 荞麦粉蛋清治带下病 /279
- 偏方4 鱼鳔胶治带下病 /280
- 偏方5 墨鱼猪肉治带下病 /280
- 偏方6 小丝瓜治带下病 /281

不孕症 /281
- 偏方1 狗头散治不孕症 /281
- 偏方2 补中益气汤治不孕症 /282
- 偏方3 椒附散治不孕症 /282
- 偏方4 阿胶鸡治不孕症 /283
- 偏方5 姜糖蒸晒治不孕症 /284

子宫脱垂 /284
- 偏方1 艾叶治子宫脱垂 /284
- 偏方2 荔枝泡酒治子宫脱垂 /285
- 偏方3 醋熏法治子宫脱垂 /285
- 偏方4 黄芪金樱子治子宫脱垂 /286
- 偏方5 莲子煮猪肚治子宫脱垂 /286
- 偏方6 青山羊血治子宫脱垂 /286
- 偏方7 首乌鸡汤治子宫脱垂 /287
- 偏方8 核桃皮治子宫脱垂 /287

流产 /288
- 偏方1 南瓜蒂治流产 /288
- 偏方2 母鸡墨鱼糯米粥治流产 /288
- 偏方3 葡萄莲子汤治流产 /289
- 偏方4 当归肉苁蓉治流产 /289
- 偏方5 玉米嫩衣治流产 /290
- 偏方6 党参龟肉治流产 /290
- 偏方7 香油蜜膏治流产 /290

产后诸症 /291
- 偏方1 韭菜热醋治产后血晕 /291
- 偏方2 丝瓜散治产后腹痛 /291
- 偏方3 米醋鹌鹑蛋治胎衣不下 /292
- 偏方4 山药汤治产后大喘大汗 /292
- 偏方5 炒油菜子治产后恶露不下 /293
- 偏方6 谷子汤治产后发烧 /293
- 偏方7 胡桃丸治产后腰痛 /293
- 偏方8 豆浆大米粥治产后虚弱 /294

产后缺乳 /294
- 偏方1 盐炒芝麻治产后缺乳 /294
- 偏方2 花生豆浆治产后缺乳 /295
- 偏方3 鲫鱼猪蹄汤治产后缺乳 /295
- 偏方4 红糖豆腐治产后缺乳 /296
- 偏方5 莴笋拌蜇皮治产后缺乳 /296

回乳 /297
- 偏方1 牡荆子治回乳 /297
- 偏方2 神曲热敷方治回乳 /297
- 偏方3 红花当归汤治回乳 /298
- 偏方4 麦芽治回乳 /298
- 偏方5 莱菔子治回乳 /298

更年期综合征 /299
- 偏方1 甘麦红枣治更年期综合征 /299
- 偏方2 黄芪胡桃肉治更年期综合征 /299
- 偏方3 首乌山药方治更年期综合征 /300
- 偏方4 百合枣肉治更年期综合征 /300

第七章 肿瘤科——特效偏方，消肿除瘤

白血病 /302
- 偏方1　酱香香菇治白血病　/302
- 偏方2　马鞭草茶饮治白血病　/303
- 偏方3　川芎菟丝子汤治白血病　/303
- 偏方4　酒制鳗鱼治白血病　/304
- 偏方5　蜂胶鸡蛋治白血病　/304

鼻咽癌 /304
- 偏方1　马勃治鼻咽癌　/305
- 偏方2　葱白皂角治鼻咽癌　/305
- 偏方3　生地石上柏治鼻咽癌　/306
- 偏方4　白山桃花汤治鼻咽癌　/306
- 偏方5　郁金蜂房汤治鼻咽癌　/306
- 偏方6　青皮陈皮治鼻咽癌　/307
- 偏方7　山苦瓜甘油滴治鼻咽癌　/307

肺癌 /308
- 偏方1　半边莲治肺癌伴胸水　/308
- 偏方2　白及粉止肺癌咳血　/308
- 偏方3　竹叶青蒿治肺癌发热　/309
- 偏方4　白英垂盆草治肺癌　/309
- 偏方5　大蒜甘草治肺癌　/309
- 偏方6　海带米醋治肺癌　/310
- 偏方7　生牡蛎治肺癌　/310
- 偏方8　丹皮五味子治肺癌　/311
- 偏方9　泡参白芍饮治肺癌　/311
- 偏方10　蜂房蝉蜕丸治肺癌　/312

胃癌 /312
- 偏方1　核桃枝煮鸡蛋治胃癌　/312
- 偏方2　菝葜猪肉治胃癌晚期　/313
- 偏方3　竹茹黄芩治胃癌热呕　/313
- 偏方4　菱粉粥治胃癌　/314
- 偏方5　大枣白茅根治胃癌　/314
- 偏方6　三七麝香丸治胃癌　/314
- 偏方7　灵芝蜜酒治胃癌　/315
- 偏方8　白英煎剂治胃癌　/315
- 偏方9　金橘散治胃癌　/316
- 偏方10　醋炒黄豆芽治胃癌　/316

肠癌 /317
- 偏方1　鲜桃花瓣治肠癌　/317
- 偏方2　黑木耳无花果治肠癌　/317
- 偏方3　红藤治肠癌　/318
- 偏方4　厚朴苍术治肠癌　/318
- 偏方5　金银花藤饮治肠癌　/319
- 偏方6　茄子酒治肠癌　/319

肝癌 /320
- 偏方1　蟾蜍治肝癌　/320
- 偏方2　向日葵抗肝癌　/320
- 偏方3　鸡骨草治肝癌早期　/321
- 偏方4　龙葵治肝癌　/321
- 偏方5　炮山甲治肝癌　/321
- 偏方6　二黄治肝癌　/322

偏方7 白术兔肉汤治肝癌	/322	偏方8 八角莲汤治乳腺癌	/332
偏方8 玳瑁龟板治肝癌	/323	偏方9 石花菜治乳腺癌	/332
偏方9 胡萝卜洋葱防治肝癌	/323	**宫颈癌**	/333
偏方10 软肝化毒丸治肝癌	/324	偏方1 槐蕈汤抗宫颈癌	/333

食管癌 /324

偏方1 猕猴桃树根浸酒治食管癌	/325	偏方2 酸石榴汁治宫颈癌	/334
偏方2 鳖胆汁减轻晚期癌痛	/325	偏方3 花生薏米控制肿瘤发展	/334
偏方3 雷公藤治食管癌疼痛	/325	偏方4 丹参胶治宫颈癌	/334
偏方4 壁虎陈小米治食管癌	/326	偏方5 雄黄白矾粉治宫颈癌	/335
偏方5 青黛末治食管癌	/326	偏方6 豆根贼骨粉治宫颈癌	/335
偏方6 糖豆梨治食管癌	/327	**子宫肌瘤**	/336
偏方7 麝香治食管癌	/327	偏方1 桃树根炖猪肉治子宫肌瘤	/336
偏方8 凤仙丸治食管癌	/328	偏方2 消瘤蛋治子宫肌瘤	/336
偏方9 海藻水蛭散治食管癌	/328	偏方3 核桃承气汤治子宫肌瘤	/337
偏方10 全蝎蜈蚣散治食管癌	/328	**膀胱癌**	/337

乳腺癌 /329

偏方1 黄鱼脊翅治乳腺癌初起	/329	偏方1 石苇治膀胱癌	/338
偏方2 紫花茄治乳腺癌溃烂	/329	偏方2 千金藤治膀胱癌	/338
偏方3 山慈姑醋膏抗癌镇痛	/330	偏方3 木通天门冬治膀胱癌尿血	/339
偏方4 螃蟹壳治乳腺癌初起	/331	偏方4 土牛膝根炖猪脬治膀胱癌	/339
偏方5 海马治乳腺癌	/331	偏方5 蘑菇猪肉汤治膀胱癌	/340
偏方6 龙葵蛇果草治乳腺癌	/331	偏方6 香菇冬笋防治膀胱癌	/340
偏方7 忍冬花饮治乳腺癌	/332	**附录1 家庭必备食疗方**	/341
		附录2 食材相宜相克	/343

第一章

内科——内有不适用偏方

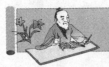

感冒

感冒是最常见的上呼吸道感染疾患，民间又俗称"伤风"，是由于受风寒后，呼吸道局部抵抗力下降而感染病毒或细菌所致。常见表现有头痛、鼻塞、流涕、打喷嚏、流泪、恶寒、发热、周身不适或伴有轻微咳嗽等。症状严重，且在一个时期内广泛流行者，称为"流感"。本病四季皆可发病，但以冬春两季多见。

中医认为，感冒是因人体正气不足，感受外邪，引起鼻塞流涕、恶寒发热、咳嗽头痛、四肢酸痛为主要症状的疾病。感冒一般病程为5～10天，预后良好。但也不尽然，如年老体弱或先天不足者，往往容易患病，反复发作，缠绵难愈，需精心调养。儿童患者若失治或误治，则易并发扁桃腺炎、鼻窦炎、中耳炎、气管炎乃至肾炎。

偏方 1 糯米薄荷水治感冒

材料 糯米粥500克，鲜薄荷叶15克，白糖30克。

制用法 共煮沸3分钟，加白糖30克拌匀，放凉服用。

功效 清凉润喉，消暑祛风。

名医点评 本方可在一天当中频频饮用，直到症状好转。在饮用期间，忌烟、酒及辛辣、生冷、油腻食物。

偏方 2 神仙粥治感冒

材料 糯米100克，葱白、生姜各20克，食醋30毫升。

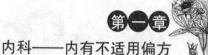

制用法 先将糯米煮成粥,再把葱白、生姜捣烂下入粥内煮5分钟,然后入醋,立即起锅。趁热服下,上床盖被以助药力。15分钟后便觉得热气升腾,遍体微热而出小汗。每日早晚各1次,连服4次即愈。

功 效 发表解热,驱风散寒。治外感初起周身疼痛,恶寒怕冷无汗,脉紧,其效甚佳。

验 证 刘某某,女,8岁,初诊为风寒感冒,先服药感冒通、康必得等西药,疗效不佳,后连服用上方3日痊愈。

名医点评 此方适宜于风寒感冒者,风热感冒不宜服用。

偏方 3 葱姜热汤面治感冒

材 料 面条100克,白胡椒粉、葱白、姜各适量。

制用法 锅中加水适量,面条煮熟后,加入葱白、姜及胡椒粉拌匀。趁热吃下,盖被而卧,汗出即愈。

功 效 辛温解表,消痰解毒。主治风寒袭表引起的感冒。

名医点评 姜、葱能帮助发汗解表,热汤面一定要趁热吃,吃完后若有微汗出则为疗效好。

偏方 4 橘皮糙米治感冒

材 料 糙米半杯,橘皮、香荸、老姜各适量。

制用法 将糙米炒熟后与橘皮等水煎服。

功 效 疏风解表,温中行气。

名医点评 本方尤其适用于患感冒日久不愈者。一天之中可频饮,直至症状缓解。

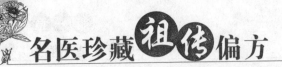

偏方 5 白萝卜汁治感冒

材 料 白萝卜适量。

制用法 将大白萝卜洗净,捣烂取汁。滴入鼻内。

功 效 治感冒头痛、火热头痛、中暑头痛及中风头痛等。

名医点评 孕妇感冒期间不可吃药,也可服用本方。

偏方 6 酒精擦拭治感冒

材 料 酒精适量。

制用法 如果是成人发烧,可用75%的酒精来擦拭;如果是婴儿发烧,因为婴儿皮肤娇嫩、毛细血管丰富,最好用30%左右的酒精来退烧。酒精退烧只需擦在腋窝、大腿、颈部等大动脉处即可。

功 效 适用于感冒引起的发烧。

名医点评 酒精会刺激发烧者的皮肤血管扩张,增加皮肤的散热能力,可吸收并带走一定的热量,使体温下降。如果没有酒精,成年人可用高度白酒擦拭;如果是婴儿发烧,可将白酒用水稀释后擦拭。但不可全身擦拭,否则易导致小儿酒精中毒。

偏方 7 鸡蛋白糖治感冒

材 料 鲜鸡蛋2个,白糖15克,香油数滴。

制用法 将鸡蛋打破,3味共搅匀。空腹服食,1次食完。

功 效 清咽润喉。

名医点评 本方中的白糖也可用冰糖替代,效果更佳。

偏方 8 鱼肉生姜米酒治感冒

材　料 草鱼肉 150 克，生姜片 25 克，米酒 100 克，精盐适量。

制用法 用半碗水煮沸后，放入鱼肉片、生姜片及米酒共炖约 30 分钟，加精盐调味，每日服 2 次。

功　效 辛温解表。

名医点评 本方适用于风寒感冒初起。患者应趁热食用，然后卧床盖被休息，直至微出汗，疗效佳。

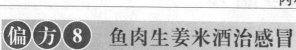

偏头痛

当一个人感到焦虑、压力、紧张、疲劳，或是发生便秘时，大多会出现一种时而发作又非常常见的头痛。这种紧张性头痛通常是整个头部及颈部感到疼痛，而且还只痛一边。

头痛的持续时间有时可达两三个小时，严重影响了平时的生活和工作。对于一些心理性头痛我们可以用偏方来调理，但若是长时间的头痛或经常头痛可能是重病的征兆，应及时就医。

偏方 1 萝卜冰片汁治偏头痛

材　料 白萝卜 1 个，冰片少许。

制用法 鲜白萝卜洗净，切块，用榨汁机榨汁，在萝卜汁中加入冰片，等到冰片溶化后即可。如头痛发生在左侧头部，应滴入右鼻孔；如发生右侧头部，应滴入左鼻孔。

功 效 白萝卜汁中含天然芥子油，可改善和促进脑部血液循环，缓解偏头痛。冰片有开窍醒神、清热止痛的功效，可治疗感冒引起的头痛、偏头痛等。

名医点评 白萝卜以辣味较浓的效果最好。在取汁时要注意卫生，防止因白萝卜汁受到污染而引起鼻腔、鼻窦感染。

偏方 2 蜂蜜水治偏头痛

材 料 蜂蜜50克。

制用法 蜂蜜兑水，按照1∶2的比例。调好后服食。

功 效 清热解毒，缓中止痛。适用于酒后头痛。

名医点评 蜂蜜中含有一种特殊的果糖，能促进酒精的分解吸收，减轻头痛症状。尤其适用于红酒引起的头痛。另外蜂蜜还有催眠作用，能使人很快入睡，并且第二天起床后也不头痛。

偏方 3 红糖黑鲤鱼头治偏头痛

材 料 黑鲤鱼头、红糖各适量。

制用法 取活黑鲤鱼切下头，待水沸后放入煎煮至极烂，加入红糖。头痛发作时尽量服用。

功 效 通经络，散风寒。适用于头痛经久不愈者。

验 证 据《浙江中医》1959年12期介绍：付某，17岁，每天8∶00~9∶00时眉骨开始疼痛。痛时狂叫，眼睛凸出，面色红，嘴角抽动，鼻尖发酸。曾经针灸、中西医治疗无效。后以此方治之，服后，其病治愈。

名医点评 鲤鱼头补脑祛头风,可通络止痛。本方尤其适宜于头痛经久不愈、时作时止者。

偏方 4 山药贴治偏头痛

材 料 鲜山药1段。

制用法 洗净,切成薄片,贴痛侧之太阳穴处。

功 效 去痛,缓解偏头痛。

验 证 陈某某,女,65岁。左侧偏头痛5日,昼轻夜重。用上法治疗1日,疼痛明显减轻,继用6日,病愈。

名医点评 鲜山药也可以用生姜替代。方法同样是将生姜切成薄片,均匀贴于太阳穴处。每天数次,效果同鲜山药。

偏方 5 川芎白芷治偏头痛

材 料 川芎、白芷、炙远志各50克,冰片7克。

制用法 将上药共研为极细末,装入瓶内备用,宜盖紧勿泄气。用时,以绸布或棉布一小块,包少许药末,塞入鼻孔,右侧头痛塞左鼻,左侧头痛塞右鼻。

功 效 治偏头痛。

验 证 用上药治疗偏头痛患者百余例,效果颇佳。一般塞鼻3~5分钟后,头痛逐渐消失。药布塞鼻得嚏后,自觉鼻腔畅通而痛止获愈。

名医点评 川芎有活血行气、祛风止痛的功效。用中药川芎、白芷煲鱼头汤,有祛头风、消肿、止痛的功效。可治偏头痛、头痛经久不愈及用脑过度引起的头痛、脑涨晕眩,对常有头痛者尤为适宜。

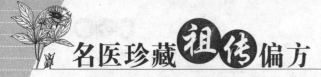

偏方 6　热水浸手治偏头痛

材料　40℃以上的热水适量。

制用法　偏头痛发作时,备足两热水瓶热水,把双手浸泡在盆中热水里。浸泡过程中,要不断加入热水,以保持水温。半小时后,头痛逐渐减轻,甚至完全消失。

功效　活血行血,治偏头痛。

名医点评　偏头痛是由脑血管充血,压迫脑神经产生。本方中的热水可使手部血管膨胀,血液流聚于手部,脑血管充血量就相对减少,血管膨胀也减少,压迫减轻,痛感便逐渐消失。

偏方 7　生姜灸治偏头痛

材料　生姜适量。

制用法　取鲜生姜适量,切片,厚度及大小如5分硬币。患者侧卧,皮肤常规消毒后,将姜片盖于手少阳三焦经耳和髎穴上。搓捏艾柱如半截橄榄大小,放姜片上灸1柱为1壮,换姜片再灸3壮。施灸后如局部出现小水泡,只要注意不擦破,可任其自然吸收。

功效　散寒止痛。

验证　此方治疗偏头痛43例,痊愈40例,好转2例,无效1例。李某某,男,42岁。左侧偏头痛已19年,曾经中西医多种疗法不愈,某晚疼痛又发,时欲呕吐,用上方治疗1次后疼痛减轻,3天疼痛消失。随访1年未复发。

名医点评　除了生姜灸,生姜干粉也对治疗头痛、眩晕、恶心、呕吐等症状有很好的功效,且药效可持续4小时以上。

第一章

内科——内有不适用偏方

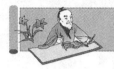

咳 嗽

由感冒引起的咳嗽，多为一声声刺激性呼吸，就好像咽喉瘙痒，但没有痰；由支气管炎引起的咳嗽多有痰，有时很剧烈，一般在晚上咳嗽次数较多并有咳喘声；过敏性咳嗽多呈持续或反复发作性的剧烈咳嗽。

有的人认为咳嗽只是小毛病，觉得只是受风寒着凉了，多加点衣服、吃点药也就挺过去了。其实，病理性咳嗽严重了还会导致呼吸道出血，甚至引起喉痛、音哑和呼吸肌痛。

偏方 1 红糖姜枣汤治咳嗽

材料 红糖、红枣各30克，鲜姜15克。

制用法 以水3碗煎至过半。顿服，服后出微汗即愈。

功效 驱风散寒。治伤风咳嗽、胃寒刺痛、产后受寒腹泻、恶阻等。

验证 赵宇川曾用此方治愈多例患者。

名医点评 红糖姜枣汤除用于治疗咳嗽外，还具有温宫祛寒的功效。用于女性小腹冷痛，喜温，经色紫暗，痛经，带下清稀，苔白等病症。

偏方 2 陈皮甘草煎治咳嗽

材料 炙麻黄、炙甘草各6克，砂杏仁15克，陈皮9克，法半夏、紫苏子、白芥子各10克，茯苓、莱菔子各12克。

制用法 每日1剂,水煎分3次内服。

功 效 适用于咳嗽。

验 证 治疗咳喘病30例,均治愈。

名医点评 咳甚者,加炙枇杷叶;胸闷、痰多者,加枳壳、前胡、瓜蒌;热甚、便秘者,加黄芩、玄参、鱼腥草。

偏方 3 川黄连止咳贴治咳嗽

材 料 法半夏、旋覆花、海蛤壳、淡竹茹、陈皮、代赭石、川黄连、桑叶、茯苓、海石粉、炙草各60克。

制用法 水煎服,1日1剂,分2次服用。

功 效 适用于咳嗽。

名医点评 本方取自清代老中医张千里医案,泻肝平肺,降气化痰,适用于肝火犯肺之咳嗽。

偏方 4 银耳茶治咳嗽

材 料 银耳20克,茶叶5克,冰糖15克。

制用法 将茶叶用纱布包好,银耳用冷水泡发,去杂洗净,撕碎,备用。砂锅内加水适量,放入银耳、冰糖煎至熟烂,投入茶叶袋,浸泡5~10分钟,拣出茶叶袋,即可饮服。每日1剂。

功 效 养阴清热,润肺止咳。用治阴虚久咳、发热等。

名医点评 银耳又名白木耳、白耳子、雪耳。为银耳科真菌银耳的干燥子实体。银耳善于润肺滋阴,可用于肺热咳嗽、肺燥干咳。银耳还能提高肝脏解毒能力,起保肝作用。

第一章
内科——内有不适用偏方

偏方 5 羊肝治咳嗽

材 料 羊肝60克,香油30克,精盐少许。

制用法 将羊肝切片,锅内放入香油至八成热,下羊肝及精盐翻炒即成。

功 效 润肺止咳。治久咳不止。

名医点评 羊肝味甘、苦,性凉,入肝经。可补肺气,调水道,治疗肺虚咳嗽、小便不利等症。其中补益效果以青色山羊肝最佳。但羊肝含有较高的胆固醇,故高脂血症患者忌食。

偏方 6 冰糖芝麻水治咳嗽

材 料 生芝麻15克,冰糖10克。

制用法 生芝麻与冰糖共放碗中,开水冲饮。早晚各服1剂,连服10～20天。

功 效 润肺,生津。治夜嗽不止、咳嗽无痰。

名医点评 夜咳严重时可每日加服1剂。夜咳不止、咳嗽无痰,属外感燥咳或阴虚咳嗽。此方中芝麻味甘性平,质油多润,能养肺肾,与冰糖合用冲服,滋阴润燥止咳,效果甚好。

偏方 7 白梨蜂蜜盅治久咳

材 料 大白梨1个,蜂蜜50克。

制用法 将白梨洗净不削皮,从上部切开一个三角形的口,然后小心地将里面的核掏出来。将蜂蜜直接填入,放入蒸锅中加热蒸熟即可。每天早晚各吃1个,连吃数天。

功 效 治阴虚肺燥之久咳咽干、手足心热等。

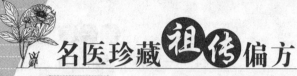

名医点评 本方还可以用川贝冰糖炖白梨来代替。取白梨1个掏空，装入川贝5克，冰糖3粒，将白梨的盖子盖好，放入碗中隔水蒸半小时即可。每天1次，每次吃1个。

呕 吐

呕吐是指胃内容物和部分小肠内容物通过食管返流出口腔的一种反射性动作。多由胃寒、胃热、伤食、痰浊、肝气犯胃等导致。胃寒多见呕吐清稀、口中多涎、喜热恶冷、舌苔白润等，治宜温胃降逆。胃热多见食入即吐、吐物酸苦、口臭、喜冷恶热、舌苔黄腻等，治宜和胃清热。伤食引起的多见胃脘胀满不舒、嗳气腐臭、呕吐宿食、舌苔厚腻等，治宜消导和胃。痰浊引起的多有眩晕、胸闷、心悸、呕吐痰涎或清涎、舌苔清腻等，治宜和胃化痰。肝气犯胃，多见胁痛脘胀、呕吐酸苦等，治宜泄肝和胃。本症可见于胃炎、幽门梗阻、颅内压增高等多种疾患。

偏方 1　生姜糖治呕吐

材　料　生姜50克，水果糖1块。

制用法　将生姜洗净，在临行前口嚼服下，然后口里含1块水果糖。

功　效　健胃止呕。预防晕动性呕吐，如晕车、晕船、晕机时的头晕目眩、恶心呕吐等。

名医点评　生姜性辛温，有散寒发汗、化痰止咳、和胃、止呕等各种功效，历来被称为"呕家圣药"。如没有水果糖，也可用冰糖、白糖等代替。

偏方 2　葱白贴治呕吐

材　料　葱白3根，精盐少许。

制用法　葱白洗净，切碎，拌精盐捣烂，蒸熟捏成饼。敷于肚脐上，固定。

功　效　温散降逆。用治久呕不止。

名医点评　少数皮肤过敏患者在敷药后起丘疹，但停药后即消失。因此皮肤过敏者不宜使用本方。

偏方 3　甘蔗鲜姜汁治呕吐

材　料　甘蔗汁半杯，鲜姜汁1汤匙。

制用法　将甘蔗汁、姜汁和匀，稍温服饮，每日2次。

功　效　清热解毒，和胃止呕。治胃癌初期、妊娠反应、慢性胃病等引起的反胃吐食或干呕不止。

验　证　经治19例，18例痊愈，1例好转。

名医点评　姜汁益脾胃，止呕去痰。甘蔗中含有丰富的糖分、水分，还含有对人体新陈代谢非常有益的各种维生素。两者合用，既止呕又补充呕吐引起的营养流失。

偏方 4　白汤豆腐治呕吐

材　料　豆腐2块，精盐适量，味精少许。

制用法　水开后下料，调味，煮20分钟即可。

功　效　凉胃，止呕。用治饭后腹胀不舒、口苦发黏、舌苔厚、食无味或反酸嗳气，以及水土不服而引起的恶心呕吐等。

验　证　此方治疗患者39例，其中效果显著者28例。有效者10例，无效者1例，总有效率为97.4%。

名医点评 豆腐为补益清热养生食品，常食可清热润燥、清洁肠胃。此方对因水土不服而引起的恶心呕吐也有很好的疗效。

偏方 5　粳米姜汤治呕吐

材　料 粳米20~30克（炒黄），煨姜15~20克（即生姜剖开，放入少量精盐，用湿纸包裹煨热），蜂蜜30克（用纱布过滤），精盐1~2克（爆炒为宜）。

制用法 先将炒好的粳米放入器皿中，加水250毫升，用文火煮至米粒开花；将煨姜切成姜米倒入，再煮至稀粥样时加入炒好的精盐和蜂蜜，拌匀后即可服用。服时先进3~5匙，待10分钟后，再徐徐服之，药后一般30分钟呕吐可止。

功　效 止呕。

验　证 经临床治疗20余例，疗效较好。

名医点评 若症状严重者，可每日1次，连用3~5天。服药后7日内以流食为主，勿食生冷油腻之物。

偏方 6　炒刺猬皮治呕吐

材　料 蒲公英15克，炒刺猬皮、甘松香、枳壳、白芍、胡黄连、石斛各10克，乌贼骨12克，甘草5克。

制用法 水煎2~3次，每日1剂，分2次服。

功　效 行气化湿，制酸止痛。适用于呕吐患者。

验　证 治疗吐酸、嘈杂40例，痊愈33例，好转5例，无效2例，总有效率为95%。其中痊愈者用药时间最短7天，最长1个月。

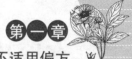

名医点评 刺猬皮是著名中药，始载于《神农本草经》。具有降气定痛、凉血止血的功效，治反胃吐食等效果甚佳。

偏方 7 芦根绿豆粥治呕吐

材　料 绿豆、芦根各100克，生姜10克，紫苏叶15克。

制用法 先煎芦根、生姜、紫苏叶，去渣取汁，入绿豆煮成粥。任意食用。

功　效 止呕利尿。用于湿热呕吐及热病烦渴、小便赤涩，并解鱼蟹中毒。

验　证 用此方治疗患者29例，除2例无效外，其余27例均在短期治愈，有效率为93.1%。

名医点评 夏季呕吐者，加之天热容易出汗，汗水带走了体内大量的氯化钠。因此做此粥时可加适量盐，喜欢甜食者也可适量加些糖。

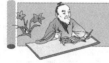

呃 逆

呃逆也就是我们常说的打嗝，它是由膈肌痉挛收缩而引起的，发出的声音急而短促。很多人常将打饱嗝与打嗝混为一谈，其实两者是不一样的。我们平时吃完饭后都会打个饱嗝，其声音长而缓，这是正常的生理性反应，和打嗝是不一样的。呃逆多数情况与我们吃的东西有关，特别是吃得过快、过饱，摄入过热或过冷的食物饮料、饮酒、饮碳酸饮料等，外界温度变化和过度吸烟也会引起呃逆。

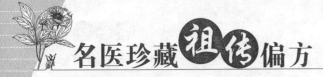

偏方 1　柿蒂饮治呃逆

材　料　柿蒂3个，黄酒少许。

制用法　柿蒂烧灰存性成末，用黄酒调服。

功　效　适用于呃逆者。

名医点评　烧灰存性是指把药物放入密封容器内，再用火烧。《药典》里的规定，烧到外面碳化、里面焦黄，即为烧灰存性。这时，药物的性味没有改变，还是有治疗作用，只是治疗作用增强了或毒副作用减弱了。

偏方 2　老刀豆红糖水治呃逆

材　料　带壳老刀豆30克，生姜3片，红糖适量。

制用法　将带壳老刀豆、生姜洗净，然后放入锅内加水煎煮，去渣，最后加红糖调味即可。每天分2次服用。

功　效　适用于虚寒呃逆者。

名医点评　刀豆有暖脾胃、下气、益肾、补元气的功效。适用于气滞、呃逆等症状。《本草纲目》记载：刀豆"温中下气，利肠胃，止呃逆，益气补元"。刀豆一定要选用老刀豆，如此效果最好。另外，胃热烦渴、口干的人慎服。

偏方 3　橘皮甘草饮治呃逆

材　料　橘皮12克，竹茹3克，甘草6克，大枣3枚，生姜3片。

制用法　上物用水2000毫升煎至1200毫升放入暖壶，频频饮之。

功　效　理气健胃，止呕吐呃逆。

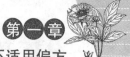

第一章 内科——内有不适用偏方

验 证 张某某，男，49岁，因早期食管癌切除术后5年，最近一个时期呃逆频繁。试用此方，1天喝了1200毫升，频频饮之，连服3天呃逆减轻，在午后劳累仍有呃逆，尚感疲乏无力，因久病体虚加人参30克顿服，5天后呃逆全除。

名医点评 此方还可以取新鲜橘皮适量，洗净后放入杯中，加入沸水500～600毫升，冲泡约10分钟，然后加大约30毫升的蜂蜜搅匀后饮服。效果同上。

偏方 4 米醋饮治呃逆

材 料 米醋适量。

制用法 呃逆发作时服米醋10～20毫升，一般可立即生效，止后复发再服仍效。

功 效 止呃逆。

名医点评 米醋味酸、苦，性温，酸主收敛，能散瘀解毒，下气消食。故中焦虚寒胃气上逆之呃逆者服用，效果最佳。若肝火犯胃，嘈杂泛酸者应忌服。

偏方 5 干嚼公丁香治呃逆

材 料 公丁香10～15粒。

制用法 将上药细嚼，嚼时有大量的唾液分泌，切勿将其吐出，应慢慢咽下，待药味尽，将药渣吞服。半小时如无效，可使用2～3次。

功 效 止呃逆。

验证 用本方治疗呃逆患者185例，5~20分钟止呃者170例，半小时止呃者15例。

名医点评 公丁香，性温味辛，能温胃降逆，主治呃逆、胸腹胀闷。使用本方后，需用温开水漱口，忌用凉水漱口及进食生冷食物。

偏方 6 大笑止呃逆

制用法 患者仰卧床上，排尽杂念，两脚自然伸直，两臂垂直，略贴身，周身肌肉松弛。然后令其大笑，轻者笑数声呃逆即止，重者笑以疾止为度。

功效 治呃逆，效果极佳。

验证 兰某某，呃逆频作3天，曾服镇静无效，乃嘱仰卧，以手刺激其腋下，引其大笑，约1分钟，呃逆即止。但次日又发，同法治之仍效。

名医点评 本方仅适用于呃逆轻者，大笑可止。若病症严重，则需配合药物治疗。

偏方 7 酒浸柠檬治呃逆

材料 柠檬3个，白酒适量。

制用法 将柠檬洗净晾干，浸入白酒内，密封贮存3~5日。每遇打呃时吃酒浸柠檬（去皮）1个。

功效 止呃。适用于呃逆。

名医点评 柠檬还可以腌制后食用。遇到打嗝时，将腌制的柠檬切成小块和少量的蜂蜜拌在一起吃。

第一章
内科——内有不适用偏方

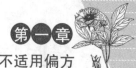

消化不良

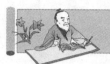

很多上班族的中餐都是依赖快餐或者盒饭,饭菜没有营养,时间也不规律,这成为消化不良的主要原因。消化不良的突出表现就是腹痛、上腹胀、嗳气、不爱吃东西、恶心、呕吐等。常因胸闷、早饱感、腹胀等不适而不愿吃东西或吃得少,晚上也不容易睡,睡后还常会做噩梦。平时我们要尊重胃的习惯和规律,善待它,这样它才会与我们和平共处。

偏方1 山楂丸治消化不良

材料 山楂(山里红)、怀山药各250克,白糖100克。

制用法 山药、山楂晒干研末,与白糖混合,炼蜜为丸,每丸重15克。每日3次,温开水送服。

功效 补中、化积。用治脾胃虚弱所致的消化不良。

名医点评 山楂以果实作药用,性微温,味酸甘,入脾、胃、肝经。有消食健胃、活血化瘀、收敛止痢之功能。本方中的白糖可用冰糖替代。

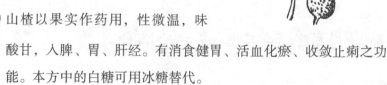

偏方2 茶糖膏治消化不良

材料 红茶50克,白砂糖500克。

【制用法】 红茶加水煎煮，每20分钟取煎液1次，加水再煎，共取煎液4次。合并煎液，再以小火煎煮浓缩，至煎液较浓时，加白砂糖调匀。再煎熬至用铲挑起呈丝状，到黏手时停火，趁热倒在表面涂过食油的大搪瓷盆中，待稍冷，将糖分割成块即可。每饭后含食1~2块。

【功 效】 清神，化食。用治消化不良、膨闷胀饱、胃痛不适等。

【名医点评】 胃部消化不良时，还可以通过刺激中脘穴来加以改善。中脘穴位于肚脐往上约拇指宽加上四指宽处。指腹以画圆方式按压，带酸胀感为宜，每次15下，每天按20次，也可治疗消化不良。

偏方 3 鸡内金粉治消化不良

【材 料】 鸡内金（鸡肫皮）若干。

【制用法】 将鸡内金皮晒干，捣碎，研末过筛。饭前1小时服3克，每日2次。

【功 效】 消积化滞。治消化不良、积聚痞胀等。

【名医点评】 中医认为，鸡内金有消积滞、健脾胃的功效。鸡内金含有大量蛋白质，不仅能促进胃腺分泌，还能增强胃功能。因此适用于医治各种消化不良症状。

偏方 4 无花果糖水治消化不良

【材 料】 无花果30克，白糖适量。

【制用法】 无花果洗净切碎，然后放入锅内炒至半焦，待用。每次取10克，开水冲泡，用白糖调味，代茶饮。

【功 效】 用治脾胃虚弱、消化不良、饮食减少、便溏腹泻等症。

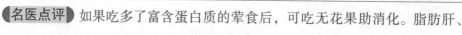

名医点评 如果吃多了富含蛋白质的荤食后，可吃无花果助消化。脂肪肝、腹泻的人不适宜食用无花果。

偏方 5 咖啡粉治消化不良

材　料 咖啡粉 10 克，白糖少许。

制用法 将咖啡粉与白糖拌匀。用开水 1 次冲服，日服 2 次。

功　效 消食化积。止腹痛。

名医点评 咖啡中所含的咖啡因，能促进消化功能，故饭后可适量饮用，且高品质的咖啡可防止消化不良。但有胃疾在身的人，并不能以喝咖啡来治疗。

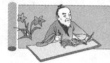 # 胃下垂

胃下垂是内脏下垂最常见的疾病。正常人的胃呈牛角形，位于腹腔上部。如果胃由牛角形变成鱼钩形垂向腹腔下部，出现食欲减退，饭后腹胀等消化系统症状，即患了胃下垂。胃下垂是胃体下降至生理最低线以下的位置。多因长期饮食失节，或劳倦过度，致中气下降，升降失常所致。病者感到腹胀（食后加重，平卧减轻）、恶心、嗳气、胃痛（无周期性及节律性，疼痛性质与程度变化很大）、偶有便秘、腹泻，或交替性腹泻及便秘。患此病者，多为瘦长体型，可伴有眩晕、乏力、直立性低血压、昏厥、体乏无力、食后胀满、食欲差、嗳气、恶心、头晕、心悸等症状。患者平时要积极参加体育锻炼，运动量可由小到大。避免暴饮暴食，选用的食品应富有营养，容易消化，但体积要小。高能量、高蛋白、高脂肪食品适当多于蔬菜水果，以

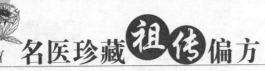

求增加腹部脂肪积累而托胃体。减少食量,但要增加餐次,以减轻胃的负担。卧床宜头低脚高。

偏方1 干姜砂仁鸡治胃下垂

材料 笋鸡（童鸡,以母鸡最好）1只,干姜、公丁香、砂仁各3克。

制用法 将笋鸡去毛洗净,保留心、肝、肺。切成小块,加入干姜、公丁香、砂仁（皆研细粉）炖煮。分2次吃完,每3天吃1只,一般用1～5只鸡即可收敛。

功效 调气补中。用治胃下垂。

验证 陈某某,女,36岁。久患胃病,胃脘疼痛、呕吐、腹胀、消瘦。后被确诊为胃下垂,经用本法食鸡5只而愈。

名医点评 中医认为胃下垂是气虚下陷,主张补中益气,故宜食用易消化而富含营养的食品。但每餐要少量多餐,汤水少喝。

偏方2 猪肚白胡椒治胃下垂

材料 猪肚250克,白胡椒15克。

制用法 猪肚洗净切片,同白胡椒共煮熟后分2～3次食用。

功效 补益脾胃。治胃下垂及胃寒疼痛。

名医点评 本方中的猪肚也可以用牛肚替代,功效与方中功效相同。

偏方3 瘦肉仙人球治胃下垂

材料 鲜仙人球50～60克,猪瘦肉30～50克。

制用法 先将猪瘦肉剁碎制成肉饼后,与仙人球一起煮熟,晚上睡前顿服,

每日1剂。1个月为1个疗程,可连服2~3个疗程。

功 效 适用于胃下垂者。

验 证 用本方治疗胃下垂患者46例,均获治愈。其中用药1个疗程治愈者20例,2个疗程治愈者13例,3个疗程治愈者3例。随访2年,均未见复发。

名医点评 仙人球属凉性,清热解毒,可帮助缓解胃下垂症状。但虚寒型胃下垂者一般不要食用。

偏方 4 鲫鱼黄芪汤治胃下垂

材 料 鲫鱼500克,黄芪40克,炒枳壳15克。

制用法 水煎去渣。每日分2次服下,连续服用。

功 效 收敛。用治胃下垂。

名医点评 胃下垂患者在选择食物方面应富有营养,易消化且体积小。食物搭配上应注意动物蛋白和脂肪的量多一些,蔬菜和米面类食物少一些。最好采取少吃多餐的方法,以减轻胃的负担。

偏方 5 山楂党参治胃下垂

材 料 云苓25克,山楂、党参、黄芪、山药、当归各15克,柴胡、郁金、白术、枳壳、鸡内金各12克,升麻、陈皮、甘草各9克,大枣10枚。

制用法 每日1剂,水煎,分2次服。

功 效 主治胃下垂。

验 证 用此方治疗胃下垂患者103例,其中痊愈54例,显效25例,有效22例,无效2例。用本方治疗胃下垂5~8厘米的患者,一般服药 15 剂即可获痊愈。

名医点评 若患者痛感加重，加延胡索 12 克；若肝脾下垂者，加鳖甲 31 克，若溃疡者，加白及 12 克，乌贼胃 15 克。

偏方 6　荷叶蒂治胃下垂

材　料 新鲜荷叶蒂 4 个，莲子 60 克，白糖适量。

制用法 将荷叶蒂洗净，对半切两刀，备用。莲子洗净，用开水浸泡 1 小时后，剥衣去心。把上 2 味倒入小钢精锅内，加冷水 2 大碗，小火慢炖 2 小时，加白糖 1 匙，再炖片刻，离火，当点心吃。

功　效 补心益脾，健胃消食。对脾虚气陷、胃弱食滞的胃下垂患者有一定效果。

名医点评 胃下垂患者可多做以下运动，但要注意避免剧烈运动。平时可做抬腿练习。方法是仰卧，双腿并拢伸直，抬高约 45°，维持 10 秒，还原。10 次为 1 组，每次练习 2～3 组。可辅助治疗胃下垂。

偏方 7　首乌肉桂粉治胃下垂

材　料 肉桂 1 克（刮去粗皮），炒何首乌 3 克，炒五倍子 2 克。

制用法 将上药分别研为细末，混匀，每日 1 剂，用冰开水送服，20 天为 1 个疗程。

功　效 适用于胃下垂。

验　证 用上方治疗胃下垂患者 60 多例，用药 1～2 个疗程后，自觉症状消失，食欲正常，部分患者经 X 线复查，胃体上升 3～5 厘米。

名医点评 刮去粗皮前，一定要将肉桂拣净杂质。因肉桂为辛热药，本草有"小毒"之记载，服用过量易造成头晕、眼胀、咳嗽、脉数大等症状。因此不宜服用过量。

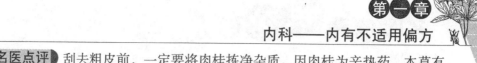

胃痛

胃痛，又称胃脘痛，是由外感邪气、内伤饮食情志，脏腑功能失调等导致气机郁滞，胃失所养，以上腹胃脘部疼痛为主的病症。一般表现为胃脘疼痛，伴食欲不振，痞闷或胀满，恶心呕吐，吞酸嘈杂等。胃痛是一种非特异性症状，最好是食疗，药物只是辅助性的，不能根治只能应急，平时少吃辛辣刺激的食物，要穿暖，不要受凉。

偏方 1 胡椒热敷治胃痛

材 料 胡椒80克。

制用法 胡椒研细末。装布袋，敷痛处，在其上边再用热水袋加温，发汗，治愈。

功 效 本方对胃寒作痛尤其有效果。

名医点评 本方还可以用白胡椒、绿豆各等份共研细末，然后用温黄酒送下。每次3克，每日2次。同样能治疗胃寒引起的腹痛。

偏方 2 龟肉猪肚方治胃痛

材 料 乌龟肉、猪肚各200克，精盐少许。

制用法 将乌龟宰杀去肠脏，洗净，切块。猪肚洗净切小块，共放锅内加水、精盐炖煮至肉烂。每日分3次吃完。

功效 补中益气，健脾胃。对改善胃病的酸及疼痛效果较好。

验证 王建华医治病良方。

名医点评 本方还可以与龟甲一起煮汤，对胃及十二指肠溃疡的愈合有促进作用，对嗳酸胃痛有很不错的治疗效果。

偏方 3　土豆粥治胃痛

材料 土豆（不去皮）250克，蜂蜜少许。

制用法 将土豆洗净，切成丁，用水煮至呈粥状，服时用蜂蜜。每日晨空腹食用，连服半月。

功效 和中养胃。适用于胃脘隐痛不适。

验证 孙某某，男，65岁，久犯该病，后常食上方，渐愈。

名医点评 禁用已经发芽的土豆。若误食，轻者导致泄痢，重者中毒呕吐，反而加重了病症。因此要特别注意。

偏方 4　沉香没药煎治胃痛

材料 沉香、降香、檀香、木香、乳香、没药各3克，延胡索、川楝子、娑罗子、薤白各10克。

制用法 将上药水煎，每日1剂，分2次服。

功效 治胃痛。

验证 用上药治疗胃痛患者506例，均获治愈。

名医点评 使用本方者，若泛酸者，加吴茱萸、川黄连、煅牡蛎；若痛时喜按，加党参；若大便干燥者，加瓜蒌。

偏方 5　桑叶丝瓜络治胃痛

材　料 丝瓜络6克，桑叶15克。

制用法 水煎服，每日2~3次。

功　效 适用于热证胃痛，如胃脘疼痛而见口渴、舌赤、便秘等。

验　证 武某某，男，40岁。胃脘疼痛，口干咽燥，小便黄赤，不欲饮食。兼咳吐黄痰，胸闷不舒。用上方治疗3日，病愈。

名医点评 取丝瓜络10~18厘米、明矾3克与水分2次煎服，每日1剂。同样可治疗胃痛。

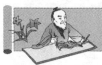

便秘

便秘是指由于大肠传导失常，导致大便秘结，排便周期延长；或周期不长，但粪质干结，排出艰难；或粪质不硬，虽有便意，但便而不畅的病症。便秘时，常出现下腹膨胀，便意不尽，严重者出现食欲不振、头昏、无力等症状，这可能与粪便的局部机械作用引起神经反射有关。一般2天以上无排便，提示存在便秘。如果每天均排大便，但排便困难且排便后仍有残便感，或伴有腹胀，也应纳入便秘的范围。

偏方 1　大黄软膏治便秘

材　料 大黄、酒各适量。

制用法 研为细末，备用。用时取药粉10克，以酒调成软膏状，敷于脐部，外以纱布盖上，胶布固定。再用热水袋在膏上热敷10分钟。每日换药1次。

功 效 泻下通便。

验 证 治疗小儿便秘30例，病程1周以上，用药1~3天，治愈28例，另2例症状也有所改善。

名医点评 俗话说，是药三分毒，大黄也不例外。长期或过量服用大黄可引起恶心、呕吐、头昏、腹胀、腹痛、腹泻等不良反应。另外，因大黄含有可引起腹泻的成分蒽醌，长期服用，可导致继发性便秘。

偏方 2 牛蒡蜂蜜汁治便秘

材 料 牛蒡3根，蜂蜜适量。

制用法 将牛蒡洗净，迅速削皮，榨成汁并添加适量蜂蜜。每晚饭后饮1杯，治便秘效果明显。

功 效 清肠，治便秘。

名医点评 牛蒡具有较好的帮助消化、清理肠胃的功效。但由于牛蒡氧化得很快，因此榨汁后必须迅速饮用。一般饮用后约2~3小时，就能见效。

偏方 3 糯米黑芝麻粉治便秘

材 料 黑芝麻500克，糯米300克。

制用法 上2味炒微黄，磨成粉。每日服1次，每次4汤匙。

功 效 用治大便燥结、习惯性便秘。

验 证 此方连吃4星期后，大便即正常，100%有效。

第一章
内科——内有不适用偏方

名医点评 此方为芜湖市老中医佘登甫的经验方。炒完黑芝麻和糯米后，要放置一段时间，待干后再将两者混合研成粉末。

偏方 4 香油拌紫葱丝治便秘

材　料 紫洋葱头、香油各适量。

制用法 将紫洋葱头洗净切丝生拌香油。视个人情况每日2～3次，与餐共食。

功　效 治疗便秘。

验　证 一位70多岁的老年患者，患顽固性便秘已有几年时间。吃遍了所有治疗便秘的药，后来没有药就排不出便。经常食用本方后，他不用再吃泻药也能正常排便了。

名医点评 本方出自北京空军总医院老年病科。本方一般在午餐时佐餐食用。有午睡者应少吃。

偏方 5 芦荟丸治便秘

材　料 芦荟90克，朱砂60.5克，酒适量。

制用法 上药研为细末，用好酒调为丸，如黄豆大。

功　效 治疗便秘。

验　证 本方为古代治便秘的名方。

名医点评 此方为民国上百保生堂治便秘的名药，当天晚上服，翌日早晨见效。芦荟中所含的芦荟素能增加消化液分泌，促进肠蠕动，一般服后8～12小时即可排便。

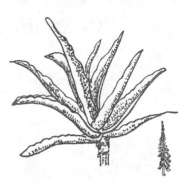

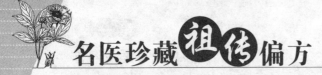

偏方 6　香蕉蘸蜂蜜治便秘

材　料　香蕉3根，蜂蜜适量。

制用法　香蕉蘸蜂蜜吃，中午、下午、晚饭后各吃一根香蕉。当晚即可见效。

功　效　治疗一切便秘。

名医点评　选购香蕉时，应选八九分熟的，蜂蜜最好装在小碗中，防止一次性吃过多。另外，上厕所时，在马桶上多做深呼吸，也能有助于排便。

偏方 7　芹菜炒鸡蛋治便秘

材　料　芹菜150克，鸡蛋1个。

制用法　芹菜炒鸡蛋，用家常做法炒熟即可。每天早上空腹吃。

功　效　治疗便秘有奇效。

名医点评　芹菜是高纤维食物，它可经肠内消化作用产生一种木质素或肠内脂的物质，促进肠胃蠕动。但芹菜不可与鸡肉同吃，否则易伤元气。

腹泻

腹泻，俗称"拉肚子"，多由肠道疾患引起。腹泻不同于传染病中的痢疾或霍乱，恰与便秘相反，时时有稀屎排泄，有时会大便失禁，其发

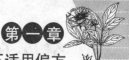

第一章 内科——内有不适用偏方

生的原因，多因胃消化力衰弱或食物未曾嚼烂。此种未经完全消化的食物，进入大肠后，受大肠细菌作用，便发生腐败，肠黏膜受此腐败物刺激，使肠的分泌亢进，于是肠里的细菌繁殖又快又多，不仅会腹泻，有时还会发烧。

中医称之为"泄泻"，分急、慢性两种。急性者是指急起发病、历时短暂的排便次数频繁，粪便稀薄，或含有脓血黏液的腹泻；慢性者则是指大便次数增多，大便不成形，稀薄或有脓、血、黏液相杂，间歇或持续历时2个月以上。

偏方 1　焦米粥治腹泻

材　料　白粳米100克。

制用法　将米炒焦，加水煮成粥。可任意服食。

功　效　用治脾虚泄泻，水泻或稀便日达数次且不思饮食。

名医点评　本方还可用白粳米饭锅粑（焦饭）再炒成炭，研细，每次服5克，温水送服，亦有上述功效。

偏方 2　干姜丝红茶治腹泻

材　料　红茶、干姜丝各3克。

制用法　2味放瓷杯中，以滚水100毫升冲泡加盖10分钟，代茶随意服，饮完可再冲。

功　效　本方适用于感受寒邪所致腹泻。

名医点评　除了红茶，干姜丝还可以和绿茶搭配治疗腹泻。方法是干姜丝和绿茶各3克，放入瓷杯中，以沸水150毫升冲泡，加盖温浸10分钟代茶随意饮服。

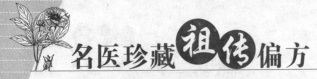

偏方 3　川椒艾叶敷治腹泻

材　料　干姜、艾叶、小茴香各20克,川椒15克,鲜姜30克。

制用法　除鲜姜外,将上药共研末;将鲜姜捣烂,拌药末,装纱布袋内敷脐部,并用热水袋温之,保持温度。5日为1个疗程。

功　效　适用于脾胃虚弱及受寒引起的腹泻。

验　证　治疗98例。每日腹泻次数3~10次,水样便或伴有不消化食物,腹痛、恶心呕吐。1个疗程治愈12例,2个疗程治愈58例,3个疗程治愈23例。治愈率为94%。

名医点评　除了肚脐部,还可以用此方熏脚底下的足三里穴,每次进行10~15分钟,可收获同样效果。熏完后多喝水。

偏方 4　烤馒头皮治腹泻

材　料　馒头1个。

制用法　将馒头置于烤架上,放在炉上慢烤,烤至焦黄色,只吃馒头的焦外皮。早晚各吃1次。

功　效　用治胃酸多、消化不良的腹泻。其道理和某些胃肠道疾病患者服用活性炭相同。

名医点评　馒头片烤糊后,在医学上又被称为"碳末",是中药的一种。食后可吸附细菌及毒素,使其排出体外,起到收敛和清洁肠道的作用。腹泻期间,可在每顿餐前吃上1小片。

偏方 5　焦黄米糕治腹泻

材　料　黄米适量。

第一章
内科——内有不适用偏方

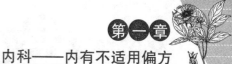

制用法 将黄米碾成面,按常法蒸成黄米糕,晾凉,切成1指厚的薄片。放在将尽的灰火中煨焦黄,取出研面。每日2次,每次15克,温水送下,连服2~3日。

功效 对肠胃功能薄弱,饮食稍有不当即致腹痛作泻的患者有较好的疗效。

验证 焦某,男,32岁,患腹泻用上,泻止。

名医点评 消化不良应少食黄米糕或以不食为佳。因为糕性黏腻,难于消化,多吃可致腹泻。这是多食则泻、少食则补的功效。

偏方 6 猪肾汤治老年腹泻

材料 猪腰子2个,骨碎补20克,精盐适量。

制用法 先将猪腰子剖开,剔除白筋膜,切片洗净,加水1000克与骨碎补共煮至熟。将骨碎补捞出,下入精盐。饮汤食猪腰子。隔日服用1次,约10次见效。

功效 疗虚补肾,强身止泄。用治老年人肾虚不固、功能紊乱而引起的身体虚弱、腰酸背痛、时常腹泻且经久不愈。

名医点评 老年人腹泻的危害比年轻人更大。因此在平时应做一些户外活动,注意饮食卫生。在秋冬季节,老年人还应采取一些保暖措施,以防止因着凉而引起腹泻。

偏方 7 食醋煮鸡蛋治腹泻

材料 食醋150毫升,鸡蛋2个。

制用法 用搪瓷器皿盛食醋,打入鸡蛋一起煮。鸡蛋煮熟后连同食醋一起服下,1次就可痊愈。

- 功 效 疗虚杀菌，止腹泻。
- 名医点评 如果不愈可以再服1次。

失眠

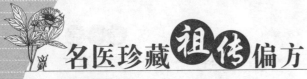

失眠指睡眠不足或睡不深熟。有几种形式：一是难于入睡起始失眠；二是睡眠浅而易于惊醒间断失眠；三是睡眠持续时间早于正常，早醒后不能再入睡（早醒失眠）。引起失眠的主要原因是精神过度紧张或兴奋，并伴以头昏脑胀、头痛、多梦、记忆力减退、神倦胸闷、注意力不集中、食欲不振、手足发冷等，常见于神经官能症、神经衰弱等；如失眠伴以情绪不稳、过敏、潮热、出汗、头痛头晕、血压波动、月经紊乱等，年龄在45～55岁间的可能是更年期综合征；如因环境嘈杂或服用浓茶、饮料、药物、心中有事、忧郁不结、疼痛等各种原因引起的，均应根据病因，镇定安眠，心理调节。

偏方 1 酸枣绿茶粉治失眠

- 材 料 绿茶15克，酸枣仁粉10克。
- 制用法 每日清晨8：00前，将绿茶15克用开水冲泡2次饮服。晚上就餐前冲服酸枣仁粉10克。
- 功 效 适用于失眠者。
- 验 证 用上药治疗失眠患者39例，其中治愈34例，好转4例，无效1例。

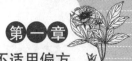

名医点评 服用本方期间，须停止其他中西药。另外，高血压、心动过速、习惯性便秘患者及女性哺乳期，慎用本方。

偏方 2　半夏红枣橘皮治失眠

材　料 半夏、橘皮各6克，竹茹、茯苓各12克，枳实8克，甘草3克，生姜3片，红枣4枚。

制用法 每日1剂，水煎服。15日为1个疗程，疗程间隔3日。

功　效 主治失眠症。

验　证 用此方治疗痰浊型失眠症32例，其中临床痊愈15例，显效8例，有效5例，无效4例，总有效率为87.5%。

名医点评 本方出自吴直阁增诸家名方，可随症加减。半夏用于治疗失眠可追溯至《内经》之半夏秫米汤，医家对于痰浊（热）内阻所致之失眠喜用法半夏，且用量多由一般的10克加至15克。

偏方 3　安神散治失眠

材　料 酸枣仁、紫丹参各等量。

制用法 上药共焙干研末，每服6克，下午、晚上各1次，温开水送下。

功　效 凉血除烦，宁心安神。用治心血亏虚所致的虚烦不眠、神疲健忘、惊悸、盗汗等。

名医点评 失眠患者还要注意饮食习惯。晚餐不可过饱，睡前不宜进食，不宜大量饮水，避免因胃肠的刺激而兴奋大脑皮质，或夜尿增多而入睡困难。饮食宜清淡，少油腻，使自己保持比较安定的情绪。

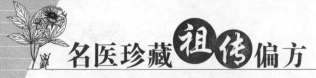

偏方 ④ 白糖炖梨治失眠

材 料 鸭梨3个，砂糖25克。

制用法 将梨洗净，去皮，切片，加水煎煮20分钟，以白糖调味，分2次服用，饮汤食梨。

功 效 清热化痰，和中安神。适用于痰热忧心或热病津伤、心失所养的失眠、烦闷之症。

名医点评 本方中的白糖也可用冰糖代替，效果甚好。

偏方 ⑤ 葱白包治失眠

材 料 葱白150克。

制用法 将葱白切碎放入有孔的小布袋，再放在小盘内，临睡前把小盘摆在枕头边，便可安然入梦。

功 效 用治神经衰弱之失眠。

名医点评 大葱内含有一些刺激皮肤的东西，最好不要与皮肤直接接触。另外，也可在本方中加入大枣15枚，白糖5克。用水2碗熬煮成1碗，临睡前1次服完，同样可治神经衰弱失眠症。

偏方 ⑥ 百合枸杞汤治失眠

材 料 百合200克，枸杞子25克，冰糖适量。

制用法 将百合、枸杞子加水500毫升，大火烧开，加入冰糖，小火煮至糖溶。每天分1~2次服。1周为1个疗程。

功 效 百合具有清热、润肺止咳、除烦、宁心安神等功效，对于治疗神经衰弱、心烦、失眠非常有效。适用于肾阴不足、心悸失眠。

第一章
内科——内有不适用偏方

名医点评 选购干百合时,过白的很可能经过二氧化硫处理,闻起来、尝起来会有微微的酸味,白里带黄的干百合品质较好。

神经衰弱

神经衰弱是高级神经活动长期的过度紧张,引起高级神经机能活动障碍的患疾。本病属于祖国医学的"不寐""心悸""健忘"等范畴。主要是由于高级神经活动过度紧张,引起体力和精神的过度疲劳,大脑皮层内抑制过程减弱,继之兴奋过程也减弱,而产生的疲劳和衰弱状态。祖国医学认为,本病之形成与心、肾、肝、脾功能失调有关。因情志不畅,或精神过度紧张,以致肝郁气滞;或高热伤阴,形成阴虚阳亢,心肾不交;或思虑过度,饮食失调,伤及心脾;或肝肾阴虚,久而阴损及阳,导致肾阳虚衰等。症状表现颇多,主要有精神疲劳、神经过敏、失眠等。

偏方 1 枸杞菊花汤治神经衰弱

材 料 枸杞子12克,菊花、山萸肉、茯神、麦冬、酸枣仁各9克,生地黄12克,丹皮6克,丹参、制首乌、龟板各15克。

制用法 将上药以水煎煮,取药汁。每日1剂,分早、晚2次服用。

功 效 滋阴降火,平肝潜阳,宁神定志。适用于阳亢所致的神经衰弱。

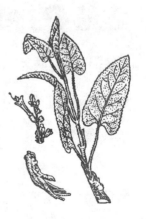

名医点评 枸杞子不应长时间清洗，以免营养成分流失，用温水稍洗即可。在煲汤、熬粥、烹调药膳时，应在汤粥即熟时放入，稍沸即可；烹饪菜品时，宜先用温水泡发，在菜即将出锅时放入。

偏方 2　远志蒸乳鸽治神经衰弱

材　料 天麻20克，远志、姜各10克，乳鸽1只，料酒25毫升，精盐4克，葱、姜各15克，酱油30毫升。

制用法 将天麻和远志切片；乳鸽宰杀；姜切片；葱切段；乳鸽放入蒸盆内，加入料酒、酱油，把精盐抹在乳鸽身上，放入姜、葱，加水200毫升，把天麻、远志放在乳鸽身上；将蒸盆置蒸笼内，大火蒸40分钟即成。

功　效 补肝肾，宁心神。适合神经衰弱、神疲乏力、头痛头晕患者食用。

名医点评 远志是治疗神经衰弱的天然良药。中医常用于治疗心肾不交型、痰热内扰型神经衰弱。治疗时，一般每次5～10克，水煎服。但患有胃炎及胃溃疡患者应慎用。

偏方 3　食醋安神法治神经衰弱

材　料 食醋（陈醋或香醋）。

制用法 用10毫升食醋，调1杯温开水喝下。每日睡前1小时饮用。

功　效 食醋能诱发机体产生一种叫5－羟色胺的物质，有良好的镇静催眠作用。

名医点评 有消化性溃疡病史及胃酸过多者忌用。据国外期刊介绍，埃及人多采用食醋疗法催眠入睡。

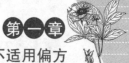

第一章
内科——内有不适用偏方

偏方 4　大枣葱白汤治神经衰弱

材　料　大枣15枚，葱白8根，白糖5克。

制用法　用水2碗熬煮成1碗。临睡前顿服。

功　效　补气安神。用治神经衰弱之失眠。

名医点评　临睡前用热水烫脚，多泡些时间，水凉再加热水，随烫随饮大枣葱白汤，疗效更好。同法改用冲鸡蛋汤热饮，亦有功效。

偏方 5　玫瑰花烤羊心治神经衰弱

材　料　鲜玫瑰花50克（干品15克），精盐50克，羊心500克。

制用法　先将玫瑰花放在小铝锅中，加入精盐和适量水煎煮10分钟，待冷备用。羊心洗净，切成块，用竹签串在一起后，蘸玫瑰盐水反复在火上烤，嫩熟即可。趁热食用。

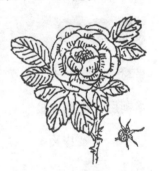

功　效　养血安神。用治心血亏损所致惊悸失眠。

名医点评　玫瑰花中含大量的维生素A、维生素B、维生素C、维生素E、维生素K，还含有单宁酸，这些对于内分泌失调、消除疲劳以及伤口的愈合都有一定的帮助。另外，玫瑰花还可以调气血，促进血液循环，有调经的作用。

偏方 6　茯苓银耳治神经衰弱

材　料　茯苓15克，银耳50克，鸽蛋20个，味精15克，料酒15克，鸡油15克，淀粉25克，精盐少许，鸡汤适量。

制用法 将茯苓研成粉末，对入50~70毫升水，在砂锅内熬煮20分钟，除去沉淀杂质待用。银耳用温水发好，洗净去根待用。鸽蛋洗净，打入抹好油的梅花模子内，同时将银耳镶在鸽蛋上，蒸1~2分钟取出放盘内待用。锅烧热放油，加入鸡汤、调料和煮好的茯苓汁液，滚几开后，勾芡并加鸡油，淋于银耳上即成。

功 效 补心安神，健脾除湿，利尿消肿，润肺补肾，生津止咳。适用于失眠健忘、头晕眼花、脾胃不和、泄泻、肾炎水肿等。

名医点评 本菜是听鹂馆寿膳堂滋补药膳之一。听鹂馆寿膳堂，原是为慈禧做寿的宴会处所。"延"字茯苓梅花银耳，就是"延年益寿"席中的一道菜。

偏方 7 芸香丸治神经衰弱

材 料 芸香不拘量。

制用法 研为极细末，饭糊调制丸粒，梧桐子大。每天2~3次，每次5~10丸。

功 效 治疗神经衰弱。

名医点评 芸香全草含挥发油、生物碱、黄酮类芸香苷及香豆精类等成分。具有安神养脑、调节免疫力、抗肿瘤、抗菌等效用。

偏方 8 鹌鹑蛋治神经衰弱

材 料 鹌鹑蛋、白糖各适量。

制用法 将鹌鹑蛋打破倒入碗中，调匀，用滚开水冲之，服时加白糖。每日早、晚各冲1个鹌鹑蛋，连续服用。

功 效 养心安神。适用于神经衰弱。

名医点评 中医学认为，鹌鹑性甘、平、无毒。明代著名医学家李时珍在《本草纲目》中曾指出，鹌鹑的肉、蛋有补五脏、治疗神经衰弱、益中续气、实筋骨、耐寒暑、消热结之功效。

偏方 9　双五茶治神经衰弱

材　料 五加皮9克，五味子3克。

制用法 将原料放入杯中，冲入沸开水，盖上杯盖，大约10分钟即可饮用。可连续冲泡，直到无味为止。最好睡前2～3小时服用。

功　效 主治神经衰弱。

名医点评 神经衰弱者可以饮用一段时间后，停几天再服；如果病情有所改善，则可减少饮用次数，以后每周饮用1～2次即可。患者还可服用红参或西洋参，以补充体力，同时可借人参的功效达到改善体质的目的，燥热者以西洋参为主。

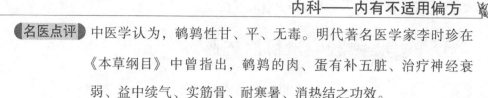

贫　血

贫血是一种常见疾病。造成贫血的主要原因是营养不良、免疫功能紊乱、造血功能障碍，常发生于孕妇、老年人、素食主义者、减肥者等人群之间，它不是一种独立的疾病，而可能是其他疾病的重要临床表现，表现为患者软弱乏力、皮肤苍白、气急或呼吸困难，伴有头晕、头痛、耳鸣、眼花、注意力不集中、皮肤枯燥、嗜睡等症状，甚至发生晕厥。

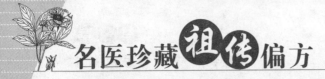

偏方 1　阿胶山楂粉治贫血

材　料　阿胶100克，苍术30克，山楂60克。

制用法　上药共研细末，每次2～3克，每日2次，温开水送服。年龄较大者，可适当增加用量。

功　效　补血益气。

验　证　陈某某，女，11岁。乏力，面色苍白3个月，经检查诊断为缺铁性贫血。用上方治疗35日痊愈。

名医点评　阿胶为补血佳品。另外，若取单味阿胶用黄酒炖服，能快速补血。若阿胶与党参、黄芪、当归、熟地黄等补气养血药物同用，补血效果明显。

偏方 2　肉桂粉治贫血

材　料　胎盘粉210克，阿胶90克，海螵蛸45克，肉桂45克，皂矾500克。

制用法　上药共为细面，适量淀粉压成片，每片0.5克。每次服2～3片，白开水送下。

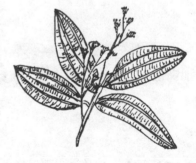

功　效　补血生血，止血。

验　证　本方共用于100例患者，有效率为80%。

名医点评　本方为辽宁中医药大学附属医院郭恩绵方。主要用于血虚证，用治缺铁性贫血、再生障碍性贫血。服用本方期间，应忌碱性药物、茶水。

第一章 内科——内有不适用偏方

偏方 3 糙糯米粥治贫血

- **材 料**：糙糯米（即江米）100 克，薏苡仁 50 克，红枣 8 枚。
- **制用法**：按常法共煮成粥。每日早、晚食用。
- **功 效**：滋阴补血，用治贫血。
- **名医点评**：若没有糙糯米，也可用血糯米代替。血糯米具有养肝、养颜、泽肤等功效，同样适用于营养不良、缺铁性贫血、面色苍白等。

偏方 4 鸡血豆腐汤治贫血

- **材 料**：豆腐 200 克，鸡血 1 块，精盐适量。
- **制用法**：两者放入水中，加精盐少许煮熟，每日服用。
- **功 效**：此汤味美价廉，具有丰富的营养，是贫血者的理想食物。
- **名医点评**：鸡血味辛、性平、咸、无毒，入心、肝二经。鸡血通常被制成血豆腐，是最理想的补血佳品之一。同时，由于动物血中含有微量元素钴，因此对其他贫血病如恶性贫血也有一定的防治作用。

偏方 5 党参黄芪治贫血

- **材 料**：党参、仙灵脾、黄芪、丹参各 30~35 克，南沙参、仙鹤草、焦三仙各 15~20 克，甘草 5~10 克。
- **制用法**：将上药水煎 3 次后合并药液，分 2~3 次口服，每日 1 剂。20 天为 1 个疗程。
- **功 效**：主治营养性贫血。
- **验 证**：用此方治疗营养性贫血患者 39 例，其中治愈 35 例，显效 4 例。

治愈的35例中，1个疗程治愈者21例；2个疗程治愈者10例；3个疗程治愈者4例。

名医点评 本方还可用30克黄芪煎汁取浓汤，加100克粳米，约10枚红枣，同样能益气补血，有效治疗营养性贫血。

偏方 6 红枣木耳汤治贫血

材料 黑木耳15克，大枣15个，冰糖10克。

制用法 将黑木耳、大枣用温水泡发并洗净，放入小碗中，加水和冰糖。将碗放置锅中蒸约1小时。一次或分次食用，吃枣、木耳，饮汤。

功效 和血养颜，滋补强身。治贫血。

名医点评 黑木耳中含铁量极为丰富，经常吃可以防止贫血，预防缺铁性贫血等。不过，黑木耳有活血抗凝的作用，因此有出血性疾病的人不宜食用。

偏方 7 山药葡萄干酒治贫血

材料 山药500克，葡萄干250克，白酒300毫升。

制用法 将山药、葡萄干洗净晾干，浸入白酒内，密封贮存，每日摇荡1次，30日后即成。每服10~20毫升，每日2次。

功效 补中益气，强筋补血。适用于贫血。

名医点评 一般认为葡萄干富含铁质，是预防贫血的圣品，事实上并非如此。以同样100克的食物来作比较，猪肝就含了11毫克的铁，而葡萄干才含0.5毫克，而且葡萄干为非血红素铁，吸收率较差。因此，就算大量吃葡萄干，吸收量还是有限。

眩晕

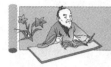

眩是目眩，即眼花或眼前发黑，视物模糊；晕是头晕，即感觉自身或外界景物旋转，站立不稳，两者同时并见，故统称为"眩晕"。究其原因有四：

一是外邪袭人，邪气循经脉上扰巅顶，清窍被扰，可发生眩晕。

二是脏腑功能失调，或肾精亏耗，不能生髓，髓海不足，发生眩晕；或是肝阳上亢，上扰清窍，发生眩晕；或是脾胃不足，气血亏虚脑失所养。

三是痰湿中阻，痰湿上犯，蒙蔽清阳而发眩晕。

四是瘀血内阻，清窍受扰，而生眩晕。

偏方 1 毛鸡蛋治晕眩

材料 毛鸡蛋（未孵化胚胎）、精盐各适量。

制用法 将毛鸡蛋蒸熟，以精盐蘸食。每次饭前吃1个，每日2~3次。

功效 适用于头晕眼黑、四肢无力。

名医点评 吃毛鸡蛋的时候，一定要将其加热熟透。否则，易引起消化道疾病，比如腹泻、恶心、呕吐等。

偏方 2 桂枝茯苓汤治眩晕

材料 桂枝10克，茯苓、白术、泽泻各20克。

制用法 水煎服。

功效 健脾益气，温阳利湿。适用于阳虚水泛之眩晕及伴耳鸣呕吐者。

名医点评 茯苓、泽泻主要作用为健脾渗湿、利水；白术、桂枝发汗解表、利水消肿。四物合用，有助于缓解眩晕症状。

偏方 3　法半夏防眩汤治眩晕

材料 党参、法半夏各9克，当归、熟地、白芍、白术各30克，川芎、山萸肉各15克，陈皮3克，天麻9克。

制用法 水煎服，每日1剂。

功效 治眩晕。

名医点评 此方出自经方有曹颖甫先生治眩晕证所录，用之临证，每每有效，曰为治虚证眩晕好方。临证加减，治疗以眩晕为主证的高血压、低血压、脑动脉硬化、美尼尔综合征等症，可收意想不到之效。

偏方 4　柳树枝饮治眩晕

材料 柳树枝适量。

制用法 取柳树枝晒干研末备用（最好在清明前后数日采取，阴干，存过冬）。用时，根据辨证一二味中药煎汁冲服10克柳树枝粉；若辨为火证，取夏枯草15克；风证，取钩藤30克；痰证，取制半夏12克；瘀证，取丹参15克；气虚取太子参30克；血虚取当归12克；阴虚取女贞子、旱莲草各15克；阳虚取仙灵脾、仙茅各15克。每天1次。

功效 适用于眩晕。

验证 疗效经治25例，以头部眩晕为主症，兼呕吐、头痛、胸闷、气急等；其中肝风内动10例，肝火上炎4例，痰湿上蒙4例，瘀血阻滞2例，阴虚3例，气虚1例，均经他法治疗未效者。用上法治疗后全部治愈，见效最快为2天，慢为7天。药后未见不良反应。

名医点评 柳树枝入药，早有文献记载，《本草纲目》谓"煎服，治黄疸，白浊；酒煮，熨诸痛肿，去风，止痛，消肿"。

偏方 5 雪梨山楂汤治眩晕

材　料 雪梨60克，山楂、百合各30克，白糖适量。

制用法 按常法煮汤食用。每日1剂，连服10日为1个疗程。

功　效 清热除烦，养阴泻火，生津止渴。适用于阴虚火旺，热病后阴虚，以及体质偏热而引起的头晕目眩、头痛、失眠、烦躁、口苦、咽干等。

名医点评 雪梨，一种常见的水果，肉嫩白如雪，故而得名。味甘性寒，具有生津润燥、清热化痰、养血生肌之功效。

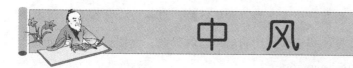

中风

中风又称为急性脑血管疾病，是一种非外伤性而又发病较急的脑局部血液供应障碍引起的神经性损害。因其发病急骤，故也称为卒中或脑血管意外。一般分为出血性和缺血性两类。属脑出血、脑血栓形成、脑栓塞等范畴。临床表现为突然晕厥，不省人事，并伴有口眼歪斜、舌强语謇、半身瘫痪、牙关紧闭或目合口张、手撒肢冷、肢体软瘫等。重者可突然摔倒、意识丧失、陷入昏迷、大小便失禁等。中医认为，脑溢血大体属于中脏、中腑范畴。脑血栓、脑栓塞为中经、中络范畴。乃因患者气虚两亏，心、肝、肾三脏阴阳失调，或招受外邪，或内伤七情而致病。老年人易患此病。

偏方 1　远志石菖蒲煎治中风

材　料　石菖蒲、炙远志各6～10克，郁金、天竺黄各10～12克，制半夏、茯苓各10～20克，胆南星、泽泻各10～30克，生石决明20～30克，怀牛膝10～15克。

制用法　每日1剂，水煎，分2次服，病情危重者每隔6小时服1次。

功　效　开窍导痰。主治中风急症（脑出血、脑梗死、蛛网膜下腔出血、脑血栓形成）。

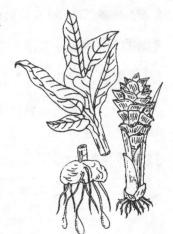

验　证　用此方治疗患者25例，其中治愈11例，显效8例，好转3例，无效3例，总有效率为88%。

名医点评　若脑出血严重者，加参三七、花蕊石、犀角（水牛角）；抽搐者，加全蝎、钩藤；血压高者，加生牡蛎、夏枯草；寒痰者，用生南星、生半夏；热痰者，用胆南星、鲜竹沥；大便秘结者，加生大黄、玄明粉或番泻叶。

偏方 2　水蛭郁金汤治中风

材　料　水蛭10克，郁金20克，全蝎6克，川芎15克。

制用法　将上药水煎3次后合并药液，分早、中、晚3次口服，每日1剂。10天为1个疗程。

功　效　适用于中风。

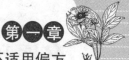

【验 证】 用本方治疗中风患者 67 例，经用药 1~3 个疗程后，其中治愈 52 例，显效 10 例，有效 3 例，无效 2 例。

【名医点评】《神农本草经》记载，水蛭"逐恶血，瘀血，月闭，破血癥积聚，无子，利水道。"水蛭治脑血栓、脑出血、脑中风的效果是公认的，很多药书都有记载。本方也可以将水蛭研为末，装瓶备用。服时用温开水送服，1 日 3 次，每次不可超过 1 克即可。半月为 1 个疗程。

偏方 3 乌梅天南星粉治中风

【材 料】 乌梅 6 克，冰片 1.5 克，天南星 3 克。

【制用法】 上药共研末，搽牙齿。

【功 效】 用治中风口噤不开、牙关紧闭、不省人事。

【名医点评】《开宝本草》中：天南星主中风，除痰，祛风定惊等功效。使用本方时，要将粉末揩在大牙上。左右各二三十揩。其口自开后才能服用药物。若中风后口眼㖞斜，也可将天南星研细末，生姜和匀，摊纸上。左歪贴右，右歪贴左，好后洗去。

偏方 4 陈艾木瓜酒治中风

【材 料】 陈艾、木瓜、酒、醋各 250 克。

【制用法】 加水煎汤。熏洗偏瘫部位，每日熏洗 3~5 次，不拘时洗。

【功 效】 适用于中风半身不遂。

【名医点评】 本方一定要趁热熏蒸偏瘫位置。待温度适宜时，再泡脚 30 分钟，每天 2 次，每次 1 剂，30 天为 1 个疗程。

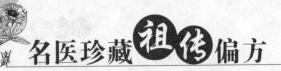

偏方 5　黄米酒桑枝叶治中风

材料 鲜桑枝叶、黄米酒各 250 克。

制用法 黄酒煎煮鲜桑枝叶,剩 200 克左右,趁热一次服下。

功效 用治中风不语、半身不遂。夜身无高热,自觉恶寒怕冷,可服本方。

名医点评 患中风不过 15 天者,服用本方有奇效。

偏方 6　大蒜滴液治中风

材料 大蒜不拘量。

制用法 大蒜榨汁,过滤装瓶备用。大蒜汁滴鼻孔吸嚏。

功效 用治忽然中风晕倒不醒者。

验证 治疗有奇效,有意想不到的作用。

名医点评 本方为福建福州市个体中医门诊所中医王礼晚家传方。

偏方 7　酒煮乌鸡治中风

材料 乌鸡 1 只,白酒 2500 克。

制用法 将宰杀洗净的乌鸡,放入煲内,再加入白酒,用小火煎熬至酒剩一半,晾凉后即可饮用。每日饮服 1～3 次,佐餐饮,或定时饭前饮。

功效 用治中风后的舌僵不语症。

名医点评 乌鸡有滋阴清热、补肝益肾、健脾止泻等作用,以酒之辛窜,行血通络,因此,凡是属于经脉不充的人,即可饮食以充养之。

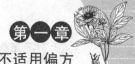

第一章
内科——内有不适用偏方

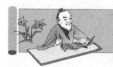

心绞痛

心绞痛是由于心肌暂时性和可逆性缺血、缺氧而产生的心前区及其附近部位不适症状。它是冠心病最常见症状或首发症状。

本病以40岁以上男性多见，常见诱因为劳累、情绪激动、饱食、天气变化、急性循环衰竭等，中医学将心绞痛因症状不同分别列入"心悸""胸痹""心痛"等症。发病主要与年老体虚、饮食、情志失调及寒邪内侵等有关。发病机理有虚实两方面。虚为心脾肝肾亏虚、心脉失养；实则为寒凝、气滞、血瘀、痰阻等痹阻心阳，阻滞心脉。

偏方 1　香蕉治心绞痛

材　料　香蕉50克，蜂蜜少许。

制用法　将香蕉去皮研碎，加入等量的茶水中，加蜜调匀当茶饮。每日频繁饮之。

功　效　主治心绞痛。

名医点评　除了香蕉，香蕉皮也非常有用。它含有多糖、蛋白质、维生素C等营养成分，还有一种能抑制真菌和细菌滋生的有效成分——蕉皮素。

偏方 2　鸡蛋米醋治心绞痛

材　料　鸡蛋1个，米醋60毫升，红糖适量。

制用法　将鸡蛋打入碗内，加米醋、红糖调匀饮用。每日1~2剂。

功效 行气活血，化瘀通络。适用于气滞血瘀型心绞痛。

名医点评 心绞痛患者除了要避免诱发因素，如精神紧张、过劳、饱餐、情绪波动等。还要积极治疗可能加重心绞痛的疾患，如高血压、高血脂、糖尿病等。

偏方 3　马齿苋韭菜包治心绞痛

材料 马齿苋、韭菜各等份，葱、姜、猪油、酱油、精盐、鸡蛋各适量。

制用法 将马齿苋、韭菜分别洗净，阴干2小时，切碎末；将鸡蛋炒熟弄碎。然后将马齿苋、韭菜、鸡蛋拌在一起，加上精盐、酱油、猪油、味精、葱、姜末为馅，和面制成包子，蒸熟食用。根据食量食用。

功效 主治心绞痛。

名医点评 若不方便制作本方，可直接用5斤生韭菜，捣汁后，分多次用温水冲泡饮用，同样可达到上述疗效。

偏方 4　青柿子治心绞痛

材料 七成熟的青柿子1000克，蜂蜜2000克。

制用法 将柿子洗净去柿蒂，切碎捣烂，用消毒纱布绞汁，再将汁放入砂锅内，先用大火后改小火煎至浓稠时，加蜂蜜，再熬至黏稠，停火冷却，装瓶。开水冲饮，每次1汤匙，每日3次。

功效 主治心绞痛。

名医点评 螃蟹与柿子都属寒性食物，因此不能同食。从现代医学的角度来看，含高蛋白的蟹、鱼、虾在鞣酸的作用下，容易凝固成块，即胃柿石。

第二章

外科——伤痛烦恼找偏方

痈疽疔疖

痈，所指范围很广，中医根据发病部位不同又有不同的命名。是外科常见病、多发病。

原因虽多，不外乎是热毒所致。又因人的体质不同，若邪从寒化，又多寒湿为患，但总因素体阳虚所致。

局部红、肿、热、痛，继而化脓溃破，或流黄稠脓，或淡黄水或清稀脓液等。大抵红肿热痛，脓色黄稠者为阳、为痈；肿痛而不红不热、脓色淡黄或清稀者为阴、为疽。且又多相互转化，故痈证中也有虚寒，疽证中又有热毒，或本虚标实之证。

偏方 1　丝瓜汁治痈疽久不收口

材料　鲜丝瓜1个。

制用法　将丝瓜切碎，捣烂绞汁。频频涂于患处。

功效　散瘀，止血，消肿。用治痈疽疮口太深不敛。

名医点评　使用本方前，应先将丝瓜洗净，否则细菌感染伤口，反而起不到疗效。

偏方 2　藤黄液治无名肿毒

材料　藤黄50克。

制用法　藤黄加水500毫升，放锅内煮化，用纱布滤去药渣，瓶贮。使用

第二章 外科——伤痛烦恼找偏方

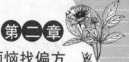

时，棉签蘸药涂于创口内外，或疮疡内外，有特效。每日可用2次。藤黄为胶质，加水煮化，有75%胶质可溶化，使用方便。

功效 一切外伤出血和无名肿毒，无论已溃未溃，外涂有特效。忌内服。

名医点评 《纲目拾遗》："治痈疽，止血化毒，敛金疮，亦能杀虫。"藤黄外用：研末调敷、磨汁涂或熬膏涂。内服入丸剂。体质虚弱者忌内服，多量易引起头昏、呕吐、腹痛、泄泻，甚或致死。

偏方 3 米醋膏治疮肿积块

材料 米醋250毫升，乳香末、没药末各6克，淀粉60克。

制用法 将米醋放于砂锅内煮沸，再将2味中药放入搅匀，随搅随下淀粉，待成糊状后便倒在牛皮纸上涂抹。糊的厚度约1.5厘米，面积要大于患部。待药糊稍凉时趁温热敷于病变部位，用纱布包扎固定。

功效 消瘀解毒。用治疖、痈、蜂窝织炎、丹毒、痄腮、乳腺炎等急性外科炎症。

验证 用此方治疗50例，除5例（系寒性脓肿、喉头结核及骨髓炎）无效外，一般敷药后2小时疼痛减轻，6小时后开始消肿，3~10天均获治愈。

名医点评 李时珍说："醋治诸疮肿积块，心腹疼痛，痰水血病，杀鱼、肉、菜及诸虫毒气……取其酸收之意，而又有散瘀解毒之功。"用米醋外敷，能治疗烧烫伤、关节炎、腋臭和癣；内服可驱蛔虫，对高血压、肝炎、感冒、疟疾、火痢等均有一定的作用。

偏方 4 黄龙猪胆液治疖肿

材料 藤黄10克，马钱子、龙脑（冰片）各6克，新鲜猪胆汁100克。

制用法 将马钱子用砂拌炒软，去毛，研成粉末。然后将藤黄、龙脑分别

055

研成粉末。将上药掺在猪胆汁中备用。用时，以棉签或小毛刷蘸药汁涂在疖肿上，涂药范围要比红肿的范围大0.35厘米，每日涂2～3次。

【功效】适用于疖肿。

【验证】治疗108例（多发性疖肿患者61例，单发性疖肿患者39例，外伤合并感染患者8例），其中，有18例伴有发热等全身症状者，加用抗生素或中草药外，其余均在涂药后2～4天痊愈。疖肿初期，涂本药后多自行消退；就诊较晚者，涂药后周围红肿很快缩小，中央化脓溃破，溃破后用药1～3次痊愈。涂药4小时后，多数患者疼痛明显减轻，在临床应用本药外涂，未发现任何副作用。

【名医点评】涂药后需保持24小时以上。保留的时间越短，效果就越差。重复涂药时，前一次的药液最好不要洗掉。

偏方 5 柳叶膏治疖肿

【材料】鲜柳树叶或嫩芽适量。

【制用法】将采集的鲜柳树叶或嫩芽用水洗净，加水适量浸煮，2～4小时后过滤，如此浸煮2次，合并2次滤液，浓缩成膏状，即可装入瓶中密封备用。使用时将患处用医用酒精消毒，涂敷柳叶膏，然后用纱布包扎固定，每天换药1次。

【功效】退热，杀菌，消肿，止痛，提脓，生肌。外敷疗疗疮疖肿及外伤感染诸疾。

【验证】用此法观察治疗30例，疗效较好。轻者1次，重者2～5次即愈。

【名医点评】用柳叶膏治疗疖肿、疔毒初起、外伤感染等效果很好。

偏方 6 乌梅散治疗疮疗毒

材 料 建乌梅2份，轻粉1份。

制用法 将建乌梅肉火煅存性，研为细粉。轻粉放在研钵内，研至极细末（以不见光亮为度），再入乌梅粉同研至极细末，装瓶备用。用时，以水调为糊状，敷于疮面（厚薄适中），用膏药（药店出售的黑膏药即可）或用消毒纱布敷料盖之，每日换药1次，候其逐渐变小干枯脱落，疮面痊愈为止。

功 效 适用于治疗疔疮疗毒。

验 证 用上药治疗疔疮、胬肉患者25例，均获痊愈。其中，翻花疮5例；面部疗毒6例；蛇头疗4例；无名肿毒3例；胬肉突出7例。治愈时间最短为8天，最长14天。

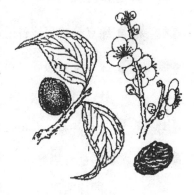

名医点评《简便方》云："嘴起一疽，脓疡百日方愈，中有恶肉突起，如蚕豆大，月余不消，医治不效，因阅本草得此方，试之，一日夜去其大半，再上一日而平。"可见乌梅治痈疽确有疗效。

偏方 7 陈小麦粉治疗疮痈疽

材 料 陈小麦1000克，醋适量。

制用法 将陈小麦加水浸泡（夏季2天，冬季7天），捣烂，过滤，去渣。静置沉淀后，去上清液，将沉淀物晒干，放锅内小火炒。炒时会翻泡，要不断搅动，待至焦黄成块状时取出，隔纸放地上，冷却，研成细末，过筛，装瓶备用。用时加醋调成软膏（500克约需食

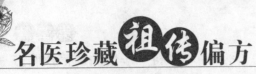

醋240毫升）。外敷患处。

功效 清热解毒，消肿排脓。用治疖肿、痈、蜂窝织炎、流行性腮腺炎、带状疱疹、急性乳腺炎、丹毒、外伤感染等具红肿热痛的外科疾病。

名医点评 软膏在夏季易发霉变质，最好当日调用，以免日久醋酸挥发，影响疗效。敷药范围需大于病灶面。未破，敷肿痛处；有脓肿未出头或已出头者，应在中间留一孔，以便排脓。

偏方 8 绿豆蛋清糊治痈疽肿痛

材料 绿豆、鸡蛋清各适量。

制用法 绿豆反复碾碎，过箩取极细粉末，与鸡蛋清调和均匀。敷贴于患处，每日2次。

功效 清热解毒，祛瘀通络，消肿止痛。用于治疗各种痈疽之红肿疼痛。

名医点评 绿豆清热解毒，而鸡蛋清中则含有溶菌酶。两者合用，具有很好的抑菌作用。

跌打损伤

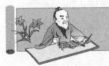

在生活中，一些意外跌打损伤往往是不可避免的，并且常常来得措手不及。跌打损伤，是指人因跌、打、磕、碰等原因而受的伤，如刀伤、枪伤、跌倒伤、刺伤、擦伤、运动损伤等，都属于跌打损伤。伤处有疼痛、肿胀、出血或骨折、脱臼等症状。当然，如果受伤严重一些，还会造成内脏

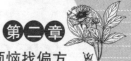

损伤。如果治疗不及时，轻则会留下不同程度的后遗症，重则可迅速致死。所以，我们在生活中要是不慎跌打损伤，一定要想办法及时处理。

偏方 1 生地黄酒治跌打损伤

材料 生地黄汁、白酒各500毫升，桃仁适量。

制用法 将桃仁去皮尖后研膏备用，与生地黄汁、白酒同入锅中煎煮至沸。再放桃仁膏入内，煎数沸，去渣，收贮备用。每次温服10~15毫升，任意服用。

功效 活血化瘀。

名医点评 桃仁味苦具有能泻血热，体润能滋肠燥之功，可活血祛瘀、润肠通便。用于经闭、痛经、跌打损伤、肠燥便秘等。

偏方 2 姜黄陈皮敷治跌打损伤

材料 生大黄、生栀子、姜黄、土鳖虫各150克，生川乌、生草乌、生南星、生半夏各100克，三七、乳香、没药、青陈皮各50克。

制用法 将上药共研为极细末，装入瓶内备用。用时，根据受伤部位大小，取药末适量用白酒调匀外敷患处，每日3~4次。外敷药后局部用热水袋外烫药物，效果更佳。

功效 主治跌打损伤。

验证 用此方治疗跌打损伤患者567例，一般用药2~5次，均可获得治愈。

名医点评 跌打损伤药一般都会用到酒，因为酒有舒筋活血的作用，有助于患处的恢复。

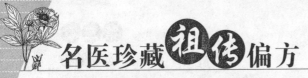

偏方 3　韭菜根饮治跌打损伤

材　料　韭菜根60克，白酒50毫升。

制用法　韭菜根切碎，用纱布绞汁，再将所取汁液与白酒相混合，空腹饮用。每次1剂，早、晚各1次。

功　效　对于跌打损伤有效。

名医点评　中医认为，韭菜根有温中散寒、活血化瘀、止血等功效。韭菜绞汁可以和白酒混合内服，但是在外敷时就不能和酒混合了，否则会在患处生成大水疱，让患者痛苦不已。

偏方 4　白酒丝瓜末治胸腹部损伤

材　料　老丝瓜1个，白酒适量。

制用法　将老丝瓜洗净，切片，晒干，放入铁锅中，用小火焙炒成棕黄色，研成粉末，装瓶，备用。用白酒冲服，每次服3克，每日2次，连用3天。

功　效　散瘀，消肿，治胸腹部跌打损伤。

名医点评　本方还可以将老干丝瓜晒干，烧灰成末。每天晨起用开水冲服10克。另外，若四肢出现跌打损伤，可用丝瓜粉末加白酒调匀，敷于患处，每天换1次。

偏方 5　生栀子鸡蛋清治扭伤

材　料　生栀子30~50克（研细末），鸡蛋清1个，面粉、白酒各适量。

制用法　上药共调成糊状，贴在扭伤部位，用草纸（或棉垫、布类）覆盖，绷带固定，于扭伤当天敷药后休息，次晨取掉，不必辅用其他疗法。

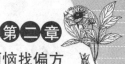

功效 治扭伤。

验证 治疗300例,经1次治愈者298例。本法对陈旧性扭伤效弱,必须在1~5天内扭伤者效果方佳。

名医点评 若没有白酒,也可以用陈醋来调匀外敷。同样能起到活血化瘀、消肿的作用。但本方不适合开放性软组织挫损伤者。

偏方 6 丹参红花糊治软组织损伤

材料 生大黄100克,丹参、红花各60克。延胡索40克,冰片10克,蜂蜜、75%酒精各适量。

制用法 将上药共研为细末,装入瓶内备用。用时取药末适量,用蜂蜜和75%酒精各半制成糊状,均匀地敷于患处,再用绷带包扎固定,每日换药1次。

功效 活血化瘀,舒筋通脉。适用于外伤所致筋骨、肌肉疼痛,局部肿胀青紫,屈伸不利者。

验证 用上药治疗软组织损伤患者550例,均获得痊愈。其中经1次治愈者97例,2次治愈者304例,3次以上治愈者149例,治愈率为100%。

名医点评 软组织损伤早期,可在肢体周围放置冰袋或做冷敷,待出血停止后(一般在24~48小时后),即改用热敷,以便促进局部瘀血的吸收。

偏方 7 活血酒治跌打损伤

材料 当归15克,白芷9克,桃仁9克,红花9克,丹皮9克,泽泻12克,川芎15克,苏木12克,乳香9克,没药9克。

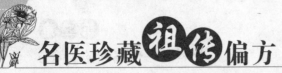

制用法 泡酒服效果更好，不能饮酒者水煎服。

功　效 止痛活血，逐瘀消肿。适用于跌打损伤。

名医点评 若损伤处在头部，则加升麻、藁本、天麻；上肢加桑枝、桂枝；下肢加牛膝、木瓜；腹部加小茴香；背部加独活、麻黄根；左肋膜加桂枝、木香；右肋膜加青皮、香附；外敷加生姜、葱子。服用本方后忌吃冷食及用冷水。

偏方 8　降枝散治不完全断指

材　料 降香、荔枝核等份。

制用法 将上药焙干，研细，过100目筛成粉，调匀备用。伤口清洗缝合，撒上该药粉，7天左右拆线，一般不需他法处理。

功　效 止血定痛，消肿生肌。

验　证 据《中医贴敷疗法》介绍，此方共治不完全断指6例，均获痊愈。肖某，男，1岁半，食指第一关节不慎被柴油机砸碎，急送医院，缝合后用此方。第七天拆线，患指能运动，伤口愈合。

名医点评 荔枝核具有行气散结、散寒止痛的功效。而降香则具有化瘀止血、理气止痛的功效。二者合用，可消肿生肌，快速止血定痛。

偏方 9　乌药桃树枝敷治跌打损伤

材　料 黄枝子2份，乌药1份，桃树枝心1份，樟树枝心1份，面粉、50%酒精各适量。

制用法 将上药分别晒干，研成细粉，分装保存备用。用时，以水和50%酒精调成糊状，再加上适当的面粉，混合搅匀。然后摊在塑料布上（用药量根据扭伤的面积而定），厚约0.3厘米，外敷于患处，用绷带包扎固定，以防药液外溢。冬季可2~3天换药1次，夏季1~2天换药1次，以保持其湿润。

功效 温经通络，活血化瘀。

验证 用上药治疗各种跌打损伤，扭伤及软组织挫伤患者219例，一般敷药1次即可明显消肿止痛，2次后可基本痊愈。219例中除伴有关节脱位，配合其他疗法外，均获治愈。

名医点评 乌药可起到行气活血、消肿止痛的效果。还可配合桃红四物汤使用，不仅有活血化瘀的作用，还能走气起到行气活血的功效。但用量一般在12克左右。

水火烫伤

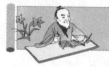

烧烫伤亦称灼伤，是指高温（包括火焰、蒸汽、热水或热固体）、强酸、强碱、电流、化学物质、射线等作用于人体，导致皮肤损伤。轻者以红、肿、热、痛或皮肤起水泡为主要临床表现；重者可深在肌肉、骨骼，严重的合并休克、感染等全身变化。按损伤深浅分为三度。Ⅰ度烧伤主要表现为皮肤红肿、疼痛。Ⅱ、Ⅲ度烧伤主要表现为皮肤焦黑、干痂似皮革，无疼痛感和水泡；Ⅱ、Ⅲ度烧伤常常产生感染、脱水、休克、血压下降的表现。本病属中医学"火烧伤""汤火伤""火疮"等范畴。

偏方1 蟹贴治水火烫伤

材料 蟹（河蟹、海蟹不限）1只。

制用法 将蟹捣烂，涂敷患处。

功效 清凉，消火，止痛。适用于水烫伤、灼伤、漆疮、疥癣等。

名医点评 螃蟹富含蛋白质，利于创面细胞增长，加速伤口愈合。因此若是对海鲜不过敏的患者，还可以直接食用螃蟹，但一次的量不宜过多。

偏方 2　枯矾糊治水火烫伤

材料 枯矾适量。

制用法 将枯矾放入锅内熬至溶化不再冒气泡，然后待凝固后研为细末，装瓶盖封备用。用的时候根据创伤面的大小取适量枯矾末，加少许菜油，充分混匀调成糊状，涂敷患处，然后用消毒纱布覆盖包扎。2~3天换药1次。

功效 清热解毒，燥湿收敛。用治水火烫伤、皮肤感染糜烂、溃疡。

名医点评 若有水泡者，应先刺破放液后再敷药。一般情况下，烧烫伤及溃疡用药后2~3天即可结痂，1周左右可脱痂痊愈。

偏方 3　鲜牛奶治灼伤

材料 鲜牛奶适量。

制用法 将消毒过的纱布浸于牛奶中。将纱布敷于伤口。

功效 生津润燥。用治火灼致伤。

验证 据国外报道，一女性被火灼伤手臂，痛不可忍，遂将手伸入冷藏的牛奶里，其后医生观察，发现她的伤势意外地减轻了。以后，此方便在国外推广用于治疗火灼伤。

名医点评 牛奶中富含的脂肪和蛋白质，有助于减轻灼烧疼痛感。另外，用毛巾浸入冰冷的鲜牛奶后，马上敷在伤口上同样有效。

偏方 4 土豆汁治皮肤烧伤

材 料 土豆适量。

制用法 将土豆去皮，洗净，切碎，捣烂如泥，用纱布挤汁。以汁涂于患处。

功 效 清热，防腐。用治轻度烧伤及皮肤破损。

名医点评 土豆中的胆甾烷衍生物茄碱，可渗于皮下组织及血管内，加快血液流通起到较强的活血化瘀、消肿止痛作用，能快速消退肿胀。

偏方 5 米醋敷治小面积烫伤

材 料 米醋适量，面巾纸1张。

制用法 火、水烫伤后，立即用米醋擦洗烧烫伤处，然后将面巾纸叠好，放入醋中浸泡，拿出敷于患处。每隔一段时间往纸上淋一些醋，以保持面巾纸的湿润，1个小时后，便能达到很好的效果。

功 效 可治疗烧烫伤、关节炎、腋臭和癣。

名医点评 如果烧烫伤面积比较大、程度比较深，就不要用醋擦洗了，这样不但不能减轻伤情，反而会继续刺激创面，加深受伤程度。

偏方 6 生姜汁治水火灼伤

材 料 生姜适量。

制用法 将生姜捣烂揉汁，用药棉蘸姜汁涂于患处，能立即止痛；已起泡红肿者，能消炎退肿，消去水泡；水泡已破者，敷之亦无刺激。由于生姜能灭菌，故破口者亦不致溃烂。灼伤轻者，敷药1次即可；严重者可时时涂姜汁，保持湿润36小时，即可停药。

功效 治水火灼伤，促进伤口愈合。

名医点评 生姜味辛性温，能解表散寒止咳，温中降逆止呕。历来视为温通要药，寒证效佳。但很少人知道生姜能治灼伤，疗效之奇，远较一般灼伤药为佳。

偏方 7 小米冰片治烫伤

材料 小米500克，冰片6克。

制用法 取小米500克置于铁锅内，炒成炭状，加冰片6克，研为极细末，以香油调成糊状。按一般方法清理创面后，涂敷小米散厚约2毫米，盖上油光纸，然后用5~6层纱布覆盖，绷带包扎固定（亦可采用暴露疗法）。开始每日或隔日换药1次，以后2~3日换药1次。

功效 清热止痛。主治烧烫伤。

验证 用此方治疗30例，收到满意效果。治疗后，局部症状得以迅速改善。对 I 度伤皮肤发红或有极少小水泡者，能促进及早痊愈；II 度烧烫伤者一般换药5~7次痊愈。

名医点评 对于皮肤小面积烫伤，还可以将冰片溶于蒸馏水中，若无蒸馏水可用经煮沸的开水代替。其浓度约4%~6%，直接涂于烫伤的表面。一般3分钟内即可止痛。

偏方 8 白糖豆腐贴治烫伤

材料 新鲜豆腐1块，白糖50克。

制用法 将豆腐用水洗净，放入盘中，加入白糖，拌在一起调匀。敷于烫伤处，豆腐干了即换，连换几次即可止痛。

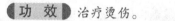

功效 治疗烫伤。

名医点评 豆腐中加入白糖后,可加入大黄末3~5克,对伤口已烂的烫伤,疗效更佳。

偏方 9 猪蹄甲治烧烫伤

材料 猪蹄甲、香油各适量。

制用法 将蹄甲烧制成炭,研极细面,以香油混合成膏。将伤面用凉水洗净,局部涂敷。

功效 解毒,收湿,敛疮。用治烧烫伤。

验证 王某,女,3岁,被炉盖烧伤手掌及五指并两侧膝盖部位,红肿疼痛,起水泡,当即消毒后刺破,涂布此膏,1周而愈。

名医点评 猪蹄甲具有止咳平喘、解毒疗疮的功效。一般内服则烧灰研末。外用则研末调敷。

虫蛇咬伤

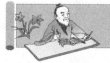

毒 蛇虫咬(螫)伤,包括毒蛇、马蜂、蝎子、蜈蚣等,若人被其咬(螫)伤,可使毒素扩散于皮肤之内,引起局部肿胀、疼痛等症,甚则毒蛇咬伤,可引起毒气攻心,而导致死亡。

偏方 1 红薯叶敷治蜈蚣咬伤

材料 红薯叶适量。

制用法 将红薯叶洗净,以滚开水烫软叶片。敷盖伤处,数次可愈。

功　效 解毒,利尿,医疮。用治蜈蚣咬伤。

验　证 黄某,20岁,被蜈蚣咬伤,红肿疼痛,西药治疗无效,改用此方数次而愈。

名医点评 使用本方前,应先以小刀将伤口刺破,挤出含毒素的血。再以米粒大的艾住置伤口上,灸一壮,用以消除毒性。然后再按上述制法,将薯叶贴敷伤口。

偏方 2　疥蛤蟆肉治狂犬咬伤

材　料 疥蛤蟆(癞蛤子、蟾蜍)2~3个。

制用法 煮熟食肉。

功　效 清热行湿,解毒消炎。用治狂犬咬伤。

验　证 刘某某,男,28岁。被狂犬所伤,用上方治愈。

名医点评 被狗咬伤后,无论是健康狗还是疯狗,都必须先及时处理伤口。若伤口流血,只要不是大出血,无需急于止血。因为流出的血液可将伤口残留的疯狗唾液冲走。对于流血不多的伤口,要从近心端向伤口处挤压出血,以利排毒。再进行偏方处理。

偏方 3　杏仁雄黄治狗咬已溃烂

材　料 杏仁、雄黄各等份。

制用法 将鲜杏仁捣烂如泥,调入雄黄和匀。将伤口洗净,敷上药泥,包扎固定。

功　效 解毒,生肌。适用于狗咬伤。

验　证 白某,女,32岁。左下肢被狗咬伤,多次治疗无效,伤口已溃,

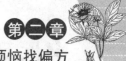

第二章 外科——伤痛烦恼找偏方

用此方换药2次，未及1周即愈。

名医点评 雄黄是一种天然结晶矿石，有抗菌、解毒、燥湿功效，多用于皮肤病和毒虫咬伤等的治疗。但要注意，雄黄加热后，会转变为三氧化二砷，也就是平时我们所称之"砒霜"，有剧毒。

偏方 4 海枫酒治海蛇咬伤

材 料 海枫柳30~50克。

制用法 将新鲜海枫柳捣烂取汁，冲白酒内服，4~6小时1次。

功 效 主治海蛇咬伤。

名医点评 海蛇是一种神经毒类毒蛇，其剧毒可将横纹肌纤维破坏，出现肌红蛋白尿（深褐色），可引起急性肾功能衰竭等，可能是伤后2~3天死亡的原因。

偏方 5 蜂蜜葱泥治蜜蜂蜇伤

材 料 蜂蜜30克，大葱2根。

制用法 大葱洗净，捣烂成泥，然后加入蜂蜜，搅匀。涂于患处，每日换药1次。

功 效 主治犬、蛇咬伤，以及蝎、蜂蜇伤等。

名医点评 未满1岁的婴儿不宜吃蜂蜜。有狐臭和表虚多汗的人忌食葱。

偏方 6 羊奶饮治蜘蛛咬伤

材 料 鲜羊奶适量。

制用法 煮沸。尽量饮用。

功 效 解毒,利尿,消肿。用治蜘蛛咬伤。

验 证 据《医心方》记载,一人被蜘蛛咬伤,腹大如妊,遍体生丝。用饮羊乳,遂愈。

名医点评 羊奶可专治蜘蛛咬毒,引起肿胀不适。若对奶源过敏,也可以直接取鲜奶汁涂搽患处。

偏方 7 蛇伤祛毒散治各种毒蛇咬伤

材 料 广金盘(贵州省引种,中药大辞典未见,中草药汇编收录,七叶一枝花)、独解莲(用块根)、生南星、生半夏、一墨线(又名老鼠尾,用根块)、木芙蓉(用叶)、白菊花(用叶)、白花蛇舌草、半边莲、大蒜、北细辛、蛇倒退(用藤叶)、八角莲、禹白附、山慈姑、鬼针草、明雄黄、五灵脂、蜈蚣。如蛇牙断入人体内,加蛇牙草(草同地茄子相似,叶略大,叶边缘锯齿形大,不结茄子)、山包谷、牛边螺(又名石蜘蛛,用块根)。

制用法 外敷药。上药除雄黄、五灵脂、蜈蚣另研末外,其余药物捣烂如泥,蛇伤肿到何处,全部敷药,留蛇咬处不敷露出,1日换药1次,直至肿消痊愈。

功 效 消肿解毒,以毒攻毒。适用于各种毒蛇咬伤。

名医点评 此方为缪氏家传方。症状严重者可服祛毒散加蜈蚣研粉吞服。毒蛇咬伤后,应及时用酒或冷水冲洗,挤出恶血毒液,或通过拔火罐吸去恶血毒液后,再敷药。

偏方 8 蜗牛汁治毒虫咬伤

材 料 蜗牛适量。

制用法 先将被蜂、蝎螫伤或毒虫咬伤处毒汁挤出后,立即取活蜗牛2~3

个捣烂，敷于受伤部位。一般敷后 10 分钟痛止，次日红肿随之消退。

- 功 效 主治毒虫咬伤。
- 验 证 用此方治疗蜂、蝎螫伤及毒虫咬伤患者 19 例。
- 名医点评 本方也可以在蜗牛汁中加入酒或米醋，共同捣烂如泥，敷患处。每日 1~2 次，效果同上。

偏方 9 蓍草治腹蛇咬伤

- 材 料 蓍草 60~120 克。
- 制用法 先扩创排毒，伤口周围皮肤用酒精消毒后，以牙痕为中心做纵形切开，一般深约 0.2~0.3 厘米，拔火吸毒。然后用 0.1% 高锰酸钾溶液反复冲洗，边冲洗边用双手从近心端向远心端，从四周向远心端，从四周向伤口方向挤压排毒约 10~15 分钟。再将蓍草洗净，捣汁冲服，每日 1 剂，分次服。

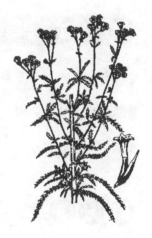

- 功 效 治疗蝮蛇咬伤患者。
- 验 证 用上药治疗蝮蛇咬伤患者 106 例，均获治愈。平均治愈时间 5.4 天。
- 名医点评 本方也可以用蓍草干品 30~60 克，每日 1 剂，水煎服。重症患者，每日可服 2 剂。同时，外敷蓍草。取蓍草适量，嚼烂或捣烂，将药渣敷于伤口周围，每日换药 1~4 次。伤口溃烂，有腐肉者，以破毒散敷于溃烂处，待腐脱新生，改用生肌散。

名医珍藏祖传偏方

误吞硬物

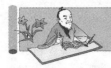

误吞硬物,是指不小心吞入了金属物、铁器,如针、金银铜锡等。根据误吞物的大小、形状和性质,会对人体造成不同的危险,如窒息等。因此,一旦误吞了硬物,一定要及时治疗。

偏方 1 蚕豆韭菜治误吞针入腹

材　料　蚕豆、韭菜各适量。

制用法　煮蚕豆同韭菜食之,针自大便便出。

功　效　治误吞针入腹。

偏方 2 虾雀贴治竹木刺入肉内不出

材　料　鲜虾、黄雀屎各适量。

制用法　上药共捣烂,敷于伤处。

功　效　用治竹木刺入肉内不出。

验　证　李某,女,21岁。被竹木刺入肉后疼痛2天均无好转,用本方后,竹木即出。

名医点评　被竹木刺入肉内后,一定要及时处理,否则时间过久易化脓生毒。

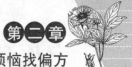

偏方 3　橄榄核化解骨鲠

材　料　橄榄核适量。

制用法　捣碎研成细粉末。饮服。

功　效　化解骨鲠。

验　证　据《本草纲目》载：一富人食鳜鱼被鲠在胸中，不上不下，痛声动邻里，半月余几死。忽遇渔人钱九，令取橄榄与食，时无此果，以核研末，急流水调服，骨遂下而愈。

名医点评　中药橄榄核，为橄榄科植物橄榄的果核。味甘、涩，性温，无毒，主治消诸鱼骨鲠，治胃痛，疝气，肠风下血。

偏方 4　大蒜塞鼻治鱼刺卡喉

材　料　紫皮大蒜1粒。

制用法　将紫皮大蒜切成2瓣，根据鼻孔的大小，用刀把2瓣大蒜都削成一头大另一头小，然后，把小的一端轻轻塞进鼻孔内，2个鼻孔都要塞大蒜，3~5分钟后，疼痛感消失。

功　效　治鱼刺、鸡骨卡喉。

名医点评　《理瀹骈文》这样形容本方："又治鱼卡喉者，用大蒜窒鼻不令透气，其骨自下。盖其气能达到也，故窒鼻亦能得效。"

偏方 5　温醋饮治细骨卡喉

材　料　醋适量。

制用法　将醋稍温后，趁热徐徐喝下。或者含一口温醋在口中，慢慢咽下即可。

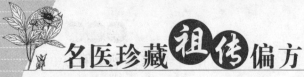

【功 效】 化解鱼刺。

【名医点评】 醋是酸性的，而骨头含有丰富的钙质，因此醋能将骨头软化。但本方仅适用于误吞细软之刺。

偏方 6　烧羊胫骨治误吞铜、金

【材 料】 羊胫骨适量。

【制用法】 烧黑，捣碎研末。每次服15克，米汤送下。

【功 效】 用治误吞铜、铁、金等金属物。

【验 证】《本草纲目·兽部》第五十卷载："汉上张某，女，七八岁，误吞金环子一双，胸膈痛不可忍，忧惶无措。一银匠炒末药三钱，米饮服之，次早随大便下。叩求其方，乃羊胫灰一物耳。"

【名医点评】 羊胫骨，也就是羊小腿上的骨头。气味甘、温、无毒。《中国药学大辞典》谓："羊胫骨，灰可以磨镜（古代铜镜）。羊头骨可以销铁，故误吞铜铁者，用之。

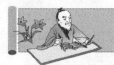

痔　疮

根据所在部位不同，痔疮分为3类：内痔、外痔、混合痔。痔疮发作时，多现肛门坠痛或痔核红肿剧痛，或便时出血，兼有便秘、溲赤、唇干咽燥等热象。本病病因多由秉积湿热、嗜食炙煿、辛辣之品，或过饮酒浆而致湿热内蕴，而湿热瘀滞即可导致痔疮的发作。

本病中医诊断为"痔疮"。因外感风湿，内蕴热毒，湿热下注肛门，或脾

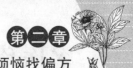

第二章 外科——伤痛烦恼找偏方

虚气陷，或久坐久立、负重、便秘等，使气血瘀滞于肛门所致。以肛门齿线以上发生静脉曲张团块，表面覆以黏膜，常有便血、痔核脱出、便秘等为主要表现的痔病类的疾病。

偏方 1　无花果煎汤治痔疮

材　料　无花果 10～20 颗。

制用法　将上药加水 2000 毫升放在砂锅内煎汤。于晚上睡前 30 分钟，熏洗肛门 1 次，连续 7 次为 1 个疗程。不愈，可再继续 1 个疗程即愈。

功　效　治痔疮。

验　证　用本药治疗痔疮患者 77 例，均获痊愈。一般无不良反应。无 1 例复发。

名医点评　如没有无花果，也可用其根叶代替。使用本方时，须禁用酒类、酸、辣等刺激物，以免减低药效。

偏方 2　枯矾艾叶熏洗治痔疮

材　料　枯矾、威灵仙、干地龙各 15 克，陈艾叶 15～30 克。

制用法　将上药加水浓煎，连渣倒入盆内，趁热熏洗肛门，冷却后再洗患处，每次约 30 分钟，每日上、下午各熏洗 1 次，连用 6 天为 1 个疗程。

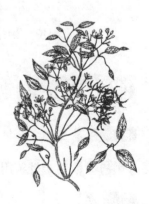

功　效　主治痔疮。

验　证　用此方治疗外痔患者 18 例，内痔患者 5 例，混合痔患者 9 例，患者大部分有合并

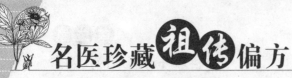

炎症溃疡。一般治疗1~2个疗程即可获得痊愈，效果满意。

名医点评 痔疮患者还应做一些适当的运动，加强局部的功能锻炼。如肛门收缩运动，又称"提肛"，也就是自我调整括约肌。具体方法是收缩、放松肛门，一收一放，每次50下，约3分钟，每日1~2次，随时随地都可做。

偏方 3 蛋黄油治痔疮

材 料 新鲜鸡蛋3~5个。

制用法 取新鲜鸡蛋3~5个，煮熟后剥去蛋壳，蛋清，将蛋黄放入锅中炒，直至炒出油为止，降温后将油抽入注射器，再注入患者肛门，每日3次，7~10日可痊愈。

功 效 对内外痔均有效。

验 证 用此方治疗痔疮24例，治疗前均有局部出血、溃疡和瘙痒。其中治愈23例（经用药3~5次后便血停止，疼痛消失，红肿消退，溃疡面愈合，瘙痒消失），总有效率为95.8%。好转1例。

名医点评 蛋黄油可选取鸡蛋、鸭蛋、鹅蛋的蛋黄为原料，可制成鸡子油、鸡卵油等。若没有注射器，也可将油直接涂敷痔核表面。每次用1~2滴，早晚各1次。如是内痔则将其蘸油棉签涂塞肛内痔核部位。治疗肛裂时，每天早晚各1次。

偏方 4 红糖金针菜治痔疮

材 料 红糖、金针菜各120克。

制用法 将金针菜用水2碗煎至1碗，和入红糖。温服，每日1次。

功 效 活血消肿。对痔疮初起可以消散，对较重症有减轻痛苦之功。

076

验 证 上述3方经临床验证，疗效确切。

名医点评 金针菜俗称黄花菜，原名萱草，因其含苞待放时花蕾细长而像金针，所以称其为金针菜。食用金针菜可辅助治疗痔疮，特别是长期出血的痔疮患者食用金针菜甜汤药有比较好的疗效。

偏方 5 南瓜子熏法治内痔

材 料 南瓜子1000克。

制用法 加水煎煮。趁热熏肛门，每日最少2次，连熏数天即愈。熏药期间禁食鱼类发物。

功 效 用治内痔。

名医点评 南瓜子既可以药用治疗痔疮出血，也可以外敷来治疗内痔。南瓜子含丰富的蛋白质、胡萝卜素、维生素B_1、维生素B_2、维生素C，南瓜子氨酸和脂肪油（为亚麻仁油酸、油酸等的甘油酯）等成分。

偏方 6 苦参夏枯草茶治痔疮便血

材 料 苦参、夏枯草各50克，川楝子10克。

制用法 水煎服，并时时代茶饮。

功 效 用治痔疮，大便艰难，出血，有时脱肛。

验 证 李某，男，30余岁。患内痔，刺痛难忍，大便艰难，肛门已发红肿，起红色如米粒样，疼痛。服本方3剂，稍微好转，后续以当茶饮，服10余剂而愈，再未复发。经治50多例，全部治愈，但有3例复发。

名医点评 本方也可用苦参、川椒、青蒿、祁艾各25克，加水煮沸20~30分钟。晾凉后熏洗患处，每日3次，一般2~3天即可好转。

偏方 7 田螺冰片汁治痔疮

材料 大田螺1个，冰片5克。

制用法 去掉田螺盖后，将冰片放入田螺中，冰片会逐渐溶解。等待约5分钟后，将流出的田螺汁水直接涂在肛门上就可以了。早晚各涂1次。7天左右就能看到效果。

功效 主治痔疮。

名医点评 田螺以水田为家。中医认为，田螺"禀水土之阴气，其汁大寒"，能清热除湿。而冰片有止痛作用，两者合一，能轻松治疗痔疮。

偏方 8 炭烧茄子治内痔

材料 茄子适量。

制用法 茄子切片，烧成炭，研成细末。每日服3次，每次10克，连服10天。

功效 清热止血。适用于内痔。

验证 本方屡用效佳。

名医点评 茄子为茄科植物茄的果实，有清热、和血、止痛、消肿的功效。尤其适用于肠风下血、热毒疮痈、皮肤溃疡等症。

偏方 9 蒲公英治痔疮

材料 蒲公英全草50~100克（鲜品100~200克）。

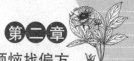

第二章 外科——伤痛烦恼找偏方

制用法 水煎服,每日1剂。如用于止血,须先炒至微黄色。内痔嵌顿、内栓外痔及炎性痔须配合水煎熏洗。

功　效 止血,消肿,除痛。主治痔疮。

验　证 李某,男,40岁。反复便血伴痔核脱出近8年。症见肛门环形痔核脱出,不能回纳,有2处出血点。使用本方,1天后血止,渗出物减少,痔核可回纳。3天后症状消失。随访半年,未见复发。

名医点评 蒲公英对热毒所致的乳痈肿痛、疔疮有较好的治疗效果。如单独使用,还可配合其他清热解毒药,如银花、地丁草、赤芍、连翘等,治疗效果加倍。

疝 气

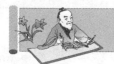

现代医学认为,疝气是由腹腔内脏器连同腹膜壁层,经腹壁薄弱区或孔隙,向体表突出所形成。中医所称之"疝",除包括上述疾病外,还包括部分以疼痛为主要表现的睾丸、阴囊的疾病。

偏方1 荔枝核疗法治疝气

材　料 荔枝核、大茴香各等份,黄酒适量。

制用法 将荔枝核炒黑,大茴香炒焦,捣碎,研末。每服5克,以温酒送下。

功　效 解郁止痛。用治小肠疝气致阴囊肿胀、偏坠、疼痛。

名医点评《本草纲目》记载道:"荔枝核治疝气痛,妇人血气刺痛。"又云:"荔枝核入厥阴行散滞气,其实结而核肖睾丸,故治疝卵肿,有述类象形之义。"

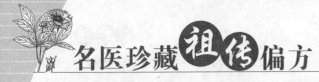

偏方 2　丝瓜陈皮汤治疝气

材　料　干老丝瓜1个,陈皮10克。

制用法　丝瓜焙干,研细,陈皮研细。2味混合,开水送服,每服10克,日服2次。

功　效　理疝消肿。用治小肠疝气致睾丸肿痛。

名医点评　中医认为,丝瓜味甘、性凉,入肝、胃经,有清暑凉血、解毒通便、祛风化痰、润肌美容、通经络、行血脉、下乳汁、调理月经不顺等功效,还能用于治疗热病身热烦渴、痰喘咳嗽、肠风痔漏、崩漏、带下、血淋、疔疮痈肿、理疝消肿等病症。

偏方 3　小茴香炒鸡蛋治疝气

材　料　小茴香25克,鸡蛋2个,精盐、黄酒各适量。

制用法　小茴香加精盐炒至焦黄色,研末,然后以鸡蛋拌和煎炒。每晚睡前与温黄酒同食,每日1剂,连吃4剂为1个疗程,数日后再服用。

功　效　理气,消肿。用治小肠疝气。

名医点评　小茴香味辛、性温,具有散寒止痛、和胃理气的功效。小茴香不仅有抗溃疡、镇痛、性激素样作用等,而且茴香油还有不同程度的抗菌作用。还能治疗多种常见病,如溃疡病属虚寒者,胃脘、脘腹部胀痛,痛经,睾丸鞘膜积液,寒疝睾丸偏坠疼痛等。

偏方 4　姜汁治疝气

材　料　鲜生姜适量。

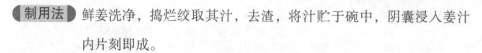

- **制用法** 鲜姜洗净，捣烂绞取其汁，去渣，将汁贮于碗中，阴囊浸入姜汁内片刻即成。
- **功　效** 解肌散寒。用治疝气。
- **验　证** 张某患疝气多年，病发时卧床数日，经用此方浸泡阴囊，囊际微觉若针刺，即渐收缩，小如常人，黄汁悉从毛孔吸入无余，数年无患，由此永告脱离矣。
- **名医点评** 若是小儿患有疝气，1岁以前都有自愈的可能。也可以使用疝气带治疗。松紧要得当，以包块儿不掉下来为准，太紧则会影响孩子发育。另外，还应尽量减少孩子哭闹、咳嗽、便秘等增加腹压的情况发生。

偏方 5　黑豆治疝气

- **材　料** 黑豆约5~6大碗。
- **制用法** 将黑豆分为2等份，用清水洗净，其中1份趁湿置于锅中，小火翻炒，时时洒以清水，片刻后，锅中即蒸汽飞腾。立刻将炒好的黑豆趁热包扎于黑色布中，马上给患者使用，包扎时不可太紧，使黑豆在包中有转动余地。
- **功　效** 用于治疗疝气胀痛。
- **名医点评** 治疗时以日落时候较适当，患者卧于床上（室不可通风），脱去下衣覆大被，将热豆布包置于生殖器官之周围，慢慢移动而烫之，如温度降低，应马上再换新炒热之黑豆包，继续加烫，如此反复约十数次，待患者全身出汗，疝疾可好。

偏方 6　荞麦川乌酒治疝气

- **材　料** 荞麦面100克，生川乌15克，白胡椒9克，白酒适量。

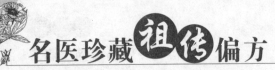

【制用法】 将生川乌、白胡椒研成细末,同荞麦面用白酒拌成泥状,包扎在脚心处。连用1周,每日换药1次。体虚者禁用。

【功 效】 祛风湿,散寒,止痛。用治疝气。

【验 证】 本方屡用效佳。

【名医点评】 使用川乌配置酒时,应该使用制透的川乌,才能减少毒性。川乌对胃的刺激大,且有一定毒性,如果服用过程中出现口舌发麻感,最好换用他方。

偏方 7 精盐治疝气

【材 料】 精盐、醋各适量。

【制用法】 精盐一撮,炒热。醋调涂到患处,上以艾绒搓成黄豆大,燃火灸之。

【功 效】 散寒,止痛。用于治疗小儿疝气。

【名医点评】 疝气患者应注意休息,当坠下时,应用手轻轻将疝气推回腹腔。另外,还应尽量减少奔跑与久立、久蹲,适时注意平躺。

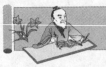

阑尾炎

阑尾炎包括急性阑尾炎和慢性阑尾炎。急性阑尾炎是阑尾腔阻塞和细菌侵入阑尾壁所致的急性炎症,居各种急腹症的首位。多见于青壮年,约半数见于20岁左右。急性阑尾炎症状常易与内科、妇科、儿科及外科一些疾病混淆，必须详细辨别。慢性阑尾炎可因急性阑尾病变未治愈，经反复发作而成，或因阑尾多种不同性质的慢性病理变化引起的一些症状和体征。发作时表现为阑尾炎的临床特点，不发作时，可无任何症状和体征出现。

本病中医属于"肠痈"范畴。中医对其病因、病机及辨证治疗方面均有详细论述。目前临床将本病分为气血瘀滞、湿热蕴结、热毒壅盛等证型。

偏方 1 大田螺治阑尾炎

材　料　大田螺、荞麦面各适量。

制用法　大田螺去壳，将其肉捣成烂泥，用荞麦面拌成糊，再捣和。摊于布上贴在腹上阑尾部，每日换药2次。

功　效　清热解毒。用治阑尾炎。

名医点评　中医认为，田螺味甘、咸，性寒，具有清热利水、解毒消痈的功效。无论是内服还是外用都可治疗多种疾病。

偏方 2 葫芦子治阑尾炎

材　料　葫芦子、大血藤、繁缕各50克。

制用法　水煎。分早晚2次服。

功　效　润肠消炎。用治阑尾炎。

名医点评　阑尾炎患者术后2~3天，如肛门排气，则提示肠道功能开始恢复，才可少量进食流质饮食。5~6天后，可进食少量半流质饮食，期间要求清淡富有营养。术后10天，才能适当食入肉类，但一定要煮烂并避免油腻。

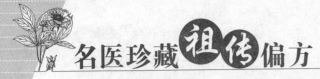

偏方 3　鲜姜芋头泥治阑尾炎

材料　鲜姜、鲜芋头、面粉各适量。

制用法　先将姜和芋头去粗皮，洗净，捣烂为泥，再加适量面粉调匀。外敷患处，每日换药1次，每次敷3小时。

功效　散瘀定痛。用治急性阑尾炎及痈。

名医点评　如患者发现有阑尾炎迹象，不可用热水袋敷痛处。因为热水袋的热力透入腹内，只会使病情加剧。

偏方 4　三黄栀子汤治阑尾炎

材料　金银花31克，黄连、黄芩、黄柏各25克，栀子、川芎、连翘各19克，大黄13克，当归6克。

制用法　用适量水煎取1碗，分4次服，每隔4小时服用1次。

功效　本方配合针灸阑兰穴，对阑尾炎有神奇疗效。

名医点评　栀子主要是清火药物。具有泻火除烦、清热利湿、凉血解毒的功效。主要用于阑尾炎患者热病心烦，郁闷，躁扰不宁，肝胆湿热郁结。

偏方 5　败酱草治阑尾炎

材料　败酱草30克，鬼针草60克，田基黄、灯笼草各30克。

制用法　鲜品洗净切碎，开水炖服，每日1剂。

功效　尤其适于慢性阑尾炎。

名医点评　阑尾炎患者在日常生活中应预防感染，如肠道寄生虫等。避免饮食不节和进食后剧烈运动。养成规律的排便习惯。

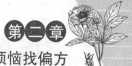

第二章 外科——伤痛烦恼找偏方

偏方 6　马鞭草治阑尾炎

材　料　马鞭草、甜酒各适量。

制用法　马鞭草研细末，每次10克，加甜酒、开水兑服，每日2～3次。

功　效　适用于急性阑尾炎。

名医点评　马鞭草具有清热解毒、截疟杀虫、利水消肿、通经散瘀等功效。因此可以用来治疗阑尾炎。

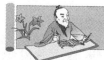

颈淋巴结核

颈淋巴结核是发生于颈部由结核杆菌感染所引起的淋巴结慢性炎症。该症常累及多个淋巴结，出现于颈部一侧或两侧，颌下或胸锁乳突肌的前后缘和肌肉深面是好发部位。临床表现，初期淋巴结肿大，变硬，可孤立活动。随着病程进展，病变淋巴结肿大，与周围组织粘连或相互粘连成团。后期亦可坏死，形成脓肿，或破溃成慢性溃疡或窦道，流出干枯样稀薄脓液。肿大、破溃的淋巴结一般不红不痛，故又称寒性脓肿。本病多见于壮年。中医学称为"瘰疬"，俗称"鼠疮"。常因肺肾阴虚、气血两亏、肝气郁滞、炎热互结而起病。

偏方 1　红糖蝌蚪水治颈淋巴结核

材　料　蝌蚪15克，红糖适量。

制用法　将蝌蚪捣烂成泥，对入红糖开水煨。初起者服1次，已溃者3～4次可愈。

085

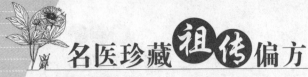

功效 清热解毒。用治淋巴结核。

名医点评 患者应该多注意休息，避免劳累，保持愉快的心情，加强营养。多食各种新鲜蔬菜、水果、核桃、花生、肉、鸡蛋、奶、豆制品等。

偏方 2　蜗牛炖猪肉治颈淋巴结核

材料 鲜蜗牛肉100克（干品减半），猪瘦肉150克，精盐、酱油各少许。

制用法 蜗牛洗净，用沸水烫死，以针挑出蜗牛肉，再洗，然后同猪肉共炖。饮汤食肉。

功效 养阴清热，消肿解毒。适用于治淋巴结核、慢性淋巴结炎。

名医点评 蜗牛肉味咸，性寒。能清热解毒、镇惊、消肿。蜗牛煲猪瘦肉有养阴清热、消肿解毒之功，能辅助治疗颈淋巴腺结核、慢性颈淋巴腺炎等症。

偏方 3　猫眼草治颈淋巴结核

材料 猫眼草5000克。

制用法 熬为膏敷患处。

功效 用于治疗破溃型颈淋巴结核。

名医点评 猫眼草又名耳叶大戟、细叶猫眼草。具有利尿消肿、拔毒止痒等功效。用于四肢浮肿、小便不利、疟疾。外用治颈淋巴结核、疮癣瘙痒。

偏方 4　泽漆茯苓治颈淋巴结核

材料 鲜泽漆40克（干品减半），土茯苓、黄精各30克，连翘、山楂各

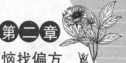

15克，枳壳12克，甘草3克。

制用法 诸药纳陶罐内，清水浸泡1小时，煮沸10分钟，取汁200毫升，煎3次，将药液混匀，分3次温服，每日1剂，连服1~2个月，一般可愈，不愈再服。服药期间加强营养。

功效 解毒散结，行气和胃。用于治疗瘰疬（颈淋巴结核）。

名医点评 要安排好生活起居，早睡早起，不从事重体力劳动，防止过度疲劳，加强营养，多吃新鲜的鱼、肉、鸡蛋、牛奶、水果、蔬菜等，忌吸烟、酗酒，忌食辛辣食品。

偏方 5 海带汤治颈淋巴结核

材料 海带1000克。

制用法 水煮。饮汤，尽量服用。

功效 消痰软坚。用治颈淋巴结核。

验证 一妇人起一瘰疬，大如小橘。其人亦甚强壮无他病，俾煮海带汤，日日饮之，半月之间，用海带2斤而愈。本品对甲状腺囊肿、高血压均有较好疗效。

名医点评 海带味咸，性寒。从海带的大叶藻中提出的一种成分，对结核菌有抑制作用。因此具有软坚散结、消痰，利水的功效。

偏方 6 蜜甘草治颈淋巴结核

材料 甘草、蜂蜜各适量。

制用法 每次取适量甘草粉碎，加蜂蜜调成糊状。涂在淋巴结核疙瘩上，并用纱布包好，每2天更换1次，几周后疙瘩自消。

功效 和中缓急，清热解毒。

【验　证】甘某某，男，32岁，患淋巴结核，经多方治疗，效果不佳，后用上方痊愈。

【名医点评】甘草益气养阴，扶正祛邪。在颈淋巴结核还未破溃时可用甘草敷治，有和中缓急，清热解毒之功效。

偏方 7　白果石灰膏治颈淋巴结核

【材　料】石灰、白果各适量。

【制用法】石灰火煅为末，以白果肉捣烂调匀或加蜂蜜调亦可。外敷患处，每日1次。

【功　效】主治颈淋巴结结核。

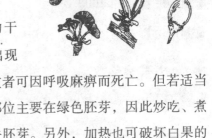

【名医点评】白果即银杏，是一种有毒的干果，一次多食会引起中毒，出现腹痛、吐泻、发热症状，严重者可因呼吸麻痹而死亡。但若适当食用，则可治病。白果有毒部位主要在绿色胚芽，因此炒吃、煮熟食用或做菜食用最好要拔去胚芽。另外，加热也可破坏白果的毒性成分。每次食用量不超过15克（去壳后）。

偏方 8　烟叶酒治颈淋巴结核

【材　料】烟叶500克，黄酒1500毫升。

【制用法】煎汁，成油状液体，外涂患处，每日2次。

【功　效】主治颈淋巴结结核。

【名医点评】在治疗淋巴结炎的同时，一定不要忽视对原发病的处理。应及时治疗病灶牙、口腔溃疡、上呼吸道感染、扁桃体炎等引起淋巴结炎的疾病，以阻止致病菌对淋巴结的侵袭。

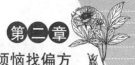

脉管炎

栓闭塞性脉管炎是一种慢性全身性血管疾患，多发生于青壮年，以男性为多，是一种动静脉的周期性、节段性炎症病变。属中医"脱疽"范畴。临床表现以下肢肢端疼痛或间歇性跛行，足背动脉搏动减弱或消失，足趾持续变冷，皮肤苍白或青紫，甚至出现干性坏死为主要表现。

偏方 1　猪蹄毛冬青治脉管炎

材　料　猪蹄1只，毛冬青根150克，鸡血藤、丹参各50克。

制用法　加水共煮至蹄烂，去药渣。吃肉饮汤。

功　效　活血通脉。用治血栓闭塞性脉管炎。

名医点评　脉管炎患者由于腿部供血不足，皮肤抵抗力下降，易于感染。清洁、干燥的足部不易被细菌侵袭。而足部一旦出现外伤，则伤口缠绵不愈，合并感染。

偏方 2　蜗牛泥治脉管炎

材　料　活蜗牛适量。

制用法　将活蜗牛洗净，连同壳捣烂如泥状。敷于溃烂面上，以湿纱布盖之，每日换药1次。

功　效　通经活络，祛腐生肌。用治血栓闭塞性脉管炎。

验　证　王某用此法，敷后半日，疼痛逐渐减轻，只觉局部有收引牵扯拉样轻痛及痒感。隔日换药1次，共敷6次，疼痛消失，腐肉全部脱落。肉芽新生，嫩皮渐长，未溃处肿消，肤色逐渐正常。半月后溃疡愈合，行走不需拐杖。3个月后双下肢粗细相等，动脉恢复搏动，行走无跛行，体质恢复。至今已4年未发。

名医点评 好的蜗牛药材，应该是干燥的蜗牛。全体已缩入螺壳内。螺壳直径约1厘米，外面灰褐色，有光泽，质脆易碎。破碎后，内部为乳白色。以完整不破碎、干净无泥者为佳。

偏方 3 鹿角膏治脉管炎

材料 鹿角胶（鹿角煎熬浓缩而成的胶物）15克，熟地50克，肉桂5克，麻黄2克，白芥子10克，姜炭2克，生甘草5克。

制用法 水煎服。每日1剂。

功效 补肾虚，强骨髓。用治血栓闭塞性脉管炎、阻疽。

名医点评 鹿角胶具有滋补肝肾，添精止血的功效。可用于治疗虚劳羸弱、腰膝酸痛、夜梦遗精、崩漏带下等症。近年来研究发现鹿角胶有增加白细胞、治疗大脑水肿等作用。

偏方 4 蟾蜍丸治脉管炎

材料 蟾蜍（蚧蛤蟆）适量。

制用法 活蟾蜍去肠杂洗净，入锅煮烂去骨，和面粉做成丸药。不拘分量，可随时服用。

功效 清热行湿，解毒杀虫。用治血栓闭塞性脉管炎。

名医点评 据医学分析，蟾蜍含有蟾蜍毒素、精氨酸等物质，以及有强心作用的甾体类，临床应用非常广泛，有强心、利尿、兴奋呼吸、消肿开窍、解毒攻坚、麻醉止痛等功效。

偏方 5　金银花甘草治脉管炎

材　料　金银花30克,当归20克,黄芪30克,甘草5克。

制用法　水煎2次,早、晚分服,每日1剂。

功　效　治疗脉管炎。

验　证　苗某某,男,52岁。左趾寒冷疼痛1月有余,每晚或行走时疼痛加重。足背脉搏和足跟后动脉触不到,局部呈暗红色。被诊断为血栓闭塞性脉管炎。用本方治疗30天,诸症消失,足背动脉搏动明显。改为2日1剂,再进15剂愈。

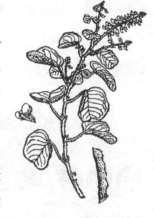

名医点评　脉管炎的饮食原则就是属冷性的食物最好不要吃,脉管炎本身就是属于一种寒症。能让血管强烈收缩的食物不能吃,当然烟酒也都是要戒的。

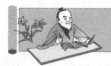

泌尿系结石

泌尿系结石包括肾结石、输尿管结石和膀胱结石。患者可突然发生肾绞痛,出现腰部阵发性剧烈绞痛,疼痛沿同侧输尿管向膀胱、会阴以及大腿两侧放射,可伴有面色苍白、恶心、呕吐、冒冷汗等症状。绞痛间歇期,可出现肉眼血尿。随小便会排出结石,大多数结石要在X线检查时才可见到。本病属于中医学中"砂淋""石淋"等范畴。多为湿热蕴结下焦,尿液受湿热煎熬,尿中浊质逐渐凝结成石所致。

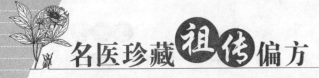

偏方 1　鸡内金治泌尿系结石

材料　鸡内金1个。

制用法　将鸡内金晒干，捣碎，研末，白水送服。每日早晚1次，可连续服用。

功效　化石通淋。用治尿路结石、胆结石，对小便淋沥、尿道刺痛亦有疗效。

名医点评　鸡内金性平，味甘。归脾、胃、小肠、膀胱经，长于健脾消积、通淋化石。临床证明，鸡内金通淋化石以生用为好，炒制后则健脾消积作用较强。

偏方 2　丝瓜苗治泌尿系结石

材料　丝瓜苗梢、蜂蜜各60克。

制用法　将丝瓜苗梢捣烂，过滤取汁，加蜂蜜和匀、顿服，如服后结石不出，可以在4小时后再按前次份量服下，如仍不出可再服。此药极为寒凉，体质虚寒者忌用。

功效　通淋解毒。适用于尿路结石。

名医点评　尿路结石患者吃太多糖，不但有碍治疗，还会促进尿结石进一步形成。实践证明，服糖后尿中的钙离子浓度、草酸及尿的酸度均会增加。钙和草酸均可促进结石形成。因此，患有肾、输尿管和膀胱结石的患者不宜多吃糖。

偏方 3　桃仁治泌尿系结石

材料　核桃仁、冰糖各150克，香油适量。

制用法 将核桃仁用香油炸酥，捞出，然后和冰糖共研细，再以香油调为糊状，此为1剂。成人早晚分2次服完，儿童分9份，每天3次。

功 效 溶解结石。用治泌尿道结石，对其他结石也有疗效。

名医点评 胡桃仁味甘性温，不仅能温补命门，固气涩精，又能补气养血。在《海上集验方》中有用此单味药治石淋的记载。

偏方 4 黄鱼耳石汤治泌尿系结石

材 料 黄鱼耳石（即黄花鱼的鱼脑石）、甘草各适量。

制用法 将鱼耳石研碎成末。每服5克，每日3次，甘草煎汤送服。

功 效 下石淋，利小火。用治肾结石、膀胱结石、胆结石。

名医点评 黄鱼耳石是指黄花鱼鱼头中的两颗坚硬石头。学名称为"耳石"。中药里叫做鱼脑石，有化石、通淋、消炎的功效。可以治疗石淋、小便不利、中耳炎、鼻炎、脑漏疾病。

偏方 5 硝石散治泌尿系结石

材 料 火硝6克，滑石18克。

制用法 在铁器上置一张纸，把硝倒在纸上，不让其接触铁器，放在文火上炒黄。炒黄的火硝与滑石置入药煲中，加水一大碗，煎煮10分钟，倒出药汁服用，每天1剂，每天服2次，连续服用至尿石排出为止。

功 效 治结石有神效。

验 证 谢某,患尿石症数年,给予上方治疗。连服5剂,排下尿石数颗,小的呈黄豆大小;大的一颗长2.3厘米,中端直径为0.7厘米,呈枣核状,一面呈红颗粒糙面。尿石排出后,病告痊愈,至今未见复发。

名医点评 患者多饮水以稀释尿液,使结石易于排出。每天进水量当不少于3000毫升。注意饮食忌口。根据不同种类的结石和尿液的酸度决定饮食范围。

脑震荡

脑震荡后遗症,多因跌坠、撞击颅脑受伤3个月后仍后遗头痛、头晕、失眠、健忘,或耳鸣、耳眩等一群综合征,且无颅脑器质性损伤。在临床上较为常见。

偏方 1 乌龟头黄瓜子治脑震荡

材 料 乌龟头1个,黄瓜子9克,黄酒适量。

制用法 将乌龟头用干燥箱干燥,黄瓜子晒干,同研为细末。分3次服,黄酒送下。5个乌龟头为1剂,轻症服2剂后,症状消失;重症服4剂后,病情减轻,连服五六剂可愈。

功 效 安神定志。用治脑震荡后遗症,症见头昏、头痛、健忘、失眠、注意力涣散等。

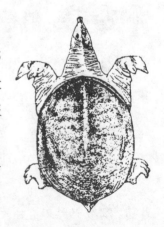

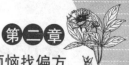

验 证 据《家庭医生》杂志介绍，本方效果奇佳。

名医点评 脑震荡会引起一系列后遗症，如头痛，头晕，头部不适，记忆力减退，情绪不稳定，注意力涣散，易疲劳，失眠，多梦等。中医认为本病治疗时应以温通气血、健脑宁神为原则。

偏方 2 当归防风治脑震荡

材 料 全当归、防风、羌活各20克，制南星、全蝎、桃仁、红花、川芎、蔓荆子、钩藤各15克，槟榔、琥珀、三七各6克。

制用法 每日1剂，水煎。分早、中、晚3次服。5剂为1个疗程。

功 效 治脑震荡。

验 证 用本方治疗脑震荡患者79例，经用药1～3个疗程后，其中，治愈者76例，显效者2例，无效者1例。

名医点评 历代医家把当归视为补血活血佳品，素有"血家百病此方通"之称。因其补血养血之功，被誉为补血第一要药，尤其适用于脑震荡所引起的头晕目眩、心悸失眠等症。

偏方 3 猪脑麻杞治脑震荡

材 料 猪脑1具，天麻15克（切片），枸杞子25克。

制用法 猪脑去筋膜，洗净，同天麻、枸杞子共放入碗内，加水少许蒸熟。吃脑饮汤。

功 效 养血，祛风，安神。用治脑震荡后遗症。

验 证 牛某，女，43岁，用上方后，脑震荡后遗症消失。

名医点评 脑震荡患者应忌食油腻食物，因为食后可引起脾胃运化的失常，导致病情加重。另外，辛辣食物如辣椒、辣油、芥末、韭菜等也应该忌食。

偏方 4 钩藤三七治脑震荡

材料 丹参30~45克，红花6克，茯神、骨碎补、续断、白菊花各12克，钩藤（后下）18克，甘草、三七（冲）各3克。

制用法 若头痛甚者，加血竭、元胡，或加地龙、蜈蚣；若头晕甚者，加生石决明、蒺藜；若耳鸣者，加磁石；若失眠甚者，加珍珠母、酸枣仁、生龙齿等；若神志恍惚者，加琥珀、生铁落、朱砂（冲）；若恶心呕吐者，加代赭石、麦芽等。

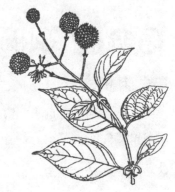

功效 将上药水煎，每日1剂，分2次服。

验证 用上药治疗脑震荡后遗症患者16例，其中，症状全部消失者11例，症状减轻者4例，无效者1例。

名医点评 钩藤性寒味甘，可清热平肝，镇痉熄风。因含钩藤碱和异钩藤碱，故有兴奋呼吸中枢，扩张周围血管，降低血压的作用。但煮沸超过20分钟，降压成分即被部分破坏，故煎药宜后下。

偏方 5 鲜花生叶治脑震荡

材料 鲜花生叶50克。

制用法 加水煎汤。服下。

功效 镇静安神。适用于脑震荡后遗症。

名医点评 本方若用鲜花生叶数枚，水煎代茶，睡前饮用也能起到镇定作用。干花生叶也可。

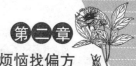

冻伤

冻伤是人体受低温侵袭后发生的损伤。临床上，分为冻疮、局部冻伤和全身冻伤（又称冻僵）三种。虽然三种冻伤在表现上不尽相同，但都是因为感受邪气，耗伤阴气以致气血运行不畅，气血瘀滞而成。

偏方1　热敷萝卜皮治冻伤

材料　白萝卜适量。

制用法　白萝卜洗净，切大厚片，放于小火边烤，当萝卜皮开始冒气（50℃左右）时，便将皮敷在患处，待一片冷了以后换另外一片，至皮肤发红为止。每天1次，至痊愈为止。

功效　治早期冻伤。

名医点评　在用热萝卜擦患处时，注意不要用力，以免擦伤皮肤。此方法不适用于冻伤已破损者。

偏方2　花生皮碎末治冻伤

材料　花生皮、醋、樟脑、酒精各适量。

制用法　先将花生皮炒黄，研碎，过筛成粉末，每50克加醋100毫升调成糊状，放入樟脑粉1克、酒精少许调匀。将厚一层药敷于患处，用纱布包好固定，一般轻症2～3天可愈。

功效　活血，消肿。用治冻伤初起局部红肿发痒未溃烂者。

【验 证】 治疗128例,其中119例1周内即愈;余9例好转,用至第2周痊愈。

【名医点评】 中医认为花生的功效是调和脾胃,补血止血,降压降脂。花生衣则含有丰富的营养成分,并有止血、散瘀、消肿的功效,临床上有广泛的应用。

偏方 3　干辣椒粉治冻伤

【材　料】 干辣椒、凡士林各适量。

【制用法】 将晾干的干辣椒研磨成碎末,加入适量凡士林搅拌,使之呈糊状,擦拭患处,并用纱布轻轻覆在其外,隔6~8小时更换1次。

【功　效】 治轻度冻伤。

【名医点评】 本方也可以取辣椒秆500克,放在铁锅中熬煮,然后取其液擦患处,每晚1次,擦5~7天。同样能达到以上效果。

偏方 4　蜜冻方治冻伤

【材　料】 花椒、干姜各6克,铅丹、樟脑各15克,蜂蜜适量。

【制用法】 先将花椒、干姜研成细末,再同铅丹、樟脑共研匀后,以蜂蜜适量调成软膏,瓶贮备用。每日早晚各取药膏适量涂擦患处,持续擦用数日即可痊愈。

【功　效】 治冻伤。

【名医点评】 红丹即四氧化三铅,又名铅丹。常温时为鲜红色粉末。与油类相调和后,涂在铁器上,可防止生锈。但由于其中含铅,易造成铅中毒,故应慎用。

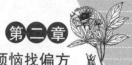

偏方 5 甘草桂枝治冻伤

材 料 生甘草30克，桂枝15克。

制用法 2味药投入暖水瓶中，加入沸开水，灌满为度，2小时后即可使用。于晚临睡前半小时倒入脸盆内，先熏洗后泡洗患处，致水温下降后取出，用干净毛巾拭干。重者中午加洗1次，轻者每晚熏洗1次。1剂药可重复加水使用2次，3剂为1个疗程。

功 效 温通经脉，振奋气血。主治Ⅰ度、Ⅱ度冻伤。

验 证 王某，男，19岁。手足痛痒，彻夜难眠。翌日双手背红肿，有水疱，双脚亦刺痛不适。经冻疮膏治疗无效。来诊时见双手背弥漫性肿胀，色红，并散见数个浆液性水疱。双脚拇趾和小趾在趾跖骨交界处及附近脚背处红肿，有压痛。诊断：双手、足Ⅰ~Ⅱ度冻伤。用上法熏洗1次后，夜间即可安静入睡，3剂而愈。

名医点评 甘草入药已有悠久历史。早在两千多年前，《神农本草经》就将其列为药之上乘。南朝医学家陶弘景将甘草尊为"国老"，并言："此草最为众药之王，经方少有不用者。"而生甘草主要用于咽喉肿痛，痛疽疮疡等。

偏方 6 桂枝肉桂治冻疮

材 料 桂枝、肉桂、当归各12克，防风、白芷、八角茴香、小茴香各10克，荆芥、羌活、独活、川芎、丁香各8克，樟脑、红花各5克。

制用法 将上药研细末，浸泡于400毫升的高度白酒中，密封瓶口，3天后即可使用，用时将药液摇匀，用棉签蘸药液涂于冻疮处。

功 效 温经散寒，活血通络，除湿止痛痒。主治Ⅰ度（红斑型冻伤）、Ⅱ度（水泡型冻伤）冻疮。

验证 用此方治疗冻疮179例，均涂搽1次即止痛痒。其中涂搽1次冻疮消失者118例，涂搽2次冻疮消失者22例，涂搽3次冻疮消失者25例，涂搽3次以上冻疮未消但不再发展者14例。

名医点评 孕妇及Ⅲ度冻疮破溃者应慎用本方。

偏方 7 涂擦萝卜治冻疮

材料 白萝卜（胡萝卜）1根。

制用法 将萝卜洗净，切大厚片，烘烤热。临睡前涂擦患处，至皮肤发红为止，连续至愈。

功效 化滞散瘀，活血消肿。用治冻疮（皮肤红肿未溃者）。

名医点评 用萝卜煮水洗脚，治疗轻度冻疮的效果也很好。

偏方 8 热醋方治冻疮

材料 食醋适量。

制用法 将食醋烧热。趁温用毛巾或纱布浸醋湿敷，每日3次，每次20～30分钟，连用1周即消。

功效 用治冻疮初起未溃、红肿刺痒。

验证 30例中，治疗2次治愈者3例，3次治愈者19例，4次治愈者8例。

名医点评 食醋具有散瘀消肿的功效，温水可起到促进血液循环、减轻水肿的作用。

第二章
外科——伤痛烦恼找偏方

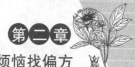

破伤风

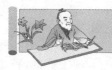

破伤风是一种由破伤风杆菌经伤口侵入机体而引起的急性特异性感染疾病。本病是风毒自创口而入，袭于肌腠筋脉，内传脏腑，筋脉拘挛，产生大量外毒素而作用于中枢神经系统。其症发前一般表现为乏力、多汗、头痛、嚼肌酸胀、烦躁，或伤口有紧张牵拉感觉；多是由头面开始，扩展到机体和四肢，临床表现为牙关紧闭，语言不清，张口困难，颈项强直，面呈苦笑，角弓反张，屈肘、半握拳、屈膝等。如稍有异物刺激，皆能引起全身性、阵发性肌肉痉挛和抽搐，以致营卫失和肌腠经脉，筋脉肌肉痉挛，有的还会出现发热、头痛、畏寒等症状。严重者可因身体衰竭、窒息或并发肺炎而危及生命。

偏方 1 老葱白治破伤风

材料 老葱白（连须，去叶不去皮）500克，黑扁豆45克，棉子90克，高粱酒75毫升。

制用法 棉子炒焦至酱紫色，碾碎，过筛去壳；葱白加水四五碗，煎成汤；酒温热；黑扁豆放大铁勺内炒，先冒白烟，后冒青烟至90%炒焦时离火。把温高粱酒倒入铁勺，过滤，留酱紫色酒液。把棉子粉与酱紫色酒液混合，加适量葱汤搅如稀饭样，灌服，服后盖被发汗。连服2天。

功效 发表，通阳，解毒。用治破伤风。

验证 据《食物疗法精萃》转载《全国中草药新医疗法展览会技术资料

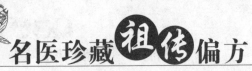

选编》介绍,用本方共治62例,有效56例。多数服1剂见效。

名医点评 老葱白是指比较老的葱的根茎部分。在服用本方期间忌食腥冷食物。

偏方 2　黄芪当归煎治破伤风

材　料 黄芪、当归、生地、僵蚕、钩藤(后下)、大贝母各15克,白芍25克,制白附子7.5克,全蝎粉(分2次吞服)、制南星各5克,甘草10克。

制用法 每日1剂,水煎服,并配合针刺、耳针。取穴:颈椎、胸椎、腰椎区,体针人中、地仓、颊车、合谷、足三里、丰隆、三阴交,均用补法,留针20分钟。

功　效 活血通脉,清热化痰。主治破伤风。

验　证 用本方治疗破伤风患者10例,用药3～7剂,其中治愈9例,有效率为90％。

名医点评 黄芪是补气健脾、益气固表的中药,当归既能活血又能养血,还可行气,两药搭配,尤其适合治疗破伤风体虚者。

偏方 3　鸡矢白饮治破伤风

材　料 鸡矢白(白鸡屎)3～9克,烧酒适量。

制用法 以烧酒冲服。每日2次,可视病情加量,小儿用量酌减。

功　效 治破伤风。

验　证 某患者因伐木被树枝刺破手背,2～3日后伤口愈合,但出现发热、口噤、牙关紧闭、全身痉挛、面呈苦笑状,急予本方9克,烧酒冲服汗出而愈。另2例均因碰伤指头,出现破伤风症状,用

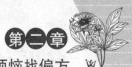

本方 3 克，酒送服取汗而愈。

名医点评 鸡矢白，也就是家鸡粪便上的白色部分。味甘、咸，性凉。具有利水、泄热、祛风、解毒等作用。服用本方一般以出汗后，诸症即减。

偏方 4 河蟹饮治破伤风

材 料 大河蟹 1 个，黄酒适量。

制用法 大河蟹去壳，捣烂。用黄酒冲服，出微汗。

功 效 清热，散风。用治破伤风。

名医点评 河蟹又名淡水蟹、螃蟹等。河蟹味咸，性寒，有小毒。具有通经络、散瘀血、续筋接骨等功效。但服用期间，禁吃柿子。因为柿中含鞣酸，蟹肉富含蛋白，二者相遇，凝固为鞣酸蛋白，容易使食物滞留于肠内发酵，引发呕吐、腹痛、腹泻等食物中毒现象。

偏方 5 鱼鳔散治破伤风

材 料 鱼鳔胶 10~15 克，黄酒 120 克。

制用法 将鱼鳔胶用线捆扎数周，用草燃烧，烧焦后，放土地上晾干，研末。用黄酒煎开冲服，见汗即愈。

功 效 祛风邪，消肿毒。用治破伤风。

验 证 据《中医食用效方》介绍治疗病例：赵某，男，40 岁。因足碰伤致痉挛抽搐，不能行动，手足不遂，曾去两家医院均不收治，后用上方 4 剂痊愈。

名医点评 鱼鳔胶是中医传统应用的名贵药品。鱼鳔胶，味甘、咸，性平，无毒。《饮膳正要》记载："与酒化服之，消破伤风。"

103

颈椎病

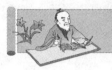

颈椎病是一种颈椎椎间盘变性退化、颈椎骨质增生引起的综合征,该病由颈椎管先天狭窄,即可压迫周围的脊髓、神经根、血管等,而形成颈椎病。以外伤、咽喉炎、劳损及姿势异常为其诱因。发病时常伴有头颈肩部疼痛、上肢麻木、肌肉无力、眩晕、猛然昏倒,压迫交感神经可产生头晕、眼花、耳鸣、心律不齐、步履蹒跚、汗出异常,压迫食道可引起吞咽困难等症状。

偏方 1　全当归三七治颈椎病

材料　全当归、三七、红花各等量,黄酒适量。

制用法　将上药研为极细末,过 120 目筛后,装瓶备用。用时,每次服 3 克,用黄酒或温开水送服。本方也可做成胶囊吞服,每粒重 0.5 克,每服 4~5 粒。每日 3 次。10 天为 1 个疗程。

功效　主治颈椎病。

名医点评　三七味甘、微苦,性温。可入肝经和胃经,具有化瘀止血、活血止痛作用。

偏方 2　桂枝葛根汤治颈椎病

材料　桂枝、白芍各 18 克,甘草 12 克,葛根 25~40 克,生姜 6 克,大枣 6 枚。

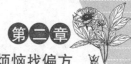

第二章 外科——伤痛烦恼找偏方

制用法 水煎服。每天 1 剂，20 天为 1 个疗程。

功　效 祛风散寒，解肌舒筋，温经舒血。适用于颈椎病。

名医点评 桂枝加葛根汤出自《伤寒论》。即桂枝汤调整用量加葛根而成。仲景治"项背强"都用葛根，现代药理研究证实葛根能扩张脑血管、缓解血管痉挛；桂枝能扩张血管、调整血液循环，使血液流向体表。本方在饭前温服，服后加盖衣被取微汗效佳。服药期间，禁食生冷、肉类，孕妇慎服。

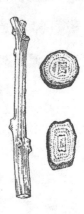

偏方 3　生草乌金花治颈椎病

材　料 生草乌、细辛各 10 克，洋金花 6 克，冰片 16 克，50% 酒精 500 毫升。

制用法 先将前 3 味药研末，用 50% 酒精 300 毫升浸入，冰片另用 50% 酒精 200 毫升浸入。每日搅拌 1 次，约 1 周后全部溶化，滤净去渣，将二药液和匀，用有色玻璃瓶贮藏。每次用棉球蘸药液少许涂痛处或放痛处片刻，痛止取下。每天 2~3 次。

功　效 祛风散寒，通络止痛。用治颈椎、腰椎及足跟骨质增生，老年骨关节炎疼痛等。

名医点评 颈椎病患者在饮食方面，还应以富含钙、蛋白质、维生素 B 族、维生素 C 和维生素 E 的饮食为主。注意改变生活习惯，避免长时间低头工作，多做颈部的活动。

偏方 4　全蝎蜈蚣饮治颈椎病

材　料 全蝎 9 克，蜈蚣 2 条，鹿含草 30 克，乌蛇、当归、川芎、自然铜各 15 克。

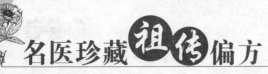

制用法 将上药水煎,分2次口服,每日1剂。

功效 适用于颈椎病。

验证 用上药治疗颈椎综合征患者19例,其中症状完全消失或基本消失11例,主要症状显著改善5例,服药15剂以上症状无明显改善者3例。服药最少者15剂,最多者60剂,平均36剂。

名医点评 若上肢麻木疼痛较重者,加桑枝;若颈部强直疼痛重者,加葛根;若眩晕、昏仆者,加地龙、钩藤、泽泻;若气候剧变时症状加重者,加汉防己、秦艽。

偏方 5 姜黄蜂蜜敷治颈椎病

材料 鲜山药片、姜黄片各7片,蜂蜜少许。

制用法 鲜山药片、姜黄片一起用石臼捣成糊状,再用蜂蜜少许调匀。每天晚上敷颈椎疼痛处2个小时,若没有不适可以时间长点,连敷10天左右。

功效 适用于颈椎病、血瘀、头痛、头晕等病患者。

名医点评 本方也可用老姜泡在纯白酒中,3天后擦患处。每日4次,每次3分钟,一般连续20天左右可见效。

骨质增生

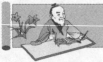

骨质增生是40岁以上中年人出现的不同程度、不同部位的骨组织增生性病变。该病是由于人到中年以后体质虚弱,骨质退行性变,加之长期

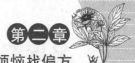

第二章 外科——伤痛烦恼找偏方

站立、行走或长时间的持于某种姿势，肌肉牵拉或撕脱出血，血肿肌化，致骨边缘形成刺状或唇样的骨质增生。其疼痛部位一般为腰椎、胸椎和颈椎，表现为腰痛，严重时腰伸不直，腰痛难忍，翻身与站立都困难，而且会伴有头晕、头痛、颈部活动不便，有僵硬感觉等。

偏方 1 白芍木瓜治骨质增生

- **材　料**：白芍30克，木瓜、当归、威灵仙各15克，甘草、五加皮各6克。
- **制用法**：每日1剂，水煎服，早晚分服。
- **功　效**：温补肾阳，通络止痛。主治骨质增生症。
- **验　证**：用此方治疗患者50例，临床症状消失者40例，好转10例，有效率100%。

偏方 2 复方当归酒

- **材　料**：川红花、制何首乌各55克，当归、小血藤各80克，白酒1000毫升。
- **制用法**：将药材饮片加白酒，按冷浸法浸渍10天后即成。每次服10毫升，最大剂量不能超过20毫升，每日早晚各服1次。
- **功　效**：活血化瘀，镇痛。主治骨质增生疼痛。
- **验　证**：用此方治疗患者127例，治愈者105例，显效者12例，无效者10例。

偏方 3 外用蜈蚣白芷治骨质增生

- **材　料**：蜈蚣10条，白僵蚕、白芷、全蝎、生川乌、生草乌各50克，白酒适量。

制用法 将上药共研为极细末,装入瓶内备用。用时,取适量药粉加白酒调成糊状,外敷于骨质增生处。每日换药1次,至痊愈为止。

功 效 祛风止痒,通络止痛。适用于骨质增生。

验 证 用本方治疗骨质增生患者121例,经换药5～8次后,其中,治愈者116例,显效者4例,无效者1例。愈后经1～2年追访,均未见复发。

名医点评 骨质增生要避免长期剧烈运动,长期过度剧烈的运动是诱发骨质增生的基本原因之一。长期剧烈的运动可使骨骼及周围软组织过度受力不均,从而导致骨质增生。

偏方 4 白花蛇威灵仙治骨质增生

材 料 白花蛇(学名银环蛇)4条,威灵仙72克,当归、土鳖虫、血竭、透骨草、防风各36克。

制用法 将上药共研为细末,过筛,装瓶备用。用时,每服3克,每日服2次,开水送服。以上药物为1个月的剂量。

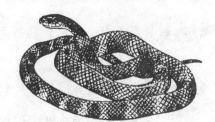

功 效 适用于骨质增生。

验 证 用上药治疗骨质增生患者,一般服药1个月后症状即消失。典型1例,连续服本方1个月后,疼痛消失,恢复井下劳动,随访未见复发。

名医点评 威灵仙味辛、咸,性温,归膀胱经。属于药用植物,其根茎入药,具有祛风除湿、通络止痛的功效。用于风湿痹痛、肢体麻木、筋脉拘挛、屈伸不利、骨哽咽喉等疾病。

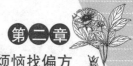

偏方 5 老醋川芎末治骨质增生

材料 川芎末6~9克，山西老陈醋适量，药用凡士林少许。

制用法 将川芎末加老陈醋调成浓稠糊状，然后混入少许药用凡士林调匀。随即将配好的药膏涂抹在患者增生部位，涂好后盖上一层塑料薄膜再贴上纱布，用宽胶布将纱布四周封固。2天换药1次，10次为1个疗程。

功效 适用于骨质增生。

验证 经临床治疗各种不同部位的骨质增生症20多例，疗效满意，特别对颈椎及脚跟骨质增生症疗效更理想。

名医点评 此法不宜过早揭去贴敷药物，除个别有刺痒、起密集丘疹可揭去敷药外，其他每敷一次时间至少应保持1天不掉落，否则影响疗效。

偏方 6 韭菜炒虾仁治骨质增生

材料 韭菜150克，鲜虾仁200克，精盐、味精各适量。

制用法 按常法烹制菜肴食用。每日1剂。

功效 温补肾阳。用治肾阳虚型骨质增生，证见面色㿠白，手足不温，腰酸肢麻，下肢无力，尿频，便溏，月经不调，舌淡胖，苔薄白，脉沉弱。

名医点评 需要注意的是，韭菜不易消化，一次不能吃太多。心烦、颧骨潮红、口干不想喝水、舌红少苔、易盗汗的人要少吃，易过敏的人也不宜吃。

坐骨神经痛

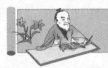

坐骨神经痛是指坐骨神经分布区域，即腰、臀部、大腿后外侧和足外侧的疼痛症状群。本病多见于男性青壮年，以单侧性为多，疼痛自腰部向一侧背部及大腿后面、腘窝、小腿外侧和足背放射，呈烧灼样或刀割样疼痛，在持续性基础上有发作性增剧，夜间更甚，咳嗽、喷嚏、用力排便时疼痛加剧。本病属于中医学的"痹症""腰痛"等病的范畴，多由于感受风、寒、湿、热之邪，流注经络，气血凝滞而致。此病常以祛风、散寒、清热、化湿、通行经络、活血化瘀诸法治疗。

偏方 1　独活宣木瓜汤治坐骨神经痛

材料：全当归15克，嫩桂枝10克，酒杭芍10克，北细辛3克，小木通10克，川牛膝12克，香独活10克，宣木瓜10克，生甘草3克，干地龙10克，全蝎5克，川蜈蚣3条，防己10克，川断15克。

制用法：水煎服，每日1剂，日服2次。

功效：散寒利湿，祛风通络。用治坐骨神经痛。

名医点评：患者应做好日常生活中的保健和保养，例如晚饭后多散步，平常多运动等。这些对于患者的恢复均有很好的帮助。

偏方 2　附芍羊肉汤治坐骨神经痛

材料：制附片15克，白芍10克，甘草6克，羊肉30克，姜10克，葱15克，精盐4克。

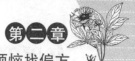

第二章 外科——伤痛烦恼找偏方

制用法 制附片洗净，去杂质；羊肉用沸水氽烫去血水，炖煮1小时；白芍、甘草润透切片，羊肉切块；姜拍松，葱切段。将羊肉块放在炖锅内，加入制附片、白芍片、甘草片、姜、葱段、精盐，注入水1000毫升。将炖锅置大火上加热，煮沸后，用小火煮50分钟即成。每日1次，吃羊肉、喝汤。

功效 温补肾阳，镇痉止挛。用于坐骨神经痛患者，对下肢寒冷抽搐者有明显疗效。

名医点评 经常手脚冰冷的患者，也可以将方中的羊肉换做其他温热食物，如桂圆、大枣、栗子、蜂蜜、狗肉、鲍鱼等。

偏方 3　鸡血藤治坐骨神经痛

材料 鸡血藤、芒硝各15～20克，桂枝、柴胡、大黄各10～15克，黄芩10～12克。

制用法 将上药水煎，分2次服，每日1剂。

功效 用上药治疗坐骨神经痛患者13例，其中痊愈11例，好转2例。

名医点评 若风偏盛，兼腰背疼痛、游走不定者，加防风10～15克，独活10～15克；若湿偏盛，兼肿胀沉重者，加防己10～12克，薏米15～20克；若痰偏盛，兼形体肥胖，肢体麻胀者，加制南星5～10克，白芥子10～12克；若寒偏盛，兼恶寒肢冷者，加制川乌5～10克，北细辛2～3克；若热偏盛，口苦便秘者，重用大黄15～20克，芒硝15～20克；若瘀偏盛，痛有定处，舌有瘀点者，重用鸡血藤30～60克。

偏方 4　黄芪白芍治坐骨神经痛

材料 生黄芪50克，白芍、元胡、木瓜、全当归、桂枝各20克，赤芍、牛膝、鸡血藤、威灵仙、路路通各15克，地鳖虫、全蝎各10克，

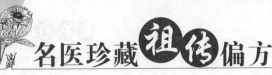

生甘草5克。

制用法 将上药水煎，每日1剂，分早、中、晚口服。10天为1个疗程。

功效 用本方治疗坐骨神经痛患者161例，经服药20~30天后，其中，治愈者152例，显效者4例，有效者3例，无效者2例。

名医点评 白芍养血柔肝，缓中止痛，敛阴收汗。治胸腹胁肋疼痛，泻痢腹痛，自汗盗汗，阴虚发热，月经不调，崩漏，带下。

偏方 5 鲍鱼壳治坐骨神经痛

材料 鲍鱼壳（即石决明）、蛇蜕、苏薄荷各15克，黄酒适量。

制用法 将前3味放入碗内，倒入黄酒，加盖蒸约30分钟。每日服饮1次。

功效 熄风，清热，定痛。治坐骨神经痛。

名医点评 鲍鱼壳是我国医药史上应用很早的中医药材，名叫石决明，有明目除热、平肝、潜阳、通淋之效，主治肝阻上亢、头目眩晕、青盲内障、吐血、失眠等症，还能外治溃疡、金疮。

第三章

五官科——面子问题,偏方搞定

夜盲症

夜盲症俗称"雀蒙眼"，在夜间或光线昏暗的环境下视物不清，行动困难，称为夜盲症。主要为脾胃虚弱及命门火衰所致。脾胃虚弱的夜盲，多见于小儿，伴有腹大、面黄肌瘦、头发稀疏、白天视力正常而夜间或光线暗弱处则不能见物等症状。命门火衰者，初则夜盲，视力逐渐下降，并伴有头晕无力、畏寒怕冷、进食不香、遗精阳痿、苔白、细无力等症状。

偏方1 豨莶草治夜盲症

材料 豨莶草适量，猪肝（或鸡肝）15克。

制用法 将豨莶草焙干研细末，每天服3克与猪肝共蒸服。

功效 治疗夜盲症。

验证 此方治疗夜盲症20余例，一般轻症服3次，重症服7次即愈。

名医点评 豨莶草能祛风湿，通经络，利关节。生用性寒，善清热解毒，化湿热，又用治急性黄疸型肝炎、夜盲症亦有较好疗效。

偏方2 红番薯叶羊肝治夜盲症

材料 红番薯叶150~200克，羊肝200克。

制用法 红番薯叶洗净，切碎，羊肝切片，加水同煮。食肝饮汤，连服3日，每日1次。

功效 补肝养血，清热明目。用治夜盲症。

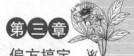

第三章 五官科——面子问题，偏方搞定

【名医点评】 虽然夜盲症很多时候是由缺乏维他命造成的，但维他命的补充一定要在医生的指导下进行，过量服用，有可能会引起维他命中毒现象。

偏方 3 鸡肝大米粥治夜盲症

【材 料】 鸡肝2副，大米100克，精盐少许。

【制用法】 按常法煮作粥。早晚分次服之。

【功 效】 补肝，养血，明目。用治眼花、夜盲症或老人两目昏花。

【名医点评】 本方也可以用鸡肝2～3副，草决明10～12克煎汤服用，效果同上。

偏方 4 芜菁菜子治夜盲症

【材 料】 芜菁菜子（又名大头菜子）、烧酒、蜂蜜各适量。

【制用法】 将芜菁菜子用酒浸泡1夜，取出后蒸20分钟，然后晒干，研末，炼蜜为丸，如黄豆大。每服10克，用米粥汤送下，每日2次。

【功 效】 清热利湿，明目解毒。用治青盲眼障、夜盲、疳眼、角膜云翳。

【名医点评】 芜菁，别名蔓菁、大头菜。富含维生素A、叶酸、维生素C、维生素K和钙。久服可延年、明目，夜间可看书。

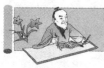

过敏性鼻炎

过敏性鼻炎是发生于鼻部的Ⅰ型变态反应。临床特征为反复发作性鼻痒、喷嚏、流大量清涕，以及发作时鼻黏膜苍白，呈季节性或常年性发作。

115

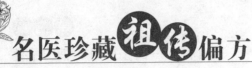

可发于任何年龄，但以青少年多见，发病率高。中医称本病为"鼻鼽"，基本病机为肺脾肾虚，正气不足，卫外无力，风寒外凑，致营卫失和，正邪交争，津液失固。

偏方 1 红霉素软膏治过敏性鼻炎

材料 红霉素膏1只。

制用法 把鼻子冲洗干净，然后在棉签上涂满红霉素眼膏，再将棉签放入鼻孔内轻轻涂擦，并转动棉签，使整个鼻腔壁都有药膏。

功效 适用于鼻炎兼见鼻塞等症。

名医点评 还可以直接取几段葱白，捣烂，放几小团指甲盖大小的药棉浸葱汁，然后用棉签沾淡盐水清洁鼻孔，再将浸了葱汁的棉花团塞入鼻孔内，保持数分钟后，再更换新的棉花团。每次如此塞30分钟~1小时，每天2~3次即可。

偏方 2 玉米须烟治过敏性鼻炎

材料 玉米须适量。

制用法 玉米须晒干，用纸卷成烟卷，或放在烟斗点，当烟吸。每日5~7次，每次1~2烟斗。

功效 主治过敏性鼻炎。

名医点评 吸烟前先将鼻腔清理干净。也可以将玉米须晒干，点燃，用鼻吸烟。

偏方 3 苍耳子甘草煎治过敏性鼻炎

材料 黄芪20克，白术10克，苍耳子9克，防风、辛夷各6克，炙甘

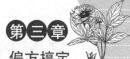

第三章 五官科——面子问题，偏方搞定

草5克。

制用法 每日1剂，水煎服。

功 效 祛风通窍。

验 证 此方治疗过敏性鼻炎130例，痊愈47例，好转65例，无效18例。总有效率为86.5%。

名医点评 苍耳子为辛温之品，加油煎炸炮制后，辛温之性更甚，因此还可适用于外感风寒型慢性鼻炎。但苍耳子具有毒性，因此用量不宜过大。

偏方 4 滴香油治过敏性鼻炎

材 料 食用香油。

制用法 每天3~5次，每次5滴左右，滴入鼻内。

功 效 治过敏性鼻炎。

名医点评 鼻塞严重时不要滴，可变换一下体位，待鼻子通气后再滴，滴前将鼻涕擤干净。持之以恒，必定见效。

偏方 5 白术防风汤治过敏性鼻炎

材 料 黄芪20克，白术10克，苍耳子9克。防风、辛夷花各6克，炙甘草5克。

制用法 每日1剂，水煎服。

功 效 用治卫表不固，外邪易侵所致之过敏性鼻炎。

名医点评 本方若头痛者，加白芷5克，蔓荆子9克。

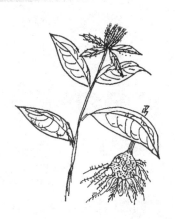

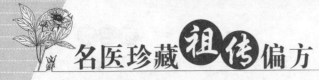

偏方 6　牡丹液治过敏性鼻炎

材料 牡丹皮100克。

制用法 上药加水1000毫升,煮沸15分钟,并将牡丹皮吸收的水分用纱布挤出,过滤后,每晚服50毫升,10天为1个疗程。

功效 清热凉血,活血行瘀,祛风。适用于过敏性鼻炎。

验证 屡用效佳。

名医点评 由于牡丹皮性寒味苦,故本方对阳亢型的过敏性鼻炎患者疗效极佳,而对气不固表的虚寒过敏性鼻炎患者疗效欠佳。

偏方 7　当归芍药治过敏性鼻炎

材料 当归、赤芍、生地、苍耳子各15克,川芎、红花、桃仁各12克,黄芪、白术、防风、辛夷各10克。

制用法 每日1剂,水煎服。

功效 活血凉血,宣通鼻窍。主治过敏性鼻炎。

名医点评 鼻塞重、喷嚏频、涕呈水样者,加麻黄6克,细辛3克;脓涕量多者,加黄芩、丹皮各10克;脾虚纳呆者,加茯苓、山药各12克,炒扁豆10克;肾虚者,加女贞子12克,五味子10克;鼻痒者,加荆芥、蝉衣各10克。

偏方 8　双豆汤治过敏性鼻炎

材料 绿豆15克,淡豆豉20克,防风15克,生甘草10克,石菖蒲15克,辛夷10克,细辛3克。

制用法 水煎。日服1剂。

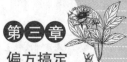

功 效 散寒除浊，开达肺窍。用治过敏性鼻炎。

名医点评 日常生活中，鼻过敏者要避开过敏原，如春夏或初秋时的花粉，家中尘螨、毛毯或动物皮屑等。患者还可以用热水热敷鼻局部及额面部，或用电吹风局部加温也可以改善局部的血液循环，以达到治疗目的。

鼻出血

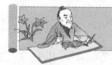

鼻出血是一种症状。鼻腔的血管很丰富，当鼻外伤、挖鼻、用力擤鼻涕时，使鼻黏膜及鼻窦的血管扩张、充血，或黏膜糜烂引起出血，鼻黏膜干燥、鼻部肿瘤或异物等就可导致鼻出血，除此之外，某些全身性疾病也可引起鼻出血，如心脏病、高血压、动脉硬化、血小板减少性紫癜、再生障碍性贫血、血友病、白血病、维生素K缺乏、流感、麻疹、传染性肝炎、小儿高热、女性月经不调、代偿性月经（倒经）等，均可引起鼻出血，严重者血出如涌、血色鲜红。本病中医称"鼻衄"。外感内伤的多种疾病均可引起，是由病邪入鼻中脉络而致。

偏方 1 瘦肉枇杷叶治鼻出血

材 料 枇杷叶30克，猪瘦肉150克。

制用法 取枇杷叶30克，去毛，切成适当小片，与猪瘦肉150克切成小块，加水共炖，待肉熟后吃肉喝汤，连服10天。

功 效 主治鼻出血。

验 证 赵某某，男，21岁，有时晚上流鼻血，醒来后枕头上一片血渍。到医院检查说是克氏区血管糜烂，止血海绵也塞过，出血时顶用，过一段时间又出血。使用本方10余天，半年未复发。

名医点评 枇杷不仅果肉可入药，其核、叶、根也有药用价值。枇杷叶含枇杷皂素碱，有良好的清肺和胃、降气化痰、止血止呕之功效。

偏方 2 鱼鳔治鼻出血

材 料 鱼鳔60克。

制用法 将鱼鳔放锅内，加水适量，用小火炖，并时时搅拌，防止粘底。待鱼鳔全部炖化后，分2次服下，每日1剂。治疗期间忌食生冷食物。

验 证 王某，女，18岁。左侧鼻孔出血，用上方3剂而愈。

名医点评 中医学认为，鱼鳔味甘，性平，具有养血止血、补肾固精的功能。鱼鳔不仅是筵席上的名菜，并且还有滋补和药用价值。具有补肾、润肺、滋肝、止血功用。

偏方 3 猪蹄茜草汤治鼻出血

材 料 猪蹄1只，茜草50克，大枣10枚。

制用法 先煮猪蹄至八成熟，下茜草及枣共煮。日饮汤2次。

功 效 补益气血。用治便血及鼻出血。

名医点评 茜草，别名蒨草、血见愁、地苏木、活血丹等。茜草苦凉，入肝经血分，既能凉血止血以治吐血、衄血、便血及崩漏等症，又能行血化瘀以治痛经。因其有活血化瘀之功，故用于止血。

偏方 4　西瓜藤治鼻出血

材　料　西瓜藤100克。

制用法　烧焦，研末，每次10～15克，每日3次，温开水送服。

功　效　主治鼻出血。

名医点评　现代医学研究认为，西瓜有治疗肾炎、降低血压的功能。西瓜藤和叶焙干研末冲服可治疗急慢性鼻窦炎、止血。

偏方 5　鲜韭菜根治鼻出血

材　料　鲜韭菜根30克（干品15克），红糖10克。

制用法　韭菜根去掉泥土后（切勿洗、泡），加水250毫升，煎至100毫升，加红糖即可。分2次服。

功　效　主治鼻出血。

名医点评　韭菜中的挥发性成分及硫化合物有扩张血管、降低血脂的作用。韭菜的叶、根、子入药，其作用各有侧重。叶和根有散瘀活血、止血止泻、助肝通络等功效。

偏方 6　敷大蒜泥治鼻出血

材　料　大蒜1头。

制用法　蒜去皮，捣烂如泥。左侧鼻腔流血者，将蒜泥敷于右足底心（即涌泉穴位）；右侧流血，敷于左足底心。敷1小时即止。

功　效　止血。主治鼻出血。

验　证　郭某，鼻中隔左右克氏区出血，使用此方1小时血止，1个月内未复发。

名医点评 大蒜归肺经，将大蒜捣烂后敷在涌泉穴，可引火归原。因此本方主要适用于肺阴虚引起的流鼻血。

偏方 7　石膏知母散治鼻出血

材　料 生石膏30克，知母、麦冬各15克，黄芩、牛膝各12克。

制用法 将以上5味共研细末，备用；用时取药末适量，用凉开水调和成糊状，备用。敷于脐部，然后用消毒纱布覆盖，再用胶布固定，隔日换药1次。

功　效 清泄肺胃，止血生津。适用于鼻出血，症见血色鲜红，鼻干口渴，烦躁便秘，舌红苔黄，脉数。

名医点评 本方还可以直接将石膏煅热为末后，吹入鼻中。另外，还可选用冷敷法，即冷毛巾敷鼻的方法也可达到止血功效。

鼻息肉

鼻息肉为鼻部常见病，是由于极度水肿的鼻腔鼻窦黏膜在重力作用下逐渐下垂而形成。多数认为慢性感染和变态反应是致病的可能原因。近年发现与阿司匹林耐受不良、内源性哮喘等全身性疾病有密切联系。临床表现：

（1）持续性鼻塞，嗅觉减退，闭塞性鼻音，睡眠打鼾和张口呼吸。

第三章 五官科——面子问题，偏方搞定

(2) 可有流涕、头痛、耳鸣、耳闷和听力减退。

(3) 黏液性息肉颇似剥皮葡萄状或鲜荔枝肉状，表现光滑半透明，呈粉红色，有细带多来自中鼻道，触之柔软活动。

(4) 出血性息肉（较少）表面光滑，充血，触之软而易出血。

(5) 纤维性息肉呈灰白色，表面光滑，触之较实不易出血。

(6) 多发性息肉常来自筛窦，单个息肉多从上颌窦内长出，坠入后鼻孔称后鼻孔息肉。

(7) 鼻息肉增多变大，若长期不予治疗，可致鼻背增宽形成"蛙鼻"。

偏方 1 枯矾粉治鼻息肉

材 料 枯矾适量。

制用法 枯矾研成极细粉末。用前先将患处用硼酸水或温盐水洗净，然后用适量的枯矾粉，撒布于消毒棉花上塞入鼻腔内。每天如法换药1次。

功 效 祛腐生肌。用治鼻息肉。按上法用药两三天后，息肉即萎缩消失或脱落。

名医点评 枯矾，又名煅白矾。《别录》："除固热在骨髓，去鼻中息肉。"

偏方 2 鲜藕节化瘀治鼻息肉

材 料 鲜藕节（带藕节须）。

制用法 将藕节洗净，焙干，研成细末。用细管将药吹入鼻内，每日2~3次。

功 效 去瘀生新。用治鼻息肉。

名医点评 藕具有很大的药用功效。李时珍曾在《本草纲目》中赞藕："夫藕生于卑污，而洁白自若。质柔而穿坚，居下而有节。孔窍玲

珑，丝纶内隐。生于嫩而发为茎、叶、花、实，又复生芽，以续生生之脉。四时可食，令人心欢，可谓灵根矣。"

偏方 3　苍术石榴皮治鼻息肉

材　料　苍术、白芷、石榴皮、乌梅各10克。

制用法　用厚纸做一漏斗，待药煎煮沸后，将纸漏斗的大口罩在煎药器的上口，使之不漏气，漏斗小口的直径4厘米大小，靠紧鼻孔部，闭口用鼻呼吸，将蒸汽从鼻腔吸入，每次蒸吸半小时，每剂每日吸2次，连续蒸吸1~2个月，将会达到预期的疗效。

功　效　燥湿收敛。适用于鼻息肉。

名医点评　苍术化痰散结，石榴皮酸涩收敛。四药合用熏鼻，具有除痰散结，消化息肉之效。

偏方 4　桃红四物汤治鼻息肉

材　料　桃仁、红花、当归、白芷、生地黄、辛夷各9克，川芎18克，夏枯草15克，牡蛎30克，生甘草5克。

制用法　将上药以水煎煮，取药汁。每日1剂，分2次服用。4剂为1个疗程。

功　效　行气活血，化痰散结。适用于鼻息肉。

名医点评　桃仁润肠通便，止咳平喘，治疗肠燥便秘、咳喘等。红花性温，辛散温通，又能化斑消肿，治痈肿疮毒、脱疽、斑疹。

第三章
五官科——面子问题，偏方搞定

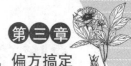

结膜炎

结膜炎多具有传染性，本病一般无剧烈疼痛，仅有异物感、烧灼感、刺痛感，还可能有不同程度的畏光流泪。中医称之为"暴风客热""天行赤眼"等，认为多因风热毒邪侵犯白睛所致。治以疏解外邪，清热解毒为主。

偏方 1　三草汤治结膜炎

材料　金钱草、夏枯草、龙胆草各30克，菊花100克。

制用法　每日1剂，将前3药水煎成500毫升，分早、晚2次服。另用菊花煎水500毫升，每晚熏洗患眼。

功效　清热解毒，凉血散瘀。治结膜炎。

验证　此方治疗急性结膜炎90例，一般用药3天即痊愈。

名医点评　也可将本方中的三草煎药液，先取1碗，熏蒸患眼。待温度适合后，再用干净手帕蘸药液擦洗患眼，每日2~3次；余药倒入浴盆中，加入温水少许，浸泡双足，每日2次，每次10~30分钟，连续2~3天。效果同上。

偏方 2　青鱼胆粉治结膜炎

材料　青鱼胆适量。

制用法　将青鱼胆阴干，研碎过筛取极细粉末。点于眼角上，早、晚各1次。

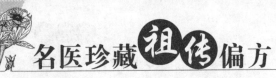

功效 清热除翳。用治目赤障翳。

名医点评 青鱼胆虽然可以入药，但最好不要食用。因为胆汁毒素不易被热和乙醇（酒精）所破坏。因此，无论生吞、熟食或用酒送服，超过2.5克，就可中毒，甚至死亡。

偏方 3 蛋白敷治结膜炎

材料 鸡蛋1个。

制用法 鸡蛋煮熟去皮，蛋黄不用。趁热将蛋白敷于洗干净的患眼眼皮上，以纱布固定，次晨打开弃除蛋白。连用3天。

功效 清热消炎。用治结膜炎。

名医点评 结膜炎患者应该习惯常用温水和肥皂洗手；不与他人共用眼水或眼膏；眼睛红肿时，不宜配戴隐形眼镜，不宜眼部化妆。

偏方 4 芒硝菊花洗治结膜炎

材料 当归6克，芒硝10克，明矾6克，花椒9克，大黄15克，菊花10克。

制用法 水煎2次，入碗中，以毛巾将碗围之以保温，患者睁目俯碗上，乘热蒸目洗目，每次不少于半小时，多则更好，不热可加温，日洗3次。

功效 清热散风，消肿止痛。用治急慢性结膜炎、各种红眼及眼睑炎。

名医点评 本方也可以用玄明粉和鸡蛋清调匀，搽太阳穴可治疗急性结膜炎。或用玄明粉加水配制成1%的药液洗眼治结膜炎（玄明粉为芒硝风化后的产物，别名风化硝）。

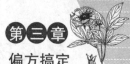

偏方 5　合欢花蒸猪肝治结膜炎

材　料　合欢花10克，猪肝150克，精盐少许。

制用法　将合欢花用水浸泡半日，再把猪肝切片，同放入碗中，加精盐，盖上盖，隔水蒸熟。吃猪肝。

功　效　清风明目，舒郁理气，养肝安神。用治结膜炎、失眠。

名医点评　合欢花，性味甘、平，入心、脾经。《本草便读》说它"能养血"。《分类药性》认为它"能清心明目"。《四川中药志》记载它有"合心志，开胃理气，消风明目，解郁，治心虚失眠"的功用。猪肝，味甘、苦，性温，入肝经。功能补肝，养血，明目。《本草再新》说它能"治肝风"。《千金·食治》记载它"主明目"。

偏方 6　蒲公英治结膜炎

材　料　鲜蒲公英500克。

制用法　水煎取水500毫升，250毫升作为内服，余下局部热敷。

功　效　清热，祛风，解毒。适用于流行性急性结膜炎。

验　证　据《老年报》反映，本方疗效理想。

名医点评　蒲公英为菊科多年生草本植物蒲公英的全草，味苦、甘，性寒，入肝、胃经，功能清热解毒，消肿散结，利湿健胃。

偏方 7　菊花治结膜炎

材　料　菊花、银花、蒙花各6克，荆芥9克，冰片0.5克，薄荷5克。

制用法　水煎熏洗双眼，每日3次。

功效 清热，疏风，止痒。适用于过敏性结膜炎，春季卡他性结膜炎。

验证 临床治疗结膜炎患者33例，其中25例痊愈，8例好转，总有效率达100%。

名医点评 菊花为菊科多年生草本植物，是中国传统的常用中药材之一，主要以头状花序供药用。据古籍记载，菊花味甘苦，性微寒；有散风清热、清肝明目和解毒消炎等作用。

偏方 8　黄连珍珠治结膜炎

材料 飞浮石500克，黄连22克，月石16克，轻粉15克，朱砂6克，梅片50克，珍珠3克，胡椒1粒。

制用法 上药分别研极细末，然后混合再研，以齿上无声，色泽均匀为度，装入磁瓶备用。以细玻璃棒一根，一端用冷开水打湿，粘药末少许，点于内眼角内，闭目数分钟，每日3～5次。

功效 主治急、慢性结膜炎，流泪，睑缘赤烂，沙眼，眼痒如虫行等。

验证 经临床统计，对急性结膜炎疗效100%，慢性结膜炎疗效为93%以上，过敏性眼炎疗效为100%，沙眼疗效为87%以上。

名医点评 珍珠具有安神定惊、明目去翳、解毒生肌等功效。现代研究还表明珍珠在提高人体免疫力、延缓衰老、祛斑美白、补充钙质等方面都具有独特的作用。

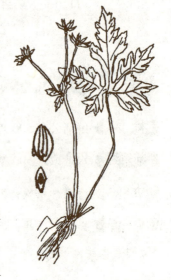

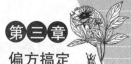

第三章
五官科——面子问题，偏方搞定

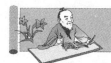

沙 眼

沙眼是由沙眼衣原体感染所引起的一种慢性传染性眼病。临床主要表现为眼睑结膜粗糙不平，形似沙粒，有发痒、流泪、怕光、疼痛、分泌物多、异物感等症状，后期可并发他病而影响视力，甚至失明。中医称本病为"椒疮"，基本病机为风湿热邪侵及眼睑，导致睑结膜血络瘀滞。

偏方 1 车前子黄连末治沙眼

材 料 车前子、黄连各30克。

制用法 上药共研细末，每次服4克，每日服3次。

功 效 清热利湿。适用于沙眼干涩隐痛者。

名医点评 车前子味甘性寒，入肾、膀胱、肝、肺经。可利水通淋、渗湿止泻、清肝明目、清热化痰，为常用药材。

偏方 2 苦瓜霜治沙眼

材 料 苦瓜1个（大而熟），芒硝15克。

制用法 将苦瓜去子留瓤，装入芒硝，悬于通风处，数日后瓜外透霜，刮取备用。每用少许点眼，早、晚各点1次。

功 效 主治沙眼。

验 证 用此方治疗沙眼12例，结果治愈8例，好转3例，无效1例。

名医点评 苦瓜是一剂良药。苦瓜以根、茎、叶、花、果实和种子供药用，性寒，味苦，入心、脾、胃经。《本草纲目》记载，苦瓜"清心明目，益气解热。"

偏方 3 谷精草决明饮治沙眼

材料 谷精草、决明子各10克，冬桑叶、菊花各6克。

制用法 水煎服，每日1剂，代茶饮。

功效 清热明目。适用于沙眼睑结膜充血明显（睑色红）者。

名医点评 《本草纲目》记载："谷精草体轻性浮，能上行阳明分野。凡治目中诸病，加而用之，甚良。明目退翳之功，似在菊花之上也。"

偏方 4 西瓜霜玄明粉治沙眼

材料 西瓜霜30克，霜桑叶、玄明粉各15克。

制用法 用2碗清水煎，水过滤澄清即成。将制成药汁放入面盆中，然后将头俯面盆上趁热先薰5~10分钟，趁温再洗3~5分钟。

功效 祛风清热。主治沙眼。

验证 用此方治疗沙眼患者11例，治愈7例，好转3例，无效1例。

名医点评 药用的桑叶一般在深秋下霜后采集，称为霜桑叶。西瓜霜为葫芦科植物西瓜的成熟果实与芒硝经加工而成的白色结晶粉末，也是一种中药。能清热解毒，消肿止痛。

偏方 5 桑盐汤治沙眼

材料 桑叶15克，青盐6克。

第三章
五官科——面子问题，偏方搞定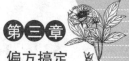

【制用法】泡水，澄清，洗眼，每日2～3次。

【功　效】治沙眼。

【名医点评】桑叶以经霜者更好。青盐，是中医用的未加工的青盐结晶粗颗粒，青盐具有温中散结、解毒止痛之功效。

偏方 6　莴苣白汁治沙眼

【材　料】莴苣适量。

【制用法】折断，取白汁，点眼。

【功　效】治沙眼。

【名医点评】在日常饮食中，莴笋就是叶酸的最好来源之一，它的茎叶中均含有大量的天然叶酸，莴笋嫩茎中的白色浆汁还具有催眠的作用。

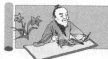

麦粒肿

　　麦粒肿又称睑腺炎，是指眼睑生小疖肿，形似麦粒，易于溃脓的一种眼病。因发病部位不同，又分内麦粒肿和外麦粒肿两种。内麦粒肿是睑板腺的发炎，外麦粒肿是睫毛毛囊或其附近皮脂腺的发炎。本病多由葡萄球菌感染所致。患者以青少年较多见。体质虚弱，或有近视、远视及不良卫生习惯者最易发病。中医学称本病为"土疖"，俗称"针眼"。本病多因过食辛辣刺激性食物，脾胃蕴热，郁久化火，或外受风热火毒，热毒上攻睑胞，使气血壅滞而成。初起因气血壅滞而成红肿，久则热盛肉腐，化脓溃破，脓出则肿痛渐解。治疗本病，红肿期应清热解毒，活血化瘀，以促进消散；化脓期应解毒排脓，以促进生肌收口。

131

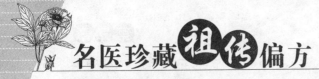

偏方 1　蓖麻生姜治麦粒肿

材　料　蓖麻仁 10 个，生姜 5 片。

制用法　将上药共捣为泥，抹手心，左眼痛抹右手心，右眼痛抹左手心，每日 3 次。

功　效　润燥化痰，清热解毒。适用于体虚红肿不退之麦粒肿。

名医点评　蓖麻具有消肿拔毒、泻下通滞的作用。本方还可以用棉签沾上一些蓖麻油，在眼睑上放置 10～12 分钟即可，效果同上。

偏方 2　桑叶菊花饮治麦粒肿

材　料　枸杞子 12 克，桑叶 10 克，菊花 12 克。

制用法　水煎后加蜂蜜冲服，每日 3 次。

功　效　祛风清热，明目。适用于麦粒肿早期。

验　证　用本方治疗麦粒肿患者 13 例，9 例痊愈，3 例好转，1 例无效。

名医点评　中医认为，桑叶性寒味甘苦，入肺、肝经，有疏散风热、清肺润燥、平抑肝阳、清肝明目、凉血止血等功效，并有助于辅治多种疾病。

偏方 3　鲜蒲公英治麦粒肿

材　料　鲜蒲公英 60 克。

制用法　上药煎水，头痛内服，第 2 煎用做敷洗患眼，每日 2 次。

功　效　清热解毒。适用于早期麦粒肿。

名医点评　使用过程中注意不要使药物进入眼中。每次一般 30 分钟，5 天 1 个疗程。如果没完全痊愈，可继续再敷 1 个疗程。

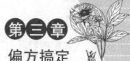

偏方 4 双花夏枯草治麦粒肿

材 料 金银花、夏枯草各30克，野菊花、蒲公英各20克。

制用法 水煎服，余药渣水煎外洗患处。

功 效 清热，泻火，解毒。适用于红肿热痛较甚者。

名医点评 夏枯草用于肝热目赤肿痛及肝阳上亢之头痛、目眩（如高血压病）。若饮水可配苦丁茶、野菊花。

偏方 5 天南星生地膏治麦粒肿

材 料 天南星、生地各等份，蜂蜜适量。

制用法 将上药共研为细末，用蜂蜜调匀即成。外敷同侧太阳穴。

功 效 主治麦粒肿。

验 证 用此方治疗麦粒肿患者40例，治愈39例。一般外敷1~4次即有效。

名医点评 若麦粒肿出现脓头，千万不要自己用针挑或用手挤压，以免炎症扩散，引起眼眶蜂窝织炎、海绵窦栓塞或败血症等，后果不堪设想。

偏方 6 草决明治麦粒肿

材 料 草决明30克。

制用法 加水1000毫升，煎至400毫升，1次服下。1日1剂，小儿酌减。

功 效 散风清热，泻火通便。用治麦粒肿。

验 证 李某，男，25岁。半年来两目反复麦粒肿，经疏风散热凉血剂、耳尖放血、脊背充血点挑治等方法治疗均无效，时愈时发。服本方1剂，头目觉爽。3剂后，眼睑水肿消退，睫毛根部红肿消失，能安睡，大便微溏。共进5剂，诸症消失，随访半年，未复发。

名医点评 决明子微苦性凉，入肝肾经。《本经》说决明子主"青盲……眼赤痛泪出"，能清肝明目，润肠通便。

偏方 7 鸭跖草治麦粒肿

材　料 鲜鸭跖草茎1段（去节）。

制用法 用手架持成45°角，置于火上燃烧上端，即可见下段有水珠泡沫液体沸出，接小杯中，稍停片刻，待汁温凉。将沸出的液体滴于眼结膜及睑缘（麦粒肿之局部肿胀处及周围），睑皮表面也可趁热涂之。每日1次。

功　效 主治麦粒肿。

名医点评 鸭跖草味苦，大寒、无毒。治水肿，脚气，小便不利，感冒，丹毒，腮腺炎，热痢，疟疾，鼻衄，尿血，血崩，白带，咽喉肿痛，痈疽疔疮。

青光眼

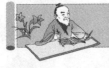

青光眼是指由于眼压增高而引起的视乳头损害和视功能障碍的一种眼病。正常眼压在10~21毫米汞柱，如在21~24毫米汞柱之间，则疑为青光眼。包括原发性青光眼（闭角型、开角型）、继发性青光眼、混浊性青光眼和先天性青光眼，中医统称为"五风内障"，基本病机为情志抑郁、气机郁结、肝胆火炽、神水积滞等所致。

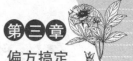

第三章
五官科——面子问题，偏方搞定

偏方 1　桃仁牛奶鸡蛋治青光眼

材　料　牛奶200毫升，鸡蛋1只，炒核桃仁10克，蜂蜜20毫升。

制用法　将炒核桃仁捣烂；鸡蛋打碎，冲入牛奶，放入核桃仁粉和蜂蜜，煮熟食用。分1~2次服，宜常服。

功　效　适用于原发性青光眼。

名医点评　牛奶有助于安眠，鸡蛋和核桃仁同样具有保护视力、延缓视力衰退、防止花眼的作用。但只能吃煮鸡蛋，且每周最多3个。

偏方 2　槟榔汤治青光眼

材　料　槟榔9~18克。

制用法　水煎服。服药后有腹痛、呕吐、恶心及轻泻等反应均属正常现象。若无轻泻应稍增加剂量。

功　效　下气破积，清热明目。用治青光眼。

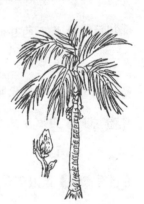

名医点评　李时珍在《本草纲目》中记载，槟榔有"下水肿，通关节，健脾调中，治心痛积聚"等诸多病症。不仅如此，槟榔还有治青光眼、眼压增高、驱虫等症的效果。

偏方 3　当归泽泻汤治青光眼

材　料　全当归15克，生熟地、泽泻、土茯苓、猪苓各12克，牛膝、赤芍、生石决明、生牡蛎、桂枝各10克，生甘草6克。

制用法　每日1剂，水煎，分2~3次口服。10剂为1个疗程。

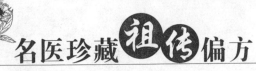

功效 主治青光眼。

验证 用此方治疗青光眼患者65例，经用药1~3个疗程后，其中痊愈50例，显效6例，无效9例。

名医点评 若头痛者，加蔓荆子、白芷各10克；若失眠者，加柏子仁、酸枣仁各10克；若大便秘结者，加生大黄（后下）、芒硝（冲服）各8克；若腹胀，食欲减退者，加鸡内金、广木香、陈皮、白术各10克。

偏方 4　芦荟青散治青光眼

材料 芦荟60克，丁香、黑丑、野菊花、决明子各50克，磁石100克。

制用法 将上药共研为极细末，过120目筛后，装入胶囊，每粒0.3克，每服3~5粒，宜早、中、晚饭后用白开水送服。

功效 主治青光眼。

验证 用本方治疗青光眼患者85例，其中痊愈60例，有效12例，无效13例。

名医点评 黑丑就是牵牛花的种子。牵牛子味苦寒有毒，入肺大小肠三经。

偏方 5　菊明汤治青光眼

材料 木贼草12克，牡蛎15克，菊花30克，石决明15克，夜明砂10克。

制用法 先把药用水浸泡30分钟，再放火上煎30分钟，每剂煎2次，将2次煎出的药液混合。每日1剂，早晚分服。

功效 用治青光眼、高血压，症见头痛或眩晕，眼痛，视力障碍，目红，便秘，舌红，脉弦数等。

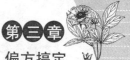

第三章 五官科——面子问题，偏方搞定

验　证　胡某，女，74岁。8个月前开始头痛、眼痛、乏力，某院诊为青光眼。服中西药物疗效不佳。症见唇红燥，舌边尖红，苔白，脉弦数。右眼已失明，连服菊明汤6剂，诸症均减。又服36剂，头痛、目痛消失。

名医点评　木贼草味苦，性平。可散风清热，清肝明目。

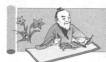

老年性白内障

白内障是常见眼病和主要致盲原因之一，其中老年性白内障是最常见的白内障。本病是在全身老化、晶体代谢功能减退的基础上由于多种因素形成的晶体疾患。近年的研究说明，遗传、紫外线、全身疾患（如高血压、糖尿病、动脉硬化）、营养状况等因素均与其有关。当各种原因引起晶状体囊渗透性改变及代谢紊乱时，晶体营养依赖的房水成分改变，而使晶体变为混浊。中医称为"圆翳内障""白翳黄心内障"等，认为本病多因年老体弱，肝肾两亏，精血不足，或脾失健运，精不上荣所致。另外，部分因肝经郁热及湿浊上蒸也可致病。

偏方 1　二地二冬汤治老年性白内障

材　料　熟地、生地各20克，天冬、麦冬、白蒺藜、石斛、防风、白菊花各10克。

制用法　水煎，每日1剂，分2次服。

功　效　滋补肝肾，明目退翳。适用于老年性白内障、玻璃体混浊、能远怯近、老花眼等。

名医点评 若眼干涩不适者，可用本方加沙参、五味子、玉竹、何首乌各10克，以益气养阴滋肾；虚火上炎，口咽干燥者，加知母、黄柏各10克，以滋阴降火。

偏方 2　蔓荆子蒸猪肉治老年性白内障

材　料 蔓荆子5克，猪肉50克。

制用法 蔓荆子研粉，猪肉剁细，两者拌匀，蒸熟，1次服完，每日1剂。连服7天即可见效，长期服用更好。

功　效 主治老年性白内障。

验　证 林某，女，85岁。65岁时，确诊为老年性白内障。患者按上方常服蔓荆子达20年，至85岁仍可以穿针引线。

名医点评 蔓荆子辛、苦，微寒。归膀胱、肝、胃经。主要用于齿龈肿痛、目赤多泪、目暗不明、头晕目眩等。

偏方 3　枸杞柴胡汤治老年性白内障

材　料 土白术、当归、茺蔚子、枸杞子、车前子、香附各10克，杭白芍、茯神、石决明、夏枯草、生地各15克，青葙子12克，柴胡6克，甘草3克。

制用法 每日1剂，水煎服。

功　效 疏肝理脾，清心益肾。主治老年性白内障（初期）。

验　证 用此方治疗未成熟的白内障30例，结果治愈20例，好转4例，无效6例，总有效率为80%。

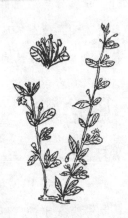

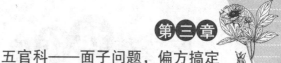

名医点评 若郁怒反致者,加丹皮、栀子;脾胃不健者,酌情加麦芽、山楂;合并高血压者,加牡蛎、钩藤;合并糖尿病者,加麦冬、熟地、花粉;合并中心性视网膜炎者,加党参、麦冬、五味子。

偏方 4　生熟地治老年性白内障

材　料 生地、熟地、茯苓、山药各12克,泽泻6克,石决明24克,珍珠母20克,山萸肉、枸杞子各10克。

制用法 水煎服,每日2次。

功　效 补益肝肾。适用于老年性白内障。

验　证 据《陕西中医》杂志介绍,使用本方治疗老年性白内障,疗效确切,值得推广。

名医点评 生熟地又名干地黄,味甘、苦,性寒,具有清热凉血、养阴生津之功效,为清热凉血药。

偏方 5　石决明人参丸治老年性白内障

材　料 石决明100克,细辛20克,山药、茺蔚子、人参、车前子、柏子仁各50克。

制用法 上药共研为细末,炼蜜为丸重15克,每次服1丸,每日2次。

功　效 清热平肝。适用于口苦、咽干、尿黄之白内障。

名医点评 本方中血压偏高者,加大黄、钩藤;头晕者,加天麻、龟板;便秘者,加肉苁蓉;小便淋沥者,加泽泻、丹皮;眼干者,加枸杞子、石斛。

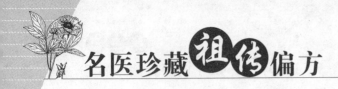

鼻　炎

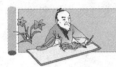炎包括急性鼻炎和慢性鼻炎。

急性鼻炎是常见的鼻腔黏膜急性感染性炎症，往往为上呼吸道感染的一部分。临床主要表现为：鼻塞、流涕伴有嗅觉减退，闭塞性鼻音。中医称之为"伤风鼻塞"，基本病机为风寒或风热之邪入侵，上犯鼻窍，宣降失常，清窍不利。

慢性鼻炎是一种常见的鼻腔和黏膜下层的慢性炎症。通常包括慢性单纯性鼻炎和慢性肥厚性鼻炎，后者多由前者发展而来。本病的发病原因很多，但主要是由急性鼻炎反复发作或治疗不彻底转化而来。长期吸入污染的空气，如水泥、烟草、煤炭、面粉等也是致病原因。另外，许多全身慢性疾病，如贫血、糖尿病、风湿病等以及慢性便秘均可引起鼻腔血管长期瘀血或反射性充血而致病。

慢性鼻炎，以鼻塞、嗅觉失灵为特征。单纯性鼻炎，白天活动时鼻塞减轻，而夜间、静坐时鼻塞加重。侧卧时，居下侧之鼻腔阻塞，上侧鼻腔通气良好，当卧向另侧后，鼻塞又出现于另侧鼻腔。鼻涕呈黏液性，常伴头痛、头昏、嗅觉减退等。肥厚性鼻炎多为持续性鼻塞，鼻涕呈黏液性或黏液脓性，可出现耳鸣、听力减退、头痛、失眠、精神萎靡等。

偏方 1　白菊花蜜滴鼻治鼻炎

材　料　白菊花18克，蜂蜜适量。

制用法　将新鲜的白菊花花瓣洗净阴干，将蜂蜜倒入碗中，将菊花放在蜂

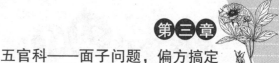

蜜上，将碗放入锅内蒸约10分钟，待冷却后搅匀。每天用吸管取少量，滴入鼻腔内1次。

功 效 适用于慢性鼻炎患者。

名医点评 本方还可以用菊花桑叶粥来代替此方。取桑叶9克，菊花6克，一同煎水取汁，加甜杏仁9克，粳米60克，一同煮粥食用。每天1剂，连服数剂。

偏方 2 大蒜汁治鼻炎

材 料 大蒜1瓣。

制用法 将大蒜捣烂，用干净的布包好，挤压出蒜汁分别滴入左右鼻孔各2滴（当时刺激得很痛），再用手压几下鼻扇使其鼻孔内都能粘敷到蒜汁，轻者1次，重者2次即愈。

功 效 适用于急性鼻炎。

名医点评 大蒜刺激性强，刚开始应从微量试起。但对大蒜过敏者应禁用本方。

偏方 3 鹅不食草软膏治鼻炎

材 料 鹅不食草适量。

制用法 鹅不食草捣烂，塞鼻内，4~8个小时换1次。或用鹅不食草研末，加凡士林调成10%的软膏，用棉花条蘸药膏塞入鼻内，4~8小时换1次，持续数日。

功 效 通窍散寒，活血解毒。适用于过敏性鼻炎。

验 证 用此方治疗急性鼻炎69例，其中治愈51例，好转15例，无效3例，有效率为95.7%。

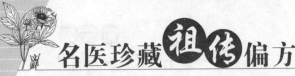

名医点评 鹅不食草味辛、性温，有通窍散寒、祛风利湿、散瘀消肿、止咳的功能。《本草纲目》记载："鹅不食草，上达头脑，而治顶痛目病，通鼻气而落瘜肉。"但因鹅不食草辛、温，因此热病体质的人阴虚内热、大出血后、孕妇都不宜服用。

偏方 4 生姜苏叶葱白治鼻炎

材 料 苏叶、葱白、生姜各10克。

制用法 水煎服，每日3次。

功 效 祛风，散寒，通窍。适用于慢性鼻炎。

名医点评 苏叶辛、微温，无毒。可清热通窍。

偏方 5 蜂蜜斑蝥粉治鼻炎

材 料 斑蝥，蜂蜜各适量。

制用法 取斑蝥粉适量，以水或蜂蜜调为稠糊状。患者取仰坐或仰卧位，擦洗干净印堂穴。取1小块胶布，中间剪一黄豆粒大小的孔，先贴于印堂穴，后将药粉直接涂于小孔之内，外以胶布贴盖，24小时后去掉。通窍拔毒。

功 效 治鼻炎。

验 证 治疗680例，痊愈537例，显效100例，无效43例，总有效率93.58%。

名医点评 贴后一定会引起皮肤局部发红起泡。水泡局限表皮，不浸入深层，除短期色素沉着（停药后可自行消失），不遗留瘢痕。水泡较小者用75%酒精棉球压片刻，促使其尽快吸收；较大者以消毒针头刺破，放出水液，涂以2%龙胆紫药水，外敷消毒纱布，以防感染。

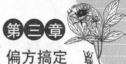

第三章 五官科——面子问题，偏方搞定

偏方 6　香附膏治鼻炎

材　料　香附、荜茇各等份，大蒜适量。

制用法　将上药捣成饼，备用。贴囟门。并用艾条隔药悬灸。

功　效　散寒，理气，拔毒。适用于老人鼻流清涕。

验　证　据《中华耳鼻咽喉科杂志》介绍，试治30例鼻炎患者，痊愈者18例，改善者9例，无效者3例。

名医点评　很多老人的慢性鼻炎犯了，总不停地流鼻涕、鼻塞。加上老年人鼻黏膜的老化，对药的耐受性不好等，如果拖延治疗，只会降低生活质量，例如影响睡眠，诱发一系列老年性疾病，如高血压、心脑血管疾病等。因此，患有慢性鼻炎的老年人一定要及时治疗。

偏方 7　丝瓜藤治鼻炎

材　料　丝瓜藤200克。

制用法　焙干，开水冲服，每次6克，每日3次。

功　效　清热，消炎，通络。适用于慢性鼻窦炎。

验　证　用此方治疗患者19例，其中痊愈9例，好转8例，无效2例，总有效率为89.5%。

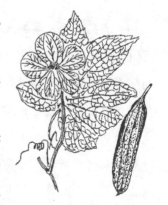

名医点评　本方也可以用丝瓜藤粉来治疗。方法是先清理干净鼻腔中的鼻涕，再用干净棉球擦一遍鼻腔，然后用细塑料管将丝瓜藤粉吹入鼻腔，再用干棉球塞住鼻孔。最好在晚上临睡前使用。连续数日即可。

偏方 8　苍耳子油治鼻炎

材　料　苍耳子30~40粒，香油30毫升。

制用法　将苍耳子轻轻捶破，放入小铝杯中，加入香油，用文火煎开。待油凉后，装入干燥清洁的玻璃瓶内备用。用时，以消毒小棉签蘸上药油少许，涂于鼻腔内，每日2~3次。2周为1个疗程。

功　效　主治慢性鼻炎。

验　证　用此方治疗慢性鼻炎患者207例，其中治愈192例，无效15例。治愈者随访时间最长3年，未见复发。

名医点评　本方于每晚睡前塞于鼻腔内，每天2~3次，1周即可见效。为防止夜间呼吸困难，轮流塞两鼻腔即可。

鼻窦炎

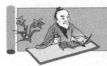

鼻窦炎又称为鼻渊或脑漏，是一种常见疾病。上颌窦、筛窦、额窦和蝶窦的黏膜发炎统称为鼻窦炎，其中以上颌窦炎和筛窦炎最常见，常由感冒引起，有急性和慢性两种。急性鼻窦炎的全身症状与其他炎症相同，可有发热、全身不适等，局部症状有鼻塞、头痛、流浓涕和嗅觉减退等。如反复发作的急性鼻窦炎未彻底治疗，将酿成慢性鼻窦炎，表现为经常性的头胀、头昏、记忆力减退、注意力不集中等。可发生在一个鼻窦，也可几个鼻窦同时发生炎症。如果一侧或两侧所有的鼻窦都发炎，就叫一侧或双侧全鼻窦炎。预防本病包括增强体质、避免感冒和及时治疗鼻内疾病，经久不愈者可考虑手术治疗。

第三章
五官科——面子问题，偏方搞定

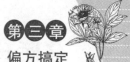

偏方 1　青苔止涕方治鼻窦炎

材　料　新鲜青苔适量（以能填塞一侧鼻腔为度）。

制用法　上药用清水洗净，用1小包包好，塞入鼻腔，12～24小时后另换新鲜青苔。单侧者塞单侧，双侧者交替使用。单侧以5次为1个疗程，双侧以10次为1个疗程，即每侧各5次。

功　效　清热通窍。主治鼻窦炎。

验　证　此方治疗鼻窦炎169例，痊愈154例，好转9例，无效6例。

名医点评　青苔中含有类似抗生素或抑菌剂的成分，在使用过程能将病邪浊涕（含菌的鼻分泌物）排出体外。

偏方 2　蕺菜叶治鼻窦炎

材　料　三四片蕺菜叶子。

制用法　将蕺菜叶子打碎，塞在鼻孔里，十几分钟后再取出，反复多次。

功　效　治慢性鼻炎。

名医点评　蕺菜在各青草店皆有出售，价格十分低廉，对治疗鼻炎确为有效。且可种于庭院中。夏初开可爱的白色小花，可作观赏。

偏方 3　鱼腥草杏仁方治鼻窦炎

材　料　鱼腥草30克，麻黄3克，杏仁12克。

制用法　水煎服，每日3次。

功　效　宣肺清热解毒。适用于慢性鼻炎。

名医点评　本方也可以将新鲜鱼腥草挤出汁，点进鼻孔，一天数次。也可用鱼腥草干品，用凉水浸泡后挤出汁来点鼻孔，但要注意在点鼻的时候避免呛着。

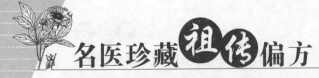

偏方 4 枸杞甘草茶治鼻窦炎

材 料 枸杞子60克,生甘草9克。

制用法 水煎代茶饮。连服1个月以上。

功 效 滋补肝肾。适用于慢性鼻窦炎久治不愈者。

验 证 屡用效佳。

名医点评 鼻窦炎患者应多吃富含维生素C的食物,如鲜枣、猕猴桃、山楂、柚子、柑橘等。积极做好防治鼻窦炎的工作。

偏方 5 蜂房液治鼻窦炎

材 料 蜂房不拘量。

制用法 将蜂房洗干净,撕成小块,放于口中嚼烂,吐渣咽液。每日3次,每次嚼一小块即可。

功 效 清热解毒。适用于急性鼻窦炎。

名医点评 蜂房入药用首载《本经》。蜂房辛甘、平、有毒。具有祛风解毒疗疮、散结定痛、除痹痛、兴阳益肾作用。现代还用蜂房治慢性鼻炎和鼻窦炎。

偏方 6 外用通气丸治鼻窦炎

材 料 辛夷花15克,白芷、苍耳子各10克,桂枝5克。

制用法 将上药烘干研末过筛,装瓶备用。每天晚饭后取药末1克,一寸见方双层纱布2块,将药水分包成2个药球,以棉纱扎紧,并留线头一寸左右,先塞1个药球于一侧鼻孔,用另一鼻孔呼吸,1小时后将药球拉出,将另1药球塞入对侧鼻孔。一般5天左右

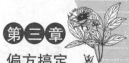

第三章 五官科——面子问题，偏方搞定

即见好转。10 天为 1 个疗程，轻者 2 个疗程可愈，重者亦可减轻诸症。

功 效 治鼻窦炎有良效。

名医点评 使用本方的时候，容易出现打喷嚏和鼻涕过多的现象，属于正常。当药球随喷嚏而出时，重新塞入即可。

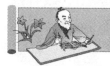

耳 鸣

耳鸣为耳科疾病中的常见症状，患者自觉耳内或头部有声音，但其环境中并无相应的声源，而且愈是安静，感觉鸣音越大。耳鸣音常为单一的声音，如蝉鸣声、汽锅声、蒸汽机声、嘶嘶声、铃声、振动声等，有时也可为较复杂的声音。可以是间歇性，也可能为持续性，响度不一。一些响度较高的持续性耳鸣常常令人寝食难安。引起耳鸣的原因较多，各种耳病均可发生耳鸣，如耵聍栓塞、咽鼓管阻塞、鼓室积液、耳硬化症；内耳疾病更易引起此症，如声损伤、梅尼埃病。此外，高血压、低血压、贫血、白血病、神经官能症、耳毒药物等均可引起耳鸣。中医学认为耳鸣多为暴怒、惊恐、胆肝风火上逆，以至少阳经气闭阻所致，成因外感风邪，壅遏清窍，或肾气虚弱，精气不能上达于耳而成，有的还耳内作痛。

偏方 1 蛋黄油治神经性耳鸣

材 料 鲜鸡蛋 2 个。

制用法 将 2 个鲜鸡蛋煮熟，去白，留蛋黄。再把蛋黄弄碎用文火慢熬（不放油）至蛋黄出油，并把蛋黄油储存于密封之空瓶内备用，每次用棉花吸蛋黄油塞耳内。最严重者,每天换2次,数日即愈。

功效 适用于神经性耳鸣、耳内流脓、长久不愈者。

名医点评 中医认为,蛋黄油具有清热润肤、消炎止痛、收敛生肌和保护疮面的作用。

偏方2 菖蒲甘草汤治耳鸣

材料 石菖蒲60克,生甘草10克。

制用法 每日1剂,水煎,分2次服。病久者同时服六味地黄丸或汤剂。

功效 适用于耳鸣。

验证 此方治疗耳鸣者26例,均获愈。

名医点评 石菖蒲入心经,开心窍,益心智,安心神,聪耳明目,故可用于健忘、失眠、耳鸣、耳聋诸症。

偏方3 止鸣汤治耳鸣

材料 白芍10克,炙甘草5克。

制用法 水煎服,每日服2次。

功效 养阴柔肝止痛。

验证 用此方治疗43例,治愈23例,显效5例,有效2例,无效4例。

名医点评 白芍和炙甘草二药相互配伍,对耳鸣有缓急止痛的作用。但体质湿热型的患者不能使用。

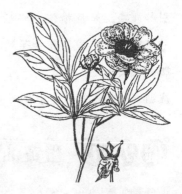

第三章 五官科——面子问题，偏方搞定

偏方 4 核桃肉治耳鸣

材料 核桃肉适量。

制用法 每日3次，每次30克。

功效 补肾益精。适用于肾精亏损、耳鸣声细、夜间加重、腰膝酸软者。

名医点评 核桃含有很多油脂，因此不能多吃。否则易造成消化不良、恶心、呕吐等。一般一天吃几粒就好。

偏方 5 泽泻天麻汤治耳鸣

材料 泽泻30克，天麻10克，陈皮12克，半夏9克。

制用法 水煎服，每日2次。

功效 清肝，理气，化痰。适用于痰火郁结、耳内堵塞、头昏、胸闷、咳嗽、痰多之耳鸣。

验证 临床治疗38例，显效22例，有效12例，无效3例，总有效率92.1%。

名医点评 泽泻泻热利水，使邪有出路。但本方仅适用于肝郁化火型患者，肾虚型及中气不足型耳鸣耳聋患者不可服用。

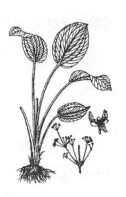

偏方 6 柴胡清肝汤治耳鸣

材料 柴胡10克，生地黄12克，赤芍15克，牛蒡子10克，当归18克，连翘10克，川芎10克，黄芩12克，山栀子10克，天花粉15克，防风10克，甘草3克，菊花10克。

制用法 每日1剂，水煎，分3次服。

149

功 效 清肝利胆，解毒开窍。用治胆热上犯之耳鸣、头昏、心烦易怒等实证。

验 证 用此方治疗耳鸣45例，其中痊愈29例，显效8例，有效5例，无效3例。总有效率为93.3%。

名医点评 耳鸣患者应尽量少吸烟饮酒。因为烟中的尼古丁进入血液后，能促使小血管痉挛，血流变缓，血液黏滞度增加，从而使内耳供血不足，造成或加重耳鸣。而长期过量饮酒也会影响B族维生素的吸收，使听神经受损而导致耳鸣。

偏方 7 磁石牡蛎汤治耳鸣

材 料 生地、玄参、磁石、牡蛎各30克。

制用法 每日1剂，水煎服。

功 效 滋阴潜阳。用治耳鸣及听觉不聪，症见耳鸣嗡嗡作响，或如蝉叫者。

验 证 采用此方治疗耳鸣41例，结果治愈29例，好转9例，无效3例，总有效率为92.7%。

名医点评 磁石具有滋阴镇静的作用，牡蛎重镇安神，潜阳补阴，软坚散结。用于惊悸失眠，眩晕耳鸣，瘰疬痰核，症瘕痞块。

偏方 8 热盐枕耳治耳鸣

材 料 精盐适量。

制用法 将精盐炒热，装入布袋中。以耳枕之，袋凉则换，坚持数次，即可见效。

功 效 用治耳鸣。

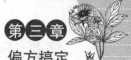

第三章 五官科——面子问题，偏方搞定

名医点评 肾开窍于耳，热盐敷于耳部，既可以温肾益精，又可以行气活血，通络开窍，起到扩张血管，改善局部微循环的作用。

偏方 9 香葱猪皮治耳鸣

材　料 猪皮、香葱各60～90克。

制用法 同剁烂，稍加精盐，蒸熟后1次吃完，连吃3天。

功　效 治耳鸣。

名医点评 本方对疲劳过度或上火引起的耳聋耳鸣有效。

偏方 10 乌雄鸡治耳鸣

材　料 乌雄鸡1只，无灰酒2000毫升。

制用法 洗净，以无灰酒煮熟，趁热食用。

功　效 治肾虚耳鸣。

名医点评 因黄酒加过石灰后多聚痰，故医多用无灰酒，也就是未加添加剂。现代黄酒就不谈有灰无灰，若入药用，购优质黄酒即可。

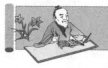

中耳炎

中耳炎俗称"烂耳朵"，中医称为耳疳、耳湿等。临床以耳膜穿孔、耳内流脓为主要表现。是耳科的常见病。

化脓性中耳炎，古称"脓耳"。临床以耳内反复流脓为特征。本病病程缠

151

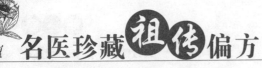

绵，且常反复发作，尤以儿童为多见。

多因泪水、奶水、呕吐物、洗澡水，或游泳，使水殃及中耳；以及上呼吸道感染时酸性分泌物沿耳咽管进入中耳道等因素，以致耳鼓室发炎所致。

病有急、慢性之分。急性则耳内呈搏动性跳痛，体温升高，听力减退，一旦鼓膜穿破，使脓液从外耳道流出，则疼痛减轻；慢性则多由急性失治，迁延而来，患耳反复流脓，听力减退，每遇外感则耳痛加剧。且或伴有全身性症状。

偏方 1 桑叶汁滴耳治中耳炎

材料 新鲜桑叶数片。

制用法 上药洗净捣烂取汁，每次将桑叶汁滴入耳内1~2滴，每天3次。

功效 清热解毒。

验证 此方治疗化脓性中耳炎，一般2~3天即愈。

名医点评 现代药理研究表明，桑叶有降低血压、降低血糖和利尿作用，对伤寒杆菌有明显的抑制作用，又能抑制葡萄球菌的生长。据此，发现了桑叶有止盗汗、治眼疾及中耳炎等症的新用途。

偏方 2 葱蜜滴耳液治中耳炎

材料 葱白5根，蜂蜜20克。

制用法 将葱白捣烂用蜂蜜浸泡半天，用一层纱布滤过，药液装瓶备用。使用前用双氧水冲洗患耳外耳道，用消毒干棉签揩干，用小玻璃管或麦秆吸上药滴入3~4滴，每天2~3次。滴药后用手轻轻按压患耳。

功效 此方治疗急、慢性化脓性中耳炎伴疼痛者有较好的疗效。

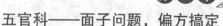

第三章 五官科——面子问题，偏方搞定

名医点评 蜂蜜具有杀菌、消炎的作用。本方中的蜂蜜，也可以用纯良的芝麻油代替。

偏方 3　香油蜈蚣治中耳炎

材　料 蜈蚣1条，香油50克。

制用法 油炸蜈蚣，炸焦后去蜈蚣置冷，用油滴耳，每次少许，每日3次。

功　效 清热解毒。适用于慢性中耳炎。

验　证 用本方治疗中耳炎患者85例，痊愈37例，好转42例，无效6例，总有效率92.9%。

名医点评 蜈蚣又名天龙，具有很高的药用价值和经济价值。

偏方 4　獾油滴耳治中耳炎

材　料 獾油适量。

制用法 以猪獾脂煎油，加防腐剂适量，装瓶备用。每日随时滴用。

功　效 适用于化脓性中耳炎（尤其慢性中耳炎，流脓、流水、时轻时重、经久不愈者）。

验　证 此方对慢性中耳炎有特效，治疗上百例，除3例无效，其他全部治愈。

名医点评 此方为民国年间名医胡光慈自拟方。獾油主要为猪獾油。若加入麝香效果更佳。

偏方 5　蛇蜕粉治中耳炎

材　料 蛇蜕30克，冰片0.5克。

153

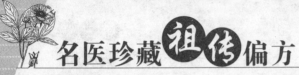

【制用法】将蛇蜕放在瓦片上焙黄，研细面，加冰片吹患耳。

【功　效】清热解毒，消肿止痛。适用于急性中耳炎。

【验　证】屡用效佳。

【名医点评】蛇蜕为游蛇科动物黑眉锦蛇、锦蛇或乌梢蛇等蜕下的干燥表皮膜。春末夏初或冬初采集，除去泥沙，干燥。

偏方6　黄连藏红花油治中耳炎

【材　料】川黄连、藏红花各等份，香油适量。

【制用法】混合后研磨成粉末状。再用香油调配成稀糊后滴入耳内，每日3次，每次5~6滴。一般2~3天即可见效。

【功　效】芳香开窍，适用于急性中耳炎。

【名医点评】藏红花具有疏经活络、通经化瘀、散瘀开结、消肿止痛、凉血解毒的作用。长期坚持服用可全面提高人体的免疫力。

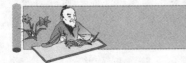

咽炎

咽部炎症（简称咽炎）有急性和慢性之分。

急性咽炎是发于咽部的急性炎症。本病常为上呼吸道感染的一部分，多由急性鼻炎向下蔓延所致，也有开始即发生于咽者。临床主要表现为：咽部红、肿、热、痛，吞咽困难，可伴有全身症状。中医称本病为"急喉痹"或"风热喉痹"，基本病机为风热毒邪侵袭，内犯肺胃，外邪引动肺胃火热上蒸咽喉。

慢性咽炎是咽部黏膜的一种慢性炎症，多因屡发急性咽炎治疗不彻底而

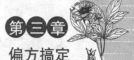

转为慢性,其次是烟酒过度、嗜食刺激性食物、常接触污浊空气、鼻塞而需张口呼吸等,均可诱发本病。主要为咽部不适感,如灼热感、痒感、干燥感或异物感,咽部常有黏性分泌物,不易咳出,早晨刷牙常引起反射性恶心欲吐。中医称本病为"慢喉痹"或"虚炎喉痹",基本病机为肺肾阴虚,虚火上炎,灼伤咽喉。

偏方 1 桔梗茶治咽炎

材 料 桔梗10克,甘草12克,金银花、胖大海、牛蒡子、玄参各6克。

制用法 将上药水煎后,代茶饮。每日1剂,连续用药至症状消失为止。

功 效 适用于咽炎患者。

验 证 用上药治疗咽炎193例,其中治愈147例,占76.17%;好转39例,占20.21%;无效7例,占3.63%。总有效率为96.37%。

名医点评 急性咽炎患者,加山豆根、板蓝根;咽炎口渴者,加麦冬;声音嘶哑者,加蝉蜕;痰多者,加浙贝母。

偏方 2 芹菜蜂蜜膏治咽干

材 料 芹菜1500克,蜂蜜250克。

制用法 将芹菜捣烂取汁与蜂蜜调和,煎熬成膏,每次服5毫升,每日数次。

功 效 清热,利咽,生津。适用于慢性咽炎、咽干口燥湿者。

验 证 本方系民间方,许多患者均来信反映,此方效果较佳。

名医点评 本方也可以用大梨和蜂蜜代替。方法是将一个大梨挖孔,放入50克蜂蜜。然后蒸熟食之,每天吃2个,连服数日,效果同上。

偏方 3 荸荠汁治疗咽干

材料 新鲜荸荠200克。

制用法 鲜荸荠洗净去皮,磨碎,用干净的纱布绞取汁液即可。一次饮完,连用2~3天。

功效 适用于咽干喉痛、音哑、目赤者。

名医点评 还可以用荸荠三汁来代替。取鲜荸荠150克,打碎绞成汁,加入藕汁100毫升,梨汁60毫升,芦根汁60毫升搅匀,一同服用。每天1~2次。适用于咽干、痰热咳嗽者。

偏方 4 半夏醋液治咽炎

材料 半夏(砸碎)500克,醋2500毫升。

制用法 将醋、半夏入锅内,浸泡24小时,煮沸捞弃半夏,加入苯甲酸钠(量按药液的0.5%加),过滤,分装100毫升瓶备用。每次服10毫升,每日1~2次。

功效 燥湿化痰,活血去瘀,消肿止痛。主治慢性咽炎。

验证 杨某,男,41岁。患慢性咽炎3年。各种药物治疗均无好转,或愈后又发。按本方治疗10天后,咽后壁充血消失,疼痛已除,痰塞感减轻。舌苔薄白。又服6天,诸症皆除而愈。

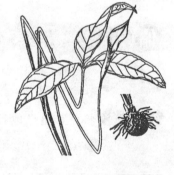

名医点评 慢性咽炎是支原体引起的,支原体在酸性环境下无法生存。而醋是酸的,因此有利于治疗咽炎。半夏也是治疗咽炎的一种常用药物,又根据炮制方法不同而分类:姜半夏止呕作用好,法半夏祛痰作用强,所以治疗咽炎多选用法半夏。

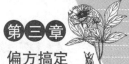

偏方 5　糖拌海带治咽炎

材　料　海带300克，白糖适量。

制用法　将海带用冷水泡发后，用清水洗干净，切成细丝，用沸水烫一下捞出，放入盘中，加入白糖腌3天后可食用。每天空腹吃1次，每次1小碟，连续用半个月。

功　效　适用于慢性咽炎。

名医点评　中医认为，海带味咸性寒，有化痰、消炎、排毒、通便等功效。现代研究发现，海带中的碘被人体吸收后，可促进有害物质的排出；白糖有润肺生津、止咳、滋阴的功效。二者合用有清肺养阴、化痰散结的作用。

偏方 6　银花甘草茶治咽炎

材　料　胖大海2只，银花1.5克，元参3克，生甘草1.5克。

制用法　泡水，每日1次，代茶饮。

功　效　清热利咽。适用于咽痛、咽痒（急、慢性咽炎）。

验　证　用此方治疗咽炎患者67例，其中急性咽炎23例，慢性咽炎44例。治愈55例，好转10例，无效2例，总有效率97%。

名医点评　胖大海、银花、元参都是滋阴降火解毒的药材。主要用于阴虚火旺、温病发斑、急性咽喉肿痛等。

偏方 7　盐渍藕节治咽炎

材　料　藕节1个，精盐适量。

制用法　将生藕节去毛洗净，放入精盐里贮存2周以上备用，用时取出藕节，以开水冲洗后放入口中含服。每天 2 次，每次 1 枚。

功　效 适用于咽炎。

验　证 此方治疗急性咽炎 26 例，均痊愈。少则含 1 枚，多则含 4 枚病愈。

名医点评 常吃莲藕，对急性咽喉炎等疾病都有良好的治疗效果。而盐水则能对病原体起到杀灭作用，同时对于咽喉局部的炎症反应、水肿、渗出亦有抑制作用。

偏方 8　糖水黄芩治咽炎

材　料 黄芩 30 克，白糖 3 克。

制用法 将黄芩研为细末，以白糖水冲服，每日 2 次。

功　效 清热利咽。适用于急性咽炎、咽部红肿较甚者。

验　证 据《陕西中医》介绍，使用本方治疗急性咽炎患者 12 例，均获得了满意的疗效。

名医点评 本方还可以用黄芩和适量金银花，一起熬水服用，同样能达到治疗效果。

偏方 9　大枣泽漆治咽炎

材　料 泽漆 120 克，大枣 10 枚。

制用法 水煎服，每日 2 次。

功　效 清热利咽。适用于急性咽炎伴有咳嗽者。

验　证 屡用屡效。

名医点评 《本草纲目》记载："泽漆苦，微寒，无毒。"《金匮要略》中以泽漆汤治疗"咳而脉沉"之痰饮咳嗽。

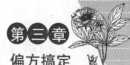

第三章
五官科——面子问题，偏方搞定

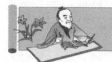

口 臭

口臭是人身上经常存在的一种疾病，不说话的时候感觉不到臭味，一开口说话就会感觉到非常难闻的味道。所以，口臭对于我们的日常交往有着非常不利的影响。贪食辛辣食物或暴饮暴食，疲劳过度，感邪热，虚火郁结，或某些口腔疾病，如口腔溃疡、龋齿以及消化系统疾病都可以引起口气不清爽。中医认为，口臭多由肺、脾、胃积热或食积不化所致，这些东西长期淤积在体内排不出去就变成了毒素。

偏方 1　口含荔枝肉治口臭

材　料　荔枝肉2枚。

制用法　每晚临睡时含于口中，次早吐出，连用半月。

功　效　适用于口臭。

验　证　治疗多例有良效。

名医点评　本方还可以将荔枝去壳取肉，与大米同放锅中，加清水适量煮粥。晚餐食用，3~5天为1个疗程。能达到同样效果。

偏方 2　大黄漱口治口臭

材　料　大黄、冰片各适量。

制用法　大黄炒炭为末，每天晨起用大黄炭末适量酌加少许冰片，刷牙漱口。

功效 治口臭。

名医点评 大黄是多种蓼科大黄属的多年生植物的合称,也是中药材的名称。中药大黄具有攻积滞、清湿热、泻火、凉血、祛瘀、解毒等功效。

偏方 3 葛根木香治口臭

材料 葛根30克,木香、陈皮、藿香、白芷各12克,丁香5克。

制用法 将上药水煎,每日1剂,分多次先含5分钟,吐出,再喝药1口。

功效 适用于口臭。

名医点评 本方不可久煎。另外,有口腔溃疡者禁用。

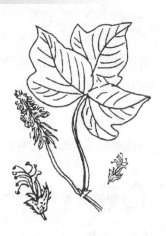

偏方 4 口含丁香治口臭

材料 母丁香1粒。

制用法 将母丁香洗净。含于口中,每日2~3次。

功效 适用于湿热或秽浊之气,舌苔黄腻或白腐腻苔之口臭,龋齿食滓腐烂之口臭。

名医点评 丁香是辛辣味的,如果喝不惯这样的味道,还可以和其他的花草混合。例如和肉桂等性质的食物相配,也能起到祛除口臭的作用。

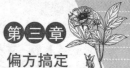

第三章 五官科——面子问题，偏方搞定

口腔溃疡

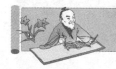

口疮即口腔溃疡，是口腔黏膜疾病中最常见的溃疡性损害，具有周期性复发的规律，所以常称为复发性口疮。历代医家将口疮的病因、病机概括分为虚、实两类。实证的表现是：发病迅速，病程短，一般7～10天逐步愈合，愈后不留斑痕；溃疡好发于口腔前半部，多见于唇、舌、颊、口底等部，龈、腭少见；初起的红赤稍隆起，中央出现溃点，逐渐扩大凹陷，呈绿豆粒大或黄豆粒大小，圆形或椭圆形，表面多覆有黄白色膜，周围绕有红晕。虚证的表现是：发病稍缓，病程长，易反复发作，间歇期时间长短不等，终年不断，此起彼伏；溃疡多发于口腔前半部，但久病者逐渐向口腔后部移行，侵及软腭及腭弓；溃疡大小不等，周围微红不肿；溃点数量少而分散；溃疡疼痛轻微或不痛。本病属中医"口疳""口疮"范畴，发病与心肾不交、虚火上炎或脾胃湿热有关。治宜滋阴清火，清泻胃热。

偏方 1 地黄麦冬治口腔溃疡

材　料　干地黄、麦冬各15克，熟地黄、天冬各12克，黄芩、石斛各10克，茵陈、枇杷叶、甘草各9克，枳壳、黄连、桔梗各6克。

制用法　每日1剂，水煎，分2次服。小儿量酌减。

功　效　滋阴生津，清热解毒。主治偏热型口腔溃疡。

验　证　用此方治疗31例，其中治愈20例（口腔溃疡及其症状完全消失，随访半年以上无复发）；有效11例（口腔溃疡点消失或明显减少，但半年内曾有复发，继服上方仍然有效）。治愈病例用药最短

161

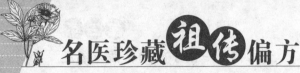

3天,最长7天。

名医点评 生地具有清热凉血、养阴生津的功效。《药性赋》记载称,生地"味甘、苦,性寒,无毒"。为凉血清热、滋阴补肾、生津止渴的要药。麦冬则具有治疗内热消渴、肠燥便秘等症的功效。

偏方 2 蒲公英治口腔溃疡

材 料 蒲公英(鲜品)150克。

制用法 将上药煎浓汁,漱口兼口服,每日2次。

功 效 主治复发性口疮。

验 证 张某,女,45岁。口腔溃疡糜烂多年,舌面和口唇各有赤小豆样大小溃疡点多个,舌边及上腭黏膜有糜烂点多个,口臭。曾外擦青梅散、冰硼散,内服维生素 B_2、维生素C均无效。嘱其采蒲公英鲜品,每次用125克煎浓汁,按上方服用。治疗5日即痊愈。1年后随访,未见复发。

名医点评 蒲公英熬出来的药汁有点苦,但却有清热解毒、消肿散结的功效。另外,它还具有利尿、利胆、助消化、增强食欲等作用。

偏方 3 硼砂红枣治口腔溃疡

材 料 硼砂9克,红枣15克,葱头(连须)3克,冰片1克。

制用法 前3味药煎水、去渣,加冰片,搽口腔溃疡处。

功 效 健脾清热,消肿止痛。用于慢性口腔溃疡。

名医点评 用维生素 B_2、维生素 B_6 治疗口腔溃疡会有一定疗效,但并非每个人都能马上见效。治疗期间应注意保持心情愉快,避免过度疲劳,饮食要清淡,多吃水果、新鲜蔬菜,多饮水等。

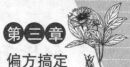

偏方 4　糖白矾治大面积口腔溃疡

材料 白矾6克，白糖4克。

制用法 上药共放入瓷具内，置文火上加热，待其熔化、冷却后即可涂患处。

功效 清热燥湿。适用于口腔溃疡面积较大者。

名医点评 使用白矾不宜剂量过大。因为白矾的刺激性大，可引起口腔、喉头烧伤，呕吐，腹泻，虚脱等。

偏方 5　番茄汁治口腔溃疡

材料 番茄数个。

制用法 番茄洗净，用沸水泡过剥皮，然后用洁净的纱布绞汁挤液。将番茄汁含在口内，使其接触疮面，每次数分钟，每日数次。

功效 清热生津。用治口疮。

名医点评 《陆川本草》一书记载，西红柿具有健胃消食的作用，加之西红柿中含有丰富的核黄素、抗坏血酸、维生素A等，对防治牙龈出血、口腔溃疡是有好处的。

偏方 6　茶叶治口腔溃疡

材料 茶叶1小袋。

制用法 将煮沸的茶叶水冷却后，涂在嘴唇的疱疹处；或者将1小袋茶叶放在水中煮沸，然后取出冷却，贴附在嘴唇疱疹处。4~5天后，炎症即可消退。

功效 消炎止痛。用治疱疹病毒引起的嘴唇疱疹。

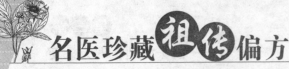

名医点评 茶叶中含有咖啡碱、单宁、茶多酚、蛋白质、碳水化合物、游离氨基酸、叶绿素、胡萝卜素、芳香油、酶、维生素A原、维生素B、维生素C、维生素E、维生素P以及无机盐、微量元素等400多种成分。

偏方 7 茵陈漱口治口腔溃疡

材 料 茵陈30克。

制用法 用水洗净切碎,放入瓷缸内,加水300毫升,浸泡24小时后,每天取水漱口数次。

功 效 清热燥湿,泻火解毒。用于口腔溃疡数目较多、较痛,且伴有心中烦热者。

名医点评 茵陈味苦辛,性微寒,具有抗病毒微生物的作用。

声音嘶哑与失音

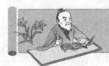

声音嘶哑是发音不清脆响亮,微弱低沉,粗糙沙哑,失去正常的音质;发不出声音时称失音。相当于西医的喉炎。中医认为多因风热邪毒侵犯引动肺胃之热,或久病肺虚、肾阴不足所致。

偏方 1 冰糖蝉蜕治猝然失音

材 料 蝉蜕18克,冰糖少许。

制用法 将蝉蜕拣去足、头,与冰糖加白开水泡之代茶饮,每日1剂。一

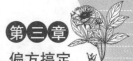

般2～3剂即愈。

- **功 效** 治猝然失音。
- **验 证** 张某某，男，57岁。某晚与邻居争吵后又饮酒数杯，次日晨起即欲言无音，而以此方3剂频饮。3天后音亮如常，后以清肝泻火、润肺开音以资巩固。
- **名医点评** 方中的冰糖也可用红糖代替。蝉蜕专散上焦之风热，主入肺经而宣肺利咽。冰糖甘缓润燥。

偏方 2　冬瓜子桑叶茶治声音嘶哑

- **材 料** 胖大海30克，生冬瓜子12克，桑叶10克，地龙6克。
- **制用法** 水煎服，每日数次。
- **功 效** 生津止渴，开音利喉。适用于慢性声音嘶哑。
- **验 证** 临床用本方治疗声音嘶哑患者25例。均获得满意疗效。
- **名医点评** 不要吃炒花生仁、爆米花、锅巴、坚果类及油炸类硬且干燥的食物，以免对喉咙造成机械性损伤。

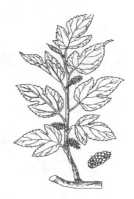

偏方 3　外用大蒜治急性声音嘶哑

- **材 料** 大蒜6克，生姜3克，艾叶20克，鸡蛋清1个。
- **制用法** 将上物捣烂，外敷贴大椎穴、涌泉穴。
- **功 效** 疏风解毒，宣肺开音。适用于急性声音嘶哑，伴有不断发恶寒、鼻塞、流涕者。
- **验 证** 屡用效佳。

名医点评 本方也可以用大蒜捣烂敷于经渠穴上，然后用小蚌壳盖住扎好，或用他物包扎亦可，片刻后会觉微辣即揭下，内起一疱，用针挑破，流净黄水即愈。

偏方 4 梅肉菊花茶治声音嘶哑

材料 梅肉20克，精盐0.1克，菊花12克，茶叶6克。

制用法 水煎服，每日数次。

功效 清热，开音，利喉。适用于慢性声音嘶哑。

名医点评 慢性咽炎的治疗不会在短时间内痊愈。因此还可以坚持用温淡盐水在睡前及饭后含漱，对咽黏膜有很好的保养作用。

偏方 5 糖鸡蛋治声音嘶哑

材料 生鸡蛋1个，砂糖10克。

制用法 将蛋打破置于碗中，放入砂糖，调匀，用少量开水冲沏，每晚睡前服。

功效 滋阴润燥。用治声音嘶哑。

名医点评 本方还可以用鸡蛋膜治疗。鸡蛋内膜衣性平，味甘，每晚睡前嚼碎咽下2个，也有同样功效。

偏方 6 芦根牛蒡子治声音嘶哑

材料 芦根12克，牛蒡子20克，鱼腥草30克，虎杖20克。

制用法 将药物研细末，调拌蜂蜜为丸，每日3次，连服7天。

功效 清热解毒，清利咽喉。适用于急性声音嘶哑。

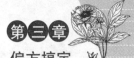

名医点评 芦根性味甘寒，既能清透肺胃气分实热，又能生津止渴、除烦，故可用治热病伤津、声音嘶哑者。

牙 痛

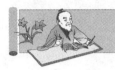

俗话说："牙痛不算病，痛起来要命。"可见牙痛给人造成的痛苦之大。牙痛是由牙病引起，可分以下几种情况：龋齿牙痛为牙体腐蚀有小孔，遇到冷、热、甜、酸时才感到疼痛；急性牙髓炎是引起剧烈牙痛的主要原因；急性牙周膜炎，疼痛剧烈，呈持续性的跳痛；急性智齿冠周炎，主要是第三磨牙位置不正，牙冠面上部分有龈覆盖和食物嵌塞，容易发炎而致该症。

偏方 1 化服芒硝治牙痛

材料 芒硝3克。

制用法 上为1次量，置于患处，噙化服。

功效 泻火润燥。主治牙痛。

验证 采用此方治疗牙痛150例，治愈108例。其中虚火牙痛50例，治愈19例；牙痛伴牙龈红肿100例，治愈89例。

名医点评 芒硝可治伏暑伤冷，霍乱吐利，五种淋疾，女劳黑疸，心肠疠痛，赤龈肿痛，牙痛。

偏方 2 胡椒绿豆治龋齿痛

材料 胡椒、绿豆各10粒。

制用法 将胡椒、绿豆用布包扎,砸碎,以纱布包作一小球,痛牙咬定,涎水吐出。

功　效 清热,止痛。用治因炎症和龋齿所引起的牙痛。

验　证 用此方治疗牙痛40例,有效率98%。

名医点评 本方还可以取少许白胡椒粉,加入少量精盐,塞入龋齿洞中,同样能缓解牙痛。

偏方 3 鸡蛋过路黄治牙痛剧烈

材　料 过路黄60克,鸡蛋2个。

制用法 同煮,蛋熟后去蛋壳,再煮20分钟,吃蛋喝汤,然后把药渣趁热敷在牙痛部位上。

功　效 清热解毒。适用于牙痛较剧烈、遇热痛增者。

验　证 用本方治疗牙痛患者73例,43例痊愈,27例好转,3例无效。

名医点评 过路黄中药名叫金钱草,有利水通淋、清热解毒、散瘀消肿之效。

偏方 4 热敷独头蒜治风虫牙痛

材　料 独头蒜2~3头。

制用法 将蒜去皮,放火炉上煨熟。趁热切开熨烫痛处,蒜凉再换,连续多次。

功　效 消炎杀菌,解毒。适用于风虫牙痛。

验　证 李某某,女,21岁,用本方数次后痊愈。

名医点评 中医认为,大蒜性味辛温,有解滞气、暖脾胃、化肉食、解毒杀虫的作用。大蒜中所含的大蒜素是细菌的强力杀手,对葡萄球菌、大肠杆菌等都有抑制和杀灭作用。

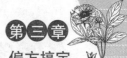

偏方 5　仙人掌汤治牙痛

材　料　仙人掌30克。

制用法　将仙人掌去皮刺洗净，入铁锅内，加水500毫升，煮沸20分钟，趁热喝汤。可同时将煎过的仙人掌服食，效果更佳。

功　效　用治牙痛。

名医点评　仙人掌味苦，性寒，归心、肺、胃经。行气活血，清热解毒。其药理作用涉及到抑菌、抗炎、免疫、降血糖、抗癌等范畴。

偏方 6　夏枯草荷叶治胃火牙痛

材　料　桑根12克，荷叶、夏枯草、苦瓜各20克，蜂蜜适量。

制用法　水煎后加入蜂蜜冲服，每日数次。

功　效　清热泻火。适用于胃火牙痛、牙龈红肿、口干、口臭者。

验　证　临床疗效良好，一般2～3天即可痊愈，重者7～10天可痊愈。

名医点评　胃火牙痛，顾名思义就是胃上火了。因此在饮食方面不要吃太多辣椒，喝太多白酒一类的辛辣食物，避免火上浇油。

偏方 7　酒煮黑豆治热盛牙痛

材　料　黑豆、黄酒各适量。

制用法　以黄酒煮黑豆至稍烂。取其液漱口多次。

功　效　消肿止痛。用治热盛引起的牙痛、牙龈肿痛等。

名医点评　黑豆补肾，除胸中热痹，散五脏积热。适宜龋齿牙痛及虚火上炎的牙龈肿痛者食用。

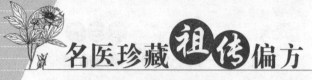

偏方 8　花椒浸酒治牙痛

材料　花椒15克，白酒50毫升。

制用法　将花椒泡在酒内10～15天，过滤去渣。棉球蘸药酒塞蛀孔内可止痛。一般牙痛用药酒漱口亦有效。

功效　消炎镇痛。用治虫蛀牙痛。

名医点评　花椒能止牙痛，是因为它具有局部麻醉、止痛的作用。因此，只可对轻、中度疼痛作止痛剂对症治疗。

偏方 9　冰糖水治虚火牙痛

材料　冰糖100克。

制用法　清水一碗放入锅内，下冰糖煮溶，至只剩半碗水即成。一次饮完，每日2次。

功效　清热，润肺。用治虚火上升引起的牙痛。

名医点评　本方也可以直接将露蜂房放在高度数酒中点燃，趁酒热时含漱效果更好。一般含后4～5分钟即可止痛。

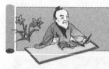

牙周炎

牙周炎是侵犯牙龈和牙周组织的慢性炎症，是一种破坏性疾病，其主要特征为牙周供认的形成及袋壁的炎症，牙槽骨吸收和牙齿逐渐松动，它是导致成年人牙齿脱落的主要原因。本病多因菌斑、牙石、食物嵌塞、不

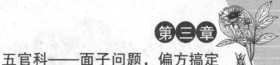

第三章 五官科——面子问题，偏方搞定

良修复体、咬创伤等引起，牙龈发炎肿胀，同时使菌斑堆积加重，并由龈上向龈下扩延。由于龈下微生态环境的特点，龈下菌斑中滋生着大量毒力较大的牙周致病菌，如牙龈类杆菌、中间类杆菌、螺旋体等，使牙龈的炎症加重并扩延，导致牙周供认形成和牙槽骨吸收，造成牙周炎。中医认为，牙周炎与全身疾病有关，分为胃经实火型、肾虚胃热型和脾肾两虚型。

偏方 1　阿里红治牙周病

材　料　阿里红适量。

制用法　煎水含漱。

功　效　治疗牙周病。

名医点评　正常的牙龈组织在菌斑附着2~3天内，临床上就可出现牙龈红肿、出血、疼痛等症状。同时，牙周病也是可以预防的，选择适宜的牙刷及正确的刷牙方法是关键。

偏方 2　乌贼骨粉治牙周炎

材　料　乌贼骨粉50克，槐花炭、地榆炭、儿茶各5克，薄荷脑0.6克。

制用法　以上5味药兑匀，装瓷瓶备用，每用时取少许刷牙，每日3次。

功　效　用于治疗牙周病。

名医点评　乌贼骨粉又叫墨鱼壳，既"乌贼板"，学名叫"乌贼骨"，也是中医上常用的药材，称"海螵蛸"，是一味制酸、止血、收敛之常用中药。

偏方 3　咸橄榄芦根茶治牙周炎

材　料　干芦根30克（鲜品90克），咸橄榄4个。

【制用法】 芦根切碎，橄榄去核，水煎。代茶频饮。每日1剂。

【功　效】 清热解毒，泻火生津。适用于牙周炎、牙痛、牙龈肿痛。

【名医点评】 患有龋齿、牙龈炎、牙周炎、口腔黏膜炎以及蛀牙、牙周病等口腔疾病的人，其口腔内容易滋生细菌，尤其是厌氧菌，其分解产生出了硫化物，发出腐败的味道，而产生口臭。因此及时治疗是关键。

偏方 4　固齿散治牙周炎

【材　料】 滑石粉18克，甘草粉3克，朱砂面0.9克，雄黄、冰片各1.5克。

【制用法】 将上药共研为细末。早晚刷牙后蘸药刷患处。或以25克药面兑60克生蜜和涂患处，每日早、晚各1次。

【功　效】 本方清热解毒，消肿止痛，化腐生肌，收敛止血。对牙周炎有很好的疗效。

【名医点评】 患者在每次排尿时，还可以满口牙齿用力咬合，每溺必做而不间断。这样可促进口腔黏膜的新陈代谢及牙龈的血液循环，锻炼咀嚼肌，增强牙齿的功能。

偏方 5　骨碎补治牙周炎

【材　料】 骨碎补30克，黑桑葚、炒精盐各15克，胡桃24克，煨去油。

【制用法】 上药共研细末。搽敷牙龈，每日早、晚各1次。

【功　效】 有益肾固齿、凉血泻止之效。用于治疗牙齿动摇、牙龈红肿疼痛。

【名医点评】 牙周病患者饭后用淡盐水漱口，可减少病菌在口中存活的概率。使用正确的刷牙方法。少吃辛辣食物。

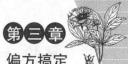

偏方 6 青松果醋治牙周炎

材 料 青松果7个，醋200毫升。

制用法 用醋煎青松果数滚。待煎液凉后漱口，每次漱约10分钟，连漱3~5次。

功 效 清热凉血，止血。适用于牙龈出血。

名医点评 用醋漱口也可辅助治疗牙周炎，这是因为醋具有消毒抑菌、增强人体免疫功能的功效。

偏方 7 芝麻秆治牙周炎

材 料 芝麻秆适量。

制用法 将芝麻秆切碎熬水，漱口。每日数次，以不痛为度。

功 效 清热解毒。适用于牙周炎。

名医点评 芝麻秆里含有丰富的芝麻，而芝麻有显著的医疗保健作用。芝麻中的维生素E非常丰富，可延缓衰老。有润五脏、强筋骨、益气力等作用。

偏方 8 桃柳树皮治牙周炎

材 料 桃树皮、柳树皮各4克，白酒适量。

制用法 砂锅放入白酒，以文火煎煮桃、柳树皮，趁热含酒液漱口。当酒液含在口中凉后即吐出，日漱数次。

功 效 清热止痛，祛风散肿。用治风火牙痛和牙周炎。

名医点评 牙周炎比较难以痊愈，且很容易复发。因此治疗后，在饮食上要注意不要吃海鲜、辛辣、冷冻等食物，注意口腔的清洁，避免复发。

偏方 9 花生大枣治牙周炎

材料 带红皮的花生米30克,大枣10个。

制用法 水煎,熟后将花生米、大枣分2次食用。每日1~2次,连用7日。

功效 用治牙周炎。

名医点评 花生衣含有丰富营养,并有止血、散瘀、消肿等功效。红枣素来被称为"补血圣品"。因此,本方既能止血又能补充所失营养。

第四章

皮肤科——细嫩皮肤,偏方相助

皮肤瘙痒症

皮肤瘙痒症是指皮肤无原发性损害，只有瘙痒及因瘙痒而引起的继发性损害的一种皮肤病。本病好发于老年人及成年人，多见于冬季。根据临床表现，可分全身性皮肤瘙痒症和局限性皮肤瘙痒症两种。前者周身皆可发痒，部位不定，此起彼伏，常为阵发性，以夜间为重。病人因痒而搔抓不止，皮肤常有抓痕、血痂、色素沉着等；后者瘙痒仅局限于某一部位，常见于肛门、外阴、头部、腿部、掌部等。中医学属风瘙痒、痒风等范畴。

偏方 1　薄荷止痒汤治皮肤瘙痒症

材　料　荆芥、薄荷、蕲蛇、地肤子、蝉蜕各10克，防风、当归、威灵仙各12克，何首乌20克，甘草6克。

制用法　水煎服，每天1剂。

功　效　治疗皮肤瘙痒症。

验　证　皮肤瘙痒58例，治愈54例，好转4例；过敏性皮炎29例，治愈27例，好转2例；荨麻疹14例，治愈13例，好转1例；湿疹13例，治愈11例，好转2例。

名医点评　皮疹有糜烂渗液者加土茯苓、苍术、黄柏各12克；皮疹部位灼热红肿者加生地、金银花各15克，丹皮、玄参各12克；大便秘结者加大黄、枳实、厚朴各12克；热重者加黄芩、黄连、龙胆草各10克。

第四章
皮肤科——细嫩皮肤，偏方相助

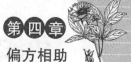

偏方 2　盐泔水洗治皮肤瘙痒

材料　精盐100克，米泔水100升。

制用法　米泔水中放入精盐，置锅内煮沸5～10分钟，然后将药液倒于面盆中，温热以适应为度，用消毒毛巾蘸药液擦洗患部，早晚各1次，每次擦洗1～3分钟，一般1～2次见效，多则3天。搽洗前先抓后擦洗，以疏松毛孔，使药力直达病所。

功效　治皮肤瘙痒症。

名医点评　使用本方期间，应该戒鱼、虾、蟹等食物。另外，也不能用碱性强的肥皂洗。

偏方 3　川芎桂枝汤治皮肤瘙痒

材料　川芎15克，桂枝、白芍、大枣、生姜、蝉蜕、炙甘草各10克，肉桂6克，蜈蚣1条（研冲）。

制用法　每日1剂，水煎，分2次服。

功效　扶正祛邪，调和气血。主治全身性皮肤瘙痒症、风寒症。

验证　马某，女，58岁。皮肤瘙痒1年，睡前及晨起时为甚，白天稍有风冷也多次发作。用上方连服6剂，瘙痒面积缩小，时间缩短。后改散剂，连服半月而愈。观察2月，未复发。

名医点评　患者应少吃辛辣和油炸等刺激性的食物，平常也要养成多喝水的习惯，多吃水果和蔬菜。时刻保持肌肤清洁。

偏方 4　甘草蛇床子治皮肤瘙痒

材料　生甘草、蛇床子各30克。

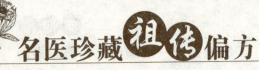

【制用法】 煎2遍和匀,去渣浓缩成200毫升,瓶装备用。用时涂局部,每日2~3次。

【功 效】 生甘草润肤止痒;蛇床子祛风止痒;煎浓外涂有滋润皮肤,消除瘙痒之功。

【验 证】 张某某,男,65岁。皮肤瘙痒2月余,皮表未见原发损害。入冬以来瘙痒异常,部位不定,皮肤干燥、脱屑。予本方外用,当日见效,2周后瘙痒消除,皮肤滑润。

【名医点评】《神农本草经》认为,蛇床子味苦,性平。中医认为,蛇床子味苦,性平,而偏湿,苦可燥湿,温能散寒,所以外用可燥湿止痒。

偏方 5 防风透骨草治皮肤瘙痒

【材 料】 防风、艾叶、透骨草各等份,精盐适量。

【制用法】 水煎,加精盐适量外洗。

【功 效】 适用于过敏性皮肤瘙痒疾患。

【名医点评】 过敏性皮肤瘙痒患者,在日常生活中要注意用温水洗脸,不吃辛辣刺激性的食物,外出要做好防晒工作,最好不要用刺激性的化妆品。

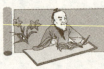

荨麻疹

荨麻疹是皮肤出现红赤色或白色的疹块,以突然发作,痒而不痛,时隐时现,消退不留任何痕迹为特征。"冷激性"荨麻疹多发生在秋冬寒凉

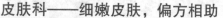

之季，是最常见的荨麻疹。其发病特点是：皮肤突然出现疹块，大小不一，此起彼消，瘙痒难忍。遇冷风、冷水或冷空气等刺激易发，得热则轻，疹块淡红或苍白，故多称"风疹块"，属"风寒型"荨麻疹。

荨麻疹中医称为"瘾疹"，俗称"风疹块"。临床特点为突发性局部或全身大小不一的风团，瘙痒难忍。风团出现快，消退亦快，此起彼伏，退后不留任何痕迹。严重者可伴有恶心、呕吐、腹痛、腹泻、胸闷心烦、面色苍白、四肢不温、呼吸急促等全身症状。根据发病时间的长短，一般把起病急、病程在3个月以内者称为急性荨麻疹；风团反复发作超过3个月以上者称为慢性荨麻诊。中医认为：风、寒、热、虫、气血不足等均可引发此病。

偏方 1　蟾蜍汤治荨麻疹

材　料　活蟾蜍3~4只。

制用法　去内脏洗净后放入砂锅内煮极烂，用纱布过滤去渣，留汤备用。搽洗患处，每日3~4次。

功　效　解毒，消肿，止痛。适用于丘疹性荨麻疹。

名医点评　蟾蜍又名癞蛤蟆。其眉间有白汁名蟾酥，蟾酥及干蟾皮等均供药用，甘、辛、温，有毒。内服容易升高血压，引起呕吐。

偏方 2　韭菜治荨麻疹

材　料　韭菜1把。

制用法　将韭菜放火上烤热。涂搽患部，每日数次。

功　效　清热，散风。用治荨麻疹。

验　证　毛某，女，36岁，患荨麻疹，用韭菜方治愈。

名医点评　中医认为韭菜味甘、辛，性温，无毒，入胃、肝、肾经，可活血

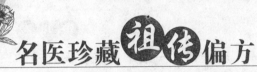

散瘀、理气降逆、温中行气等。研究表明，韭菜汁对痢疾杆菌、伤寒杆菌、大肠杆菌、葡萄球菌均有抑制作用。韭菜汁外搽皮肤，可祛风清热、散血解毒。

偏方 3 芝麻根治荨麻疹

材料 芝麻根1握。

制用法 洗净后加水煎。趁热烫洗。

功效 清热，散风，止痒。用治荨麻疹。

验证 钱某，男，43岁。患荨麻疹，多方医治效果不佳，后用上方痊愈。

名医点评 慢性荨麻疹患者可常食用芝麻或黑芝麻酱，以改善体质，增强体力，强化肌肤，不容易出疹子。

偏方 4 红薯藤治疗荨麻疹

材料 红薯藤（干品）50克，红糖适量。

制用法 将上药水煎，加红糖适量饮服，每日1剂。3~5剂为1个疗程。

功效 主治荨麻疹。

验证 许某，女，30岁。全身皮肤瘙痒2年余，晨起为甚。曾用抗过敏药、激素及中药，均无效。遂按上方采用红薯藤治疗，2剂痒止，5剂疹消。随访2年，未见复发。

名医点评 红薯是蔬菜皇后，含有非常丰富的维生素，是营养价值很高的蔬菜，经常食用能增强人体的免疫能力。红薯藤还有去热毒的作用，可以调理肠炎和皮肤红肿、毒疮。

第四章
皮肤科——细嫩皮肤，偏方相助

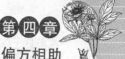

偏方 5　艾叶酒治荨麻疹

材料 白酒100克，生艾叶10克。

制用法 上药共煎至50克左右，顿服。每天1次，连服3天。

功效 主治荨麻疹。

名医点评 方中生艾叶辛温芳香，祛风胜湿；白酒辛温，升阳发散。两药均为辛温之品，适用于各种证型的荨麻疹。

偏方 6　黄柏茯苓液治荨麻疹

材料 苍术、黄仁、荆芥穗、蛇床子、白鲜皮、粉丹皮各12克，防风、全蝎、蝉蜕、连翘、茯苓各10克，地肤子、乌梢蛇各15克，甘草7克。

制用法 水煎服。

功效 主治荨麻疹。

名医点评 有的患者在刚开始服用本方时，病情可能有所加重。这其实是方中药材在驱邪出表，也是要痊愈的象征，若继续服用则可很快愈合。

偏方 7　解大蓟治荨麻疹

材料 解大蓟100克（干品减半）。

制用法 每日1剂，水煎服。

功效 治疗荨麻疹。

验证 用上药治疗荨麻诊50例，服药1~3剂治愈者35例，服药4~6剂治愈者15例。

名医点评 大蓟根气微、味甘、微苦。具有凉血止血，行瘀消肿的作用。

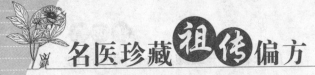

偏方 8 滑石朱砂治荨麻疹

【材 料】 滑石粉500克，炉甘石15克，冰片、朱砂各50克。

【制用法】 香油调糊状，外敷。

【功 效】 治疗荨麻疹。

【名医点评】 本方可涂搽急性皮炎、湿疹、荨麻疹。

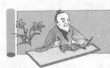

湿疹

湿疹是由多种内外因素引起的一种过敏性炎症的反应性皮肤病，分急性、亚急性、慢性三种。不分男女，任何年龄、任何部位均可能患病。急性湿疹，常见于头面、耳后、四肢远端、露出部位及外阴、肛门等处，多对称分布，表现为红斑、丘疹、丘疱疹、水疱，密集成群，边界不清，有奇痒等；亚急性湿疹，多由急性湿疹转来，皮损炎症较轻，以鳞屑和结痂为主，可有轻度糜烂和瘙痒；慢性湿疹，由亚急性湿疹转来，病变处皮肤增厚，浸润，表面粗糙，覆有少量鳞屑，常有色素沉着，常反复发作，但皮疹消退后，不留永久性的痕迹。中医认为是风湿热侵入肌肤而成。急性、亚急性以湿热为主，慢性乃因久病耗血所致。

偏方 1 香油绿豆粉治湿疹

【材 料】 绿豆粉、香油各适量。

【制用法】 将绿豆粉炒呈黄色，晾凉，用香油调匀。敷患处。

第四章
皮肤科——细嫩皮肤，偏方相助

功 效 清热，祛湿。用治湿疹流黄水。

名医点评 绿豆具有解毒的功效，与香油搭配可快速治疗湿疹。若没有绿豆粉，也可直接将香油涂抹于患处，但效果缓慢。

偏方 2　芹菜治湿疹

材 料 芹菜250克。

制用法 每天当菜吃，吃法不限，要连续用。

功 效 清热，化湿，解毒。用治皮肤湿毒、红肿起疱流水。久服能使皮肤干燥、不痒而愈。

名医点评 芹菜具有清胃热、通血脉、健齿润喉、明目醒脑、润肺止咳的效果。体内热盛、食欲不佳、疲倦无力的湿热体质湿疹患者更可经常食用。

偏方 3　马齿苋治湿疹

材 料 马齿苋60克（鲜马齿苋250克）。

制用法 净水洗净后，用水2000克煎煮20分钟，过滤去渣（鲜药煮10分钟）。用净纱布六七层蘸药水湿敷患处。每日2~3次，每次20~40分钟。

功 效 清热解毒，除湿止痒。用治急性湿疹、过敏性皮炎、接触性皮炎（湿毒疮）、丹毒、脓疱病（黄水疮）等。

验 证 用此方治疗患者19例，其中治愈11例，好转7例，无效1例，有效率为94.7%。

名医点评 本方还可以在药袋中放入马齿苋，入水中煮并少放一些粗盐，煮开后再用小火煮几分钟后放入盆中。然后，坐在盆上利用散发的热气熏蒸患处，一次 20～30 分钟，然后用马齿苋水再洗患处。坚持使用，可治疗顽固性湿疹。

偏方 4　蕹菜水治湿疹

材　料　蕹菜适量。

制用法　将蕹菜洗净，加水煮数沸。趁热烫洗患处。

功　效　清热，祛湿，止痒。用治皮肤湿痒。

名医点评　中医认为空心菜（蕹菜）是治病良药。它味甘性微寒，有清热解毒、凉血利尿的作用。对夏季出现的暑热烦渴、便结尿黄以及炎热产生的痔疮、衄血、尿血等热证，皆可多食空心菜予以解除。

偏方 5　丹黄敷治湿疹

材　料　黄丹、黄柏各 30 克，香油适量。

制用法　研细混匀备用。渗出液多者，将散撒于疮面，渗出少者则用香油调敷于疮面。

功　效　凉血解毒，祛风止痒。用治湿疹。

验　证　治疗 100 例，痊愈 63 例，显效 22 例，好转 15 例。

名医点评　使用本方期间，忌鱼腥、辛辣之物。

偏方 6　蛋黄油治湿疹

材　料　鸡蛋 3～5 个。

制用法　将蛋煮好后，去蛋白，留蛋黄。放入锅中煎至蛋黄出油。取出将其捣碎拌匀，趁热用棉签蘸蛋黄油涂搽患处，每日 2～3 次。

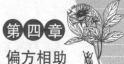

第四章
皮肤科——细嫩皮肤，偏方相助

功 效 祛湿毒。

名医点评《本草纲目》记载"鸡卵炒取油，和粉敷头疮"。又云"鸡卵黄熬油搽之，治杖疮已破，甚妙"。

偏方 7 黄连蜂巢治湿疹

材 料 川黄连6克，蜂巢3个，凡士林80克。

制用法 将黄连研极细，蜂巢研末，再加凡士林，文火溶化，搅拌成油膏，先用2%温盐水洗净患处，后涂油膏。注意不可用热水烫，越烫越坏。

功 效 散风祛湿。治疗湿疹。

名医点评 蜂巢富含激素和多种维生素，是调节内分泌和滋补强身的首选上品。药中加入蜂巢，还有促进机体细胞免疫功能的作用。

偏方 8 蚕豆皮治湿疹

材 料 蚕豆皮、香油各适量。

制用法 将蚕豆浸泡软后，剥其皮晒干。用火将蚕豆皮烘烤极焦，研成细末过筛，香油调均匀。敷于患处，每日1次。

功 效 利湿化滞，收敛医疮。用治湿疹，对头、耳、颜面之急性湿疹效果最佳。

名医点评 中医认为蚕豆味甘、性平，入脾、胃经。可补中益气，健脾益胃，清热利湿。

偏方 9 二黄苍术汤治湿疹

材 料 苍术、黄芩、黄柏各15克。

185

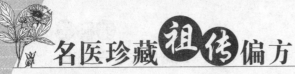

【制用法】 将上药加水1500毫升,煎至600~700毫升后过滤。用纱布浸上药液洗涤患处,每日1次,每次约20分钟,洗涤后另用纱布蘸药液贴敷患处,并用纱布包扎,一般每日换药1次,重者每日换2次,直至痊愈为止。每次洗涤后的药液可留下次加温再用。

【功 效】 治疗湿疹。

【验 证】 用上药治疗糜烂性湿疹患者7例,均获痊愈,一般用药后即可见效,1~2周治愈。

【名医点评】 注意调整饮食,忌食辛辣刺激之物,避免进食易致敏的食物,如酒类、海鲜贝类食物应禁用,以清淡饮食为好。

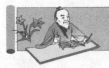

痤 疮

痤疮是一种毛囊、皮脂腺的慢性炎症。因皮脂腺管与毛孔的堵塞,引起皮脂外流不畅所致。多发生于青春期男女,常伴有皮脂溢出,青春期过后,大多自然痊愈或减轻。其临床特征为:颜面、胸背部黑头或白头粉刺、丘疹、脓疱、结节、囊肿及疤痕等皮肤损害。中医称本病为"粉刺",其基本病机为素体阳热偏盛,加上青春期生机旺盛,营血日渐偏热,血热外壅,气血郁滞,蕴阻肌肤。

偏方 1 紫草丹参水治痤疮

【材 料】 紫草10克,丹参15克。

【制用法】 每天1剂,开水泡2小时后,早、中、晚分3次服之。

第四章
皮肤科——细嫩皮肤，偏方相助

功效 丹参、紫草同用活血化瘀，凉血解毒。适用于青年男女颜面上胸及背部等皮脂腺发达部位痤疮或伴发丘疹、脓疱者。

验证 翁某某，男，面部痤疮2年余，伴发丘疹、脓疱；既痛又痒，疤痕累累。因学习紧张服煎剂不便，予本方开水泡饮之。饮2周后，丘疹、脓疱渐减，痛痒均止，饮1个月后，丘疹、脓疱全愈。

名医点评 本方中的丹参、紫草同用具有活血化瘀、凉血解毒之功效。若痤疮有脓包者，加野菊花10克，黄芪15克。

偏方 2　枇杷清肺饮治痤疮

材料 枇杷叶15克，党参、桑白皮各10克，黄柏、黄连、甘草各5克。

制用法 每日1剂，水煎。饭后服。

功效 抑制痤疮丙酸杆菌的活性，减轻皮脂过度分泌。改善痤疮症状。

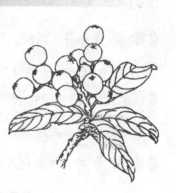

验证 此方治疗痤疮96例，痊愈58例，好转35例，无效3例。

名医点评 枇杷液清泻肺内积热，本方尤其适用于肺热型痤疮。

偏方 3　白果仁治痤疮

材料 白果仁适量。

制用法 每晚临睡前用温水将患部洗净（勿用肥皂或香皂）。取除掉外壳的白果仁，切去一部分使之成为平面，用以频搽患部，边搽边削去用过的部分，以利药汁渗出。每晚用1~2枚白果仁搽遍患部即可。

功效 主治痤疮（青春痘、酒刺、粉刺）。

验证 用此方治疗痤疮患者120例，结果治愈116例，好转2例，无效2例，总有效率为98.3%。一般用药7~14天，痤疮即愈，面部不留疤痕，效果满意。

名医点评 白果有微毒，可能会对皮肤黏膜造成刺激。因此在使用前，最好先在耳朵下的皮肤上试用，如果没有出现异常，再将其用于脸部或其他痤疮患处。

偏方 4　荆芥防风汤治痤疮

材料 荆芥、防风、黄芩、白芷、桔梗、浮萍、丹皮、皂刺各10克，生首乌、茯苓、苦参各20克，牛膝15克。

制用法 每日1剂，水煎服。

功效 主治痤疮。

验证 用此方治疗痤疮患者50例，其中治愈44例，有效1例，无效2例，总有效率为96%。多数患者服3~5剂后丘疹、肿疱消退、变平，颜色变暗，治疗中40例患者均见皮脂分泌明显减少。

名医点评 若患处有脓疱或有囊肿者，加双花20克，连翘15克；有瘢痕者，加丹参30克。

偏方 5　香油使君子治痤疮

材料 香油、使君子各适量。

制用法 使君子去壳，取出种仁放入铁锅内文火炒至微有香味，晾凉，放入香油内浸泡1~2天。每晚睡前吃使君子仁3个（成人量），10天为1个疗程。

第四章 皮肤科——细嫩皮肤，偏方相助

功　效 健脾，润燥，消积，杀虫。用治痤疮等。

名医点评 使用使君子的时候，量不宜过大。否则可能会引起反胃恶心、眩晕等不良反应。服用使君子时，也不要饮茶，否则也易出现上述情况。

偏方 6　香蕉荷叶治痤疮

材　料 香蕉2个，山楂30克，荷叶1张。

制用法 将荷叶剪成小块，山楂洗净，香蕉切段。加水500毫升，煎至300毫升，分2次食香蕉喝汤。

功　效 用于治疗痤疮。

名医点评 本方不仅能对痤疮起到治疗作用，还能对肌肤起到养护作用，可谓是治肤又美肤。

偏方 7　丝瓜藤水治痤疮

材　料 丝瓜藤水适量。

制用法 丝瓜藤生长旺盛时期，在离地1米以上处将茎剪断，把根部剪断部分插入瓶中（勿着瓶底），以胶布护住瓶口，放置1昼夜，藤茎中有清汁滴出，即可得丝瓜藤水搽患处。

功　效 清热，润肤。用治粉刺、痤疮。

名医点评 丝瓜中含有丰富的B族维生素和维生素C。维生素C是一种活性很强的抗氧化物，能抑制体内黑色素的形成，不但能祛斑，还能预防老年斑的形成，延缓皮肤衰老，对治疗痤疮、青春痘都很有效。

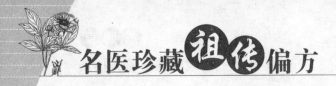

脱 发

脱发是指非生理性脱落的一类疾病，包括斑秃、脂溢性脱发等疾病。其中，斑秃是一种头发突然成片脱落、头皮鲜红光亮、无明显自觉症状的慢性皮肤病，相当于中医的"油风"；脂溢性脱发是指在头皮脂溢性皮炎的基础上发生的头发细软、稀疏、脱落，中医称之为"发蛀脱发"。脱发的基本病机为风盛血燥，气血亏虚，精血不足，气血瘀滞而致发失所养。

偏方 1 红花麝香饮治脱发

材 料 桃仁、红花、赤芍各9克，川芎5克，当归须10克，麝香0.03克，生姜2片，红枣7枚，葱白3根。

制用法 黄酒半斤加适量水，将药倒入浸泡1小时后煎，煮沸后再煎25分钟，去渣，滤取药汁300～500毫升（如有麝香可加入0.03克，再煮10～15分钟后服），每日煎服2次。

功 效 活血化瘀，透络通窍。用治脂溢性脱发、斑秃。

验 证 用此方加减治疗脱发31例，其中痊愈23例，好转6例，无效2例，总有效率为93.5%。

名医点评 若阴虚血少者，可加生、熟地黄各15克；肝肾阴亏者，可加枸杞子10克，白蒺藜15克。以发为血之余，方中若配何首乌20克、黑芝麻20克等养阴生血之品，寓于活血通络之中，通中有补，其效果更为理想。

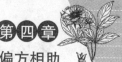

偏方 2 茯苓生发方治脱发

材　料 茯苓2000克。

制用法 将上药研为细末，每次服8克，白开水冲服，每日2次。坚持服至长出发根为度。

功　效 健脾益肾，养血安神。治疗脱发。

验　证 用药治疗脱发（发秃）患者2例，均获痊愈。其中1例按上药服74天，复诊时，脱发处均有发根生出，嘱再服药10天，随访基本痊愈。

名医点评 茯苓，《本经》上品，是一种真菌类常用中药，味甘淡，性平，归心、肺、脾、肾经。茯苓能上行渗水湿，并导饮下降，湿去则发可生。

偏方 3 制首乌熟地治脱发

材　料 制首乌24克，熟地、侧柏叶、黄精各15克，枸杞子、骨碎补各12克，当归、白芍各9克，红枣5枚。

制用法 水煎服，每日1剂，1个月为1个疗程。

功　效 补肾精益肝血。

验　证 曾治疗10余例脱发患者，均有效果，对青年女性患者疗效显著，一般服20余剂，脱发可控制，连服1个月后，新发即可逐渐长出。

名医点评 在生活中，要注意细心呵护头发，也可预防脱发。尤其是当头发处于湿润状态时，发质更加脆弱，千万不能用力梳。另外，尽量不要染、烫、卷，减少对头发的损害。

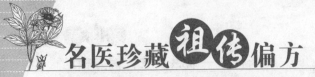

偏方 4　黑芝麻饮治脱发

材　料　生地、熟地、侧柏叶各15克,当归、黑芝麻各20克,首乌25克。

制用法　每日1剂,水煎2次,分2次服。

功　效　养血清热。适用于风热血燥之脱发。

验　证　以此方治疗脱发30例,痊愈7例,好转23例,全部有效。平均服药70天。长发最快为30天。

名医点评　服用本方期间,应少食辛辣,不要用肥皂洗头。多食新鲜蔬菜和水果。

偏方 5　菟丝子蛇蜕治脱发

材　料　制首乌20～30克,生地黄、菟丝子各15～20克,当归、天麻各10克,白芍15克,川芎6克,蛇蜕8克(无蛇蜕可用蝉蜕10克代之,效果稍逊)。

制用法　每剂药煎3次,前2次煎液内服,第3次煎液洗头。每天1剂。

功　效　治青年脱发。

名医点评　头皮刺痒重者加百部、地肤子、白鲜皮各10～15克;头皮脱屑多者加白蒺藜15～20克;阴虚内热重(五心烦热或女子月经先期)加牡丹皮8克,地骨皮12克,女贞子10～15克,旱莲草10克。

偏方 6　芝麻油治脱发

材　料　生芝麻适量。

制用法　榨取其油。涂抹头皮,每日数次。

第四章 皮肤科——细嫩皮肤，偏方相助

功 效 润燥，泽肤。适用于头发枯干、脱落不生。

名医点评 还可以多吃黑芝麻，无论是直接吃，做饭吃，还是磨粉吃都行。黑芝麻含有的脂肪大多为不饱和脂肪酸，不仅有延年益寿的作用，还可作用于养发，有防脱发之功效。

偏方 7 野蔷薇治脱发

材 料 野蔷薇嫩枝100克，猢狲姜50克。

制用法 将药水煎百沸，取汁刷头。

功 效 本方尤适用于病后脱发。

名医点评 野蔷薇和猢狲姜都是治疗脱发的常用中药。而且，这两味药还可用于治疗脱眉。

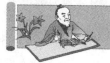

鸡 眼

鸡眼是一种多见于足底及足趾的角质增生物。呈灰黄色或蜡黄色，系足上较突出部分的皮肤长期受压或摩擦，发生局限性角层增厚，其尖端渐深入皮层，圆形基底裸露皮外，坚硬如肉刺，行走时因鞋过紧，或脚部先天性畸形，长期重心固定，使尖端压迫神经末梢，产生疼痛。

偏方 1 醋米酒治鸡眼

材 料 米酒、醋各适量。

制用法 以脚盆盛热水，倒入米酒约1杯，将脚浸入，至水冷为止。再拭

193

干脚，以醋滴于患处，并速以刀片轻轻刮除四周之鸡眼皮，对中间之眼珠切勿猛然铲除。

功效 如此日久，鸡眼自会平复。

名医点评 米酒能够帮助血液循环，促进新陈代谢，具有补血养颜、舒筋活络、强身健体和延年益寿的功效。

偏方 2 葱白液治鸡眼

材料 大葱适量。

制用法 取鲜大葱，将葱叶头割断，用手挤其液。缓慢涂擦数次可愈。

功效 通阳杀菌。用治鸡眼。

验证 用此方治疗患者93例，其中治愈69例，好转20例，无效4例，总有效率为95.7%。

名医点评 本方也可以用连须葱白1根，蜂蜜少许替代。方法是将葱白洗净捣泥，加少许蜂蜜调匀。然后清洗患处并消毒，用手术刀削去鸡眼老皮，至浸血为度。用蜂蜜葱泥敷患处，外用纱布包扎固定。3日换药1次即可。

偏方 3 蓖麻子治鸡眼

材料 蓖麻子适量。

制用法 先用热水将鸡眼周围角质层浸软，用小刀刮去。然后用铁丝将蓖麻子串起置火上烧，待烧去外壳出油时，即趁热按在鸡眼上。

功效 解毒散结。主治鸡眼。

验证 临床反复验证，治疗鸡眼患者，一般2~3次即可获得治愈。

名医点评 蓖麻子能消肿拔毒，泻下通滞。《本草衍义补遗》：能出有形质之滞物，故取胎产、胞衣、剩骨、脓血者用之。

第四章
皮肤科——细嫩皮肤，偏方相助

偏方 4 鸦胆子仁治鸡眼

材　料 鸦胆子仁5粒。

制用法 先将患部用温开水浸洗，用刀刮去表面角皮层，然后将鸦胆子捣烂贴患处，外用胶布贴住。每3~5日换药1次。

功　效 主治鸡眼、脚垫。

名医点评 鸦胆子仁苦，寒，有毒，归大肠、肝经。用鸦胆子仁捣烂涂敷，或以鸦胆子油涂搽局部，都具有较强的腐蚀作用，可使鸡眼、赘疣坏死脱落。

偏方 5 浓碘酒治鸡眼

材　料 20%浓碘酒少许。

制用法 以浓碘酒少许，用牙签裹棉花蘸碘酒涂患部厚皮部，切记不可搽到外面普通皮肤上，以免灼伤。如此每日1~2次，约2~3天患部就会脱下一层厚皮，脱下厚皮后，鸡眼的根就出来一点儿了，可以不再刺伤脚底，持续此法几天，鸡眼的根部会愈变愈小，也愈浅，最后就可脱出而消失。

功　效 主治鸡眼。

名医点评 鸡眼的根出来后，会有脓水流出。要及时清理干净并消毒。鸡眼结痂的时候，会痒，一定不要用手去抠。这是正常现象，表示神经细胞开始重新生长。

偏方 6 糯米治鸡眼

材　料 生石灰30克，糯米20克。

制用法 将生石灰用冷水冲泡，然后滤掉石灰，糯米放入石灰水中浸泡24

小时即可。用橡皮胶布将鸡眼周围皮肤保护起来，将浸泡过石灰水的糯米2～6粒（根据鸡眼面积大小而定）敷在鸡眼上，24小时更换1次，直至将鸡眼去尽（见到一个像钉子一样的硬纤维组织即为断根）。一般在7日之内可治愈。

功效 除血积、解毒肿，软化硬结。适用于鸡眼。

名医点评 生石灰可"蚀恶肉，出瘀血"，能软化硬结、"腐除"鸡眼；糯米性黏，有"除血积，解毒肿"功效。经石灰水浸泡过的糯米，既能保持药效持久，又能缓和石灰对皮肤的刺激。

偏方 7　香生姜艾叶治鸡眼

材料 生姜、艾叶、香（即供佛烧香的香）各适量。

制用法 以生姜置患处，将艾叶置生姜上，用香火烧之，隔日自行脱落即愈。

功效 主治鸡眼。

名医点评 本方也可以将100克红花和500克艾叶平均分为20份，每日1份（加食醋100克，花椒20粒，精盐2勺），用纱布包裹加水煮开趁热泡脚15～30分钟。效果同上。

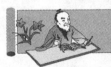

腋臭

本病因腋窝汗腺分泌过多引起。腋窝排出的汗液颜色发黄、黏稠。在细菌的作用下，汗液中的蛋白质、脂肪酸等被分解，可散发出一种难闻的臭味。特别在夏天更为明显，就像狐狸小便气味一样。这种气味俗称"狐臭"，医学上称为"臭汗症"。有时乳房或阴部、脐部也会有这种臭味。

第四章
皮肤科——细嫩皮肤，偏方相助

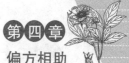

偏方 1 碘椒酊治腋臭

材料 尖红干辣椒30克，碘酒300毫升。

制用法 将尖红干辣椒剪成碎片或研成末，放入碘酒中浸泡15天，去药渣，再用纱布包裹绞出汁，过滤，瓶装备用。每天用药棉擦腋窝1次，重者可2次。用温水将腋窝洗净擦干，再擦药。

功效 主治腋臭。

验证 治疗患者43例，治愈29例，好转14例，一般40天左右可除根。

名医点评 本方辣椒采用"米椒"，一般长1~2厘米。如涂擦碘椒酊后腋窝辣痛太甚，可酌加碘酊稀释药液。

偏方 2 鲜姜汁治腋臭

材料 鲜姜适量。

制用法 将鲜姜洗净，捣碎，用纱布绞压取汁液。涂汁于腋下，每日数次。

功效 消腋臭。

名医点评 《食疗本草》载，生姜有"去胸中臭气、狐臭"的作用，有"根绝"之功。

偏方 3 泥鳅敷治腋臭

材料 泥鳅适量。

制用法 将泥鳅（不洗，带黏液）捣烂。涂敷腋下，连涂数次，直至治愈。

功效 消炎散肿，解毒除臭。主治腋臭。

名医点评 一般在狐臭的患者中，约95%都可用服药或擦药来治疗狐臭，再加上正确的卫生教育，效果都不错。只有5%的严重患者才需开刀治疗。

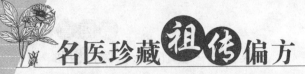

偏方 4　灶心土治腋臭

材　料　灶心土适量。

制用法　将灶心土捣碎，研细，过筛。敷抹腋下，每日数次。

功　效　敛腋汗，除腋臭。

名医点评　灶心土就是烧柴草的土灶内外经烧煅的黄土块。灶心土含有硅酸、氧化铝、氧化铁等，能抑制大汗腺分泌，故能除腋臭味，但作用不持久。

偏方 5　冰片酒精液治腋臭

材　料　冰片3克，75%酒精20毫升。

制用法　将冰片放入酒精中密封，让其自行溶解。将腋窝洗净擦干后，用药液涂擦患处，每日早晚2次。10天为1个疗程。

功　效　杀菌除臭。治疗腋臭。

名医点评　最好用肥皂水清洗腋窝。用此方法，一定要有耐心，坚持用药才能达到效果。

偏方 6　艾叶明矾末治腋臭

材　料　艾叶、明矾末各20克，精盐200克。

制用法　将艾叶晒干搓细与明矾末、精盐伴匀后放锅中加热，取出用布包好夹在腋下即可，以不烫伤皮肤为度。5分钟后便无臭味。

功　效　治疗腋臭。

名医点评　腋臭患者应少食油腻食物。人体内油分过多，会让细菌分解，形成体臭或加剧腋臭。

第四章
皮肤科——细嫩皮肤，偏方相助

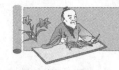

疣

疣是由病毒引起的良性赘生物，多见于儿童及青年。引起疣类的病毒为人类乳头瘤病毒。它存在于棘层细胞中，可促使细胞增生形成疣状损害。常见者有寻常疣、扁平疣等。临床表现：寻常疣在临床上为坚硬、表面干燥粗糙的疣赘状，顶端可分化呈刺状，如绿豆至豌豆大。有自身接种性而多发。好发于手、足背、手指、足缘或甲廓等处。本病中医称之为"疣目""千日疮"，其基本病机为肝血失养，燥淤肌肤，兼感邪毒。扁平疣为针头至扁豆大小的扁平丘疹，多数散在，呈正常皮色或带棕色。好发于颜面部、手背、前臂、肩胛等部。中医称扁平疣为"扁瘊"，其基本病机为湿热郁结，兼感邪毒。

偏方 1 鱼香草治疣

材　料　鱼香草（又名土薄荷、青薄）鲜品适量。

制用法　先用75%酒精将疣体及周围皮肤消毒，用消毒刀片将疣体表面削去一部分，然后取适量鲜鱼香草搓绒擦疣体面，每天3次，一般3~4天痊愈。

功　效　主治寻常疣。

验　证　黄某，男，21岁。左手无名指外侧近掌端处长一寻常疣，如黄豆大，已2年余，经中西药治疗无效。采用本方治疗，4天告愈。随访7年未复发。

名医点评　鱼香草，别名土薄荷、青薄。它是一味很好的消炎药，治疗寻常疣有特效。

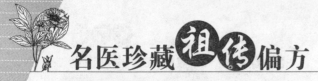

偏方 2　醋浸苦瓜治疣

材　料　生苦瓜、醋各适量。

制用法　将苦瓜洗净，破开去子，放入醋中浸泡1周后，取出切碎，再入食油锅中爆炒1分钟。当菜吃，每次100克，每日1次，连吃半个月。

功　效　清热解毒。主治扁平疣。

名医点评　醋是酸性，苦瓜是碱性。二者一起吃，不会对胃造成太大伤害。同时还能清热解毒，祛风通络。

偏方 3　苍耳液治疣

材　料　苍耳子10克。

制用法　将苍耳子浸泡于75%酒精50毫升内，密闭浸泡7天，滤渣取液备用或此药仍浸泡药液内。用棉签蘸药液涂抹患处，每天数次，寻常疣10天即可，扁平疣7天即可。停药15～20天后其疣自行脱落。

功　效　主治寻常疣、扁平疣。

验　证　经治104例，其中寻常疣43例，扁平疣61例。结果痊愈98例，有效5例，无效1例，总有效率99.1%。1年内追访，98例痊愈患者中，2例复发，后用本药液复治而愈，3年后再访未复发。

名医点评　苍耳子属祛风湿中药，具有发散风寒、通鼻窍、祛风湿、止痛的功效。

偏方 4　鼠妇糊治疣

材　料　鼠妇（鲜）2～3只。

制用法　将鼠妇放在疣顶部，用手挤压鼠妇，使其成糨糊状，完全涂抹在

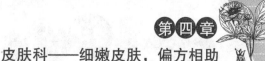

第四章
皮肤科——细嫩皮肤，偏方相助

疣体上，令其自然干燥，勿洗。每天按上法涂抹1~2次。

功 效 主治寻常疣。

验 证 治疗寻常疣45例，痊愈38例，占84.4%，好转4例，占8.9%，无效3例，占6.7%，总有效率93.3%；治疗扁平疣30例，痊愈19例，占63.3%，好转6例，占20%，无效5例，总有效率83.3%。

名医点评 鼠妇又称"潮虫"，酸、温、无毒。具有破血、利水、解毒、止痛等功效。

偏方 5 丝瓜花治疣

材 料 鲜丝瓜花2~5朵，精盐少许。

制用法 将丝瓜花和精盐共同捣烂，外擦疣体，擦至自感发热为度，然后将其敷于疣体上，待水分干后弃去换新的。

功 效 适用于扁平疣或寻常疣。

名医点评 丝瓜花，味甘，微苦，性寒。《分类草药性》：涂疗疮，退火毒，消肿。

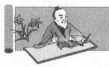

带状疱疹

带状疱疹是一种由病毒引起的皮肤病，可发生于身体任何部位，但以腰背为多见。病人感染病毒后，往往暂不发生症状，病毒潜伏在脊髓后根神经节的神经元中，在机体免疫功能减退时才引起发病，如感染、肿瘤、外伤、

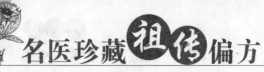

疲劳及使用免疫抑制剂时等。本病好发于三叉神经、椎神经、肋间神经和腰底神经的分布区，初起时患部往往有瘙痒、灼热或痛的感觉，有时有全身不适、发热、食欲不振等前驱期症状，随后有不规则的红斑、斑丘疹出现，很快演变成绿豆大小的集簇状小水疱，疱液澄清，周围绕以红晕。数日内水疱干涸，可有暗黑色结痂，或出现色素沉着；与此同时不断有新疹出现，新旧疹群依神经走行分布，排列呈带状；疹群之间皮肤正常。有些患者皮损完全消退后，仍可留有神经痛，多数患者在发病期间疼痛明显，少数患者可无疼痛或仅有轻度痒感。中医认为，本病的发生多因情志内伤，肝郁气滞，日久化火而致肝胆火盛，外受毒邪而发。中医学属缠腰火丹、缠腰龙、蜘蛛疮范畴。

偏方 1　二黄末治带状疱疹

材　料　雄黄20克，大黄30克，白酒适量。

制用法　上药共研细末，用白酒（或茶水）调成糊状，外敷患处用消毒棉签蘸药涂于患处，随干随涂。每日数次，连续用药7～10天可愈。

功　效　治带状疱疹。

名医点评　本方也可以用雄黄、大黄、冰片各等份研为细末，以麻油调涂患处；或用雄黄、明矾各10克，琥珀3克，共研末过筛，用凉开水调成糊状。效果均同上。

偏方 2　三粉擦剂治带状疱疹

材　料　雄黄、明矾各10克，琥珀末3克。

制用法　将上药共研成细粉，用凉开水调如稀浆糊，以新羊毛刷蘸之擦患处，随干随擦。

功　效　清解邪毒。用治带状疱疹。

验　证　谷某，女，43岁。患带状疱疹，腰围及胸背部皮肤红赤灼热，疼

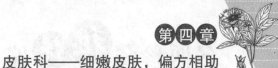

痛难忍。用本方涂擦患处皮肤。用药1日疼痛消失，病获痊愈。

- 名医点评 琥珀是史前松树脂的化石，是一种有机宝石。琥珀是数千万年前的树脂被埋藏于地下，经过一定的化学变化后形成的一种树脂化石。琥珀碾成的粉末有安神定气、清凉提神的功效。

偏方 3 地龙韭菜根治带状疱疹

- 材　料 活地龙（即蚯蚓）2克，鲜韭菜根30克，香油适量。
- 制用法 将上2味洗净，捣烂，加少量香油调拌均匀，置瓶内放阴凉处备用。使用时取其液涂患处，每日2次，外用纱布固定。
- 功　效 清热凉血，解毒止痛。主治带状疱疹。
- 验　证 据《河南中医》介绍，用此方治疗带状疱疹26例，均在发病2～3天用药，2～5天内痊愈。治愈后局部不留瘢痕，无毒性及不良反应。
- 名医点评 《本草纲目》载，地龙泥甘、酸、寒，能祛热毒，治蛇犬伤和一切丹毒。此法源于《医宗金鉴》：韭菜泥能治缠腰火丹。可见该方具有较强的清热解毒、疗疮医疡作用。

偏方 4 仙人掌胶治带状疱疹

- 材　料 新鲜仙人掌、粳米粉、米泔水各适量。
- 制用法 仙人掌去针及绒毛，切片，捣烂，再加入粳米粉和米泔水适量，捣和均匀使成黏胶状以备用。用时将已制好的胶状物敷于患处，外

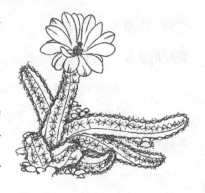

盖油纸，绷带包扎固定。每隔3~4小时换药1次。

功　效 除痒止痛。

验　证 经用此方治疗30例，分别观察，一般1~4天即结痂痊愈。

名医点评 仙人掌具有清热解毒之功。米泔水即淘米水。它可用以炮制药物，主要用它来吸其中药材所含的油脂，减弱药物的辛燥气味和滑肠作用，调理脾胃，增进饮食。

偏方 5　蜂胶酊治带状疱疹

材　料 蜂胶15克，95%酒精100毫升。

制用法 将蜂胶加入95%酒精内，浸泡7天，不时振摇，用定性滤纸过滤后即得蜂胶酊。使用时用棉签蘸蜂胶酊涂患处，每日1次。

功　效 解毒，燥湿，止痛。主治带状疱疹。

名医点评 蜂胶被誉为"紫色黄金"，内服补虚弱，化浊脂，止消渴；外用解毒消肿。酒精只能选用95%的使用，因为若酒精浓度过低，虽可"攻击"细菌，但不能将其体内的蛋白质凝固，同样也不能将细菌彻底杀死。

偏方 6　空心菜膏治带状疱疹

材　料 鲜空心菜适量。

制用法 将空心菜去叶取茎，在新瓦上焙焦后，研成细末，用菜子油搅成油膏状，在患处以浓茶汁洗涤，拭干后，涂搽此油膏，一天2~3次。约3~5天后痊愈。

功　效 主治带状疱疹。

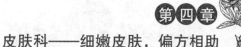

名医点评 中医认为，空心菜具有很强的解毒功效。它具有解暑行水、清热解毒、凉血止血、润肠通便等功效，被《南方草本状》誉为"奇蔬"。

白癜风

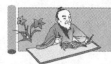

白癜风又称白驳风、白癜、斑白，是一种后天性的局限性皮肤色素脱失症。常因皮肤色素消失而发生大小不等的白色斑片，好发于颜面和四肢，常无自觉症状。白斑部皮肤正常，只有对称性的大小不等的色素脱失症状。白癜风周边常可见黑色素增多现象，皮损大小、形状、数目因人而异，可发生于人体表皮任何部位。此病少数可自愈，多数发展到一定程度后长期存在，只影响容貌，不影响身体健康，可用染色剂遮盖，一般可不予治疗。其基本病机为气血失和，或精血不足，皮毛失去濡养。

偏方 1　白蒺藜丸治白癜风

材　料 白蒺藜适量。

制用法 将上药去刺，研为细末，水泛为丸。用时，每日3次，每次9克，白开水送服。儿童酌减。

功　效 治疗新、久白癜风。

验　证 用上药治疗新、久白癜风患者11例，均获治愈。

名医点评 白蒺藜为蒺藜科植物，是治疗白癜风的常用中药。白蒺藜的乙醇提取物可提高酪氨酸酶活性和黑色素生成量，可有效治疗白癜风。

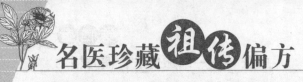

偏方 2　酒精生大黄治白癜风

材　料　生大黄50克，甘油、酒精各适量。

制用法　将大黄研末，过120目筛后加甘油20克、95%酒精适量，调匀成糊状，瓶装密封备用。用时先将患处用温开水洗净，晾干后用药膏涂搽，每天早、晚各1次。

功　效　治疗白癜风。

名医点评　生大黄就是没有炮制过的大黄。大黄以攻下通便作用被人们熟知。通过不同炮制方法能将使大黄的其他功效更加突出。如生大黄能够泻热通肠，逐瘀通经，凉血解毒。

偏方 3　密陀僧软膏治白癜风

材　料　密陀僧60克，枯矾、蝉蜕、硫黄、白蒺藜各30克，轻粉5克，地塞米松软膏200克。

制用法　将前6味药分别研为极细末，过120目筛，混合均匀，加入地塞米松软膏内搅拌后装瓶备用。用时，根据病灶大小，取药膏适量涂于患处，每日3~4次。

功　效　主治白癜风。

验　证　用此方治疗白癜风患者35例，其中治愈者30例，好转者4例，无效者1例。一般用药后局部皮肤可出现潮红或起粟粒样丘疹，25天后肤色发黑而转为正常。治愈者经观察1~2年，均未见复发。

名医点评　密陀僧是铅的氧化物矿物，它呈红色，属四方晶系，很重也很软，有油脂光泽。

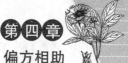

第四章 皮肤科——细嫩皮肤，偏方相助

偏方 4　白芷治白癜风

材　料　旱莲草90克，白芷、何首乌、沙蒺藜、刺蒺藜各60克，紫草45克，重楼、紫丹参、苦参各30克，苍术24克。

制用法　上药研细末，收贮勿泄气。每天服3次，每次服6克，开水送下。

功　效　祛风活血，除湿清热，补益肝肾。用治白癜风。

验　证　李某，女，29岁。患者颈项、面部、臀骶、肩臂等皮肤均有边界清楚、大小不等的圆形白斑，并且逐渐发展。两年来，曾多方求医，较长时期服过复合维生素B、烟酸，外搽0.5%升汞酒精，亦经中医治疗，未效。症见面部及颈项皮肤除有片状白斑外，尚呈现白色小斑点，散布于胸腹等部，受侵患处白斑内毛发色亦变白，其他无异常。即处如意黑白散，另用肉桂30克，补骨脂90克，水、酒各半，浸泡1周。温水沐浴后，外擦患处。共服散剂两料，外搽1料，痊愈。

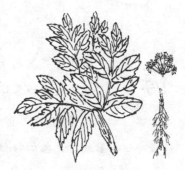

名医点评　白芷具祛风除湿、消肿排脓、生肌止痛作用，多用于外感风寒、疮疡肿痛等。对白癜风的治疗具有一定功效。

偏方 5　鳝鱼治白癜风

材　料　鳝鱼、油各适量。

制用法　将鳝鱼洗净、晒干，放油中煎枯，取油外搽患处。

功　效　适用于白癜风。

名医点评　白鳝鱼又叫鳗鲡，鳗鲡的肉、骨、血、鳔等均可入药。其肉性味甘、平，有滋补强壮、祛风杀虫之功效。李时珍认为："鳗鲡所主诸病，其功专在杀虫祛风。"

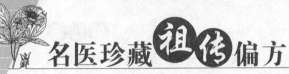

梅 毒

梅毒，民间称为"杨梅大疮"，是由梅毒螺旋体引起的一种性接触传染病。本病症状各种各样，时隐时现，病程持续很长，潜伏多年而无明显症状（隐性梅毒），也可由孕妇直接传给胎儿（胎传梅毒）。少数患者通过病损部位接触或污染物的接触而患病。梅毒早期主要侵犯皮肤及黏膜，晚期可侵犯心血管系统及中枢神经系统。多发生于男女前后阴部，也可见口唇、乳房、眼睑等处。初起患部为粟米大丘疹或硬块，四周亮如水晶，破后成溃疡，色紫红无脓水，四周坚硬凸起，中间凹陷，常单发。

本病中医称"梅毒"，但不同时期又有不同名称，初期称"杨梅疳疮"，中期称"杨梅疮"，晚期称"杨梅结毒"，胎传梅毒又称"猴狲疳"。多因性乱而使淫秽疫毒之邪入侵，流窜皮肉筋骨、脏腑经络，以阴部糜烂，外发皮疹，筋骨疼痛，皮肤起核而溃烂，神情呆滞为常见临床表现的疾病。

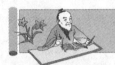 蒲公英粥治梅毒

材 料 蒲公英40~60克（鲜品60~90克），粳米50~100克。

制用法 先将蒲公英洗净，切碎煎取药汁去渣，入粳米同煮成稀粥。每日2~3次，温热服食，3~5日为1个疗程。

功 效 适用于一期、二期梅毒。

名医点评 中医认为，蒲公英味苦甘，性寒，归肝、胃经。具有清热解毒、消痈散结、消炎、凉血、利尿、利胆、轻泻、健胃、防癌等多种功效。

偏方 2 紫浮萍治梅毒

材料 紫浮萍适量。

制用法 水煎洗，每日1~2次。

功效 主治梅毒。

名医点评 紫背浮萍辛寒，质轻升散。归肺与膀胱，故能宣肺发汗，解表透疹。肺为水之上源，肺气宣通，则能通调水道，下达膀胱，故又能利水退肿。

偏方 3 解毒天浆散治梅毒

材料 当归、银花、生甘草各30克，白芍、防风、乌梢蛇、蝉蜕各20克，蒺藜12克，花粉、白鲜皮、大胡麻各15克，土茯苓120克。

制用法 每日1剂，水煎，分2次服。

功效 清热，利湿，解毒。主治梅毒。

验证 用此方治疗梅毒患者11例，其中治愈6例，显效3例，无效2例，总有效率为81.8%。

名医点评 早期梅毒患者有较强的传染性，晚期梅毒虽然传染性逐渐减小，但也要小心进行防护。自己的内裤、毛巾及时单独清洗，煮沸消毒，不与他人同盆而浴。

偏方 4 紫金膏治梅毒

材料 矾红、松香各等份，香油适量。

- **制用法** 将上药研为细末,用香油调敷。先用苍术30克,川椒9克,煎水熏洗患处,然后敷药,盖油纸,再以绢条扎紧。3日1换。
- **功 效** 主治杨梅结毒,溃烂烦硬,脓水淋漓。
- **验 证** 用此方治疗梅毒患者3例,其中治愈2例,好转1例。换药均在10~15次之间。
- **名医点评** 松香为松科植物马尾松或其同属植物树干中取得的油树脂,经蒸馏除去挥发油后的遗留物。具有燥湿、排脓、拔毒、生肌、止痛、治痈疽、疗毒等功效。

尖锐湿疣

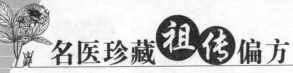

尖锐湿疣是由病毒引起的性传播疾病,病原体是人乳头瘤病毒,多半通过性交感染,在上皮细胞内生长,温暖潮湿的环境更易繁殖。其好发部位在皮肤黏膜交界的温暖湿润处,如阴部、肛周、阴茎等。初起为小而柔软的疣状淡红色丘疹,以后逐渐增大增多,表面凹凸不平,呈乳头样或菜花样,根部可有蒂,表面湿润,可因潮湿刺激浸渍而破溃、糜烂、出血,疣体巨大,可覆盖整个阴部。尖锐湿疣偶可见于生殖器以外的部位,如腋窝、脐窝、乳房、趾间等。

偏方 1 青黛治尖锐湿疣

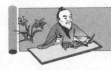

- **材 料** 青黛、苍术、黄柏各40克,花生油适量。
- **制用法** 上药共研细末,用花生油调匀,涂搽患处,每日2次。

第四章
皮肤科——细嫩皮肤，偏方相助

功 效 用于治疗尖锐湿疣。

名医点评 青黛具有清热解毒、活血化瘀、祛风止痒等功效。

偏方 2　冰片黄连素治尖锐湿疣

材 料 黄连素粉 2 克，轻粉 1 克，冰片 5 克，薄荷脑 3 克，茶油 50 毫升。

制用法 将上药共调成糊状，装瓶，同时以棉签蘸药点在患处（药不宜多），再配合西医治疗。

功 效 去腐生肌，消炎止痒。主治尖锐湿疣。

名医点评 患者可坚持服用蜂蜜或蜂王浆，增强自身抵抗力和免疫力。因为尖锐湿疣的复发往往都是在抵抗力低下时发生的。

偏方 3　紫草山豆根洗液治尖锐湿疣

材 料 紫草、山豆根各 15 克，木贼、三棱、莪术各 12 克，明矾 20 克。

制用法 上药加水 300 毫升，煎 40 分钟，取药液浸洗 30 分钟，每日 1 次，5 天为 1 个疗程。

功 效 清热解毒，活血消疣。主治尖锐湿疣。

名医点评 紫草外用，能化腐生肌，解毒止痛，治疗热毒蕴结所致的溃疡。症见疮面疼痛，疮色鲜活，脓腐将尽，或外伤创面久不愈合等。

偏方 4　马齿苋治尖锐湿疣

材 料 马齿苋 30 克，败酱草、土茯苓、板蓝根、芒硝各 20 克。

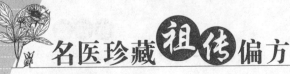

制用法 上药加水煎，取药液500毫升，倒入干净盆中，搽洗患处，然后再坐浴10分钟，早、晚各1次，1周为1个疗程。

功 效 用于治疗尖锐湿疣。

名医点评 马齿苋为药、食两用植物。全草供药用，有清热利湿、解毒消肿、消炎、止渴、利尿作用，种子可明目等。

酒渣鼻

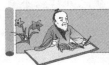

酒渣鼻是发生于面部中央和鼻部，红赤并伴有局部组织增生肥厚的皮肤病。多见于中年男女，其临床特征为：颜面中央部、鼻部潮红、丘疹、脓疱，并伴有局部毛细血管扩张，皮脂腺和结缔组织增生。中医称本病为"酒糟鼻"，其基本病机为肺热胃火上攻，血瘀成齇。

偏方 1 红香膏治酒渣鼻

材 料 红粉5克，冰片4.3克，薄荷脑3.7克，香脂100克。

制用法 先将红粉分成两等份，分别加入冰片和薄荷脑中，研成极细末，把红粉冰片末加入香脂中调匀，再把红粉薄荷脑细末加入，拌匀即可。用时先洗净患部，薄涂一层药膏，每日3次。

功 效 清热止痒。主治酒渣鼻。

名医点评 本方也可以用大麻子、大枫子各50克，取仁捣碎；红粉、轻粉各5克，掺入前者拌匀做丸代替。每丸重7~8克，用4层纱布包，挤出油后擦患处，每晚1次。1丸可擦2~3次。

第四章
皮肤科——细嫩皮肤，偏方相助

偏方 2 冰黄膏治酒渣鼻

材料 大黄、硫黄各等量，大枫子、冰片适量。

制用法 上药共研细面，调糊状，敷患处。

功效 杀螨，护肤。主治酒渣鼻。

名医点评 硫黄为自然元素类硫黄族矿物自然硫，主要用含硫物质或含硫矿物经炼制升华的结晶体。酸，温，有毒。外用解毒杀虫燥湿止痒；内服补火助阳通便。

偏方 3 百苦雷散治酒渣鼻

材料 百部、苦参、雷丸各适量，雪花膏80～85克。

制用法 用百部、苦参、雷丸各研成细末，然后以5:3:2的比例混合，搅匀后取药粉15～20克，与雪花膏混合，制成15%～20%的药物雪花膏。每晚睡前，用硫黄皂清洗面部，然后外搽，翌晨洗去。20天为1个疗程，可连用2～3个疗程。

功效 主治酒渣鼻。

名医点评 初用本药数天，皮损症状可加重，以后逐渐好转，乃至痊愈。由于百部、苦参、雷丸混合药粉不但可杀毛囊虫，且具有除湿解毒作用，所以对酒渣鼻合并化脓者亦可应用。

偏方 4 百部治酒渣鼻

材料 百部适量。

制用法 将百部用水洗净，泡于95%酒精中，比例为1克百部用2毫升酒精，一般泡5～7天即可搽用。每日搽2～3次，1个月为1个疗程。

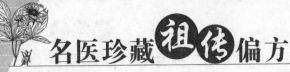

【功 效】主治酒渣鼻。

【验 证】用上药治疗酒渣鼻患者13例，其中痊愈5例，显效7例，好转1例。经3个月随防，治疗效果稳定，治疗中未见过敏反应。

【名医点评】百部味甘苦，性微温。又分为生百部和炙百部。生百部驱虫，其毒性大，外用；炙百部治咳嗽，去毒，内服。

偏方 5 黑豆红糖水治酒渣鼻

【材 料】黑大豆250克，红糖适量。

【制用法】黑豆煲水，熟烂后根据口味加入红糖适量即可。

【功 效】滋补肾阴，活血。适用于血瘀型酒糟鼻。

【名医点评】本方可以分次温服，可活血祛瘀，行气化痛。有利于酒渣鼻。

第五章

儿科——有了偏方,父母不慌

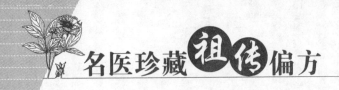

小儿感冒

孩子受凉感冒，很容易发高烧，特别是免疫力低下的儿童。发热其实是人体患病后的反应，如果体温不是持续超过39.5℃则不应急于退热。小儿发热时面红唇红，或者心热，或者小便少，或者烦躁不安。根据病因小儿发热分为表、里、虚、实、壮、昼、夜、潮、惊、积、会、烦、骨蒸、五脏以及表里俱热或半表半里热等各种不同表现，情况复杂。感冒发热是由外部风邪侵袭导致，可伴有呕吐、惊风等风寒风热症状。小儿感冒后头痛、鼻塞、流涕、咳嗽等就会出现发热。

如果患儿体温超过39.5℃，则可用解热镇痛药或者注射柴胡、安痛定等，或者物理降温（酒精擦浴）。若采取上述治疗措施之后，体温仍居高不下，可用消炎痛栓剂1/3支（1周岁以下患儿用1/4支），塞入肛门内（称直肠给药），即可使体温暂退，同时要完善检查。

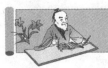 茱矾膏治小儿感冒

材　料 吴茱萸、明矾各6克，鸡蛋清适量。

制用法 上药研为细末，以鸡蛋清调匀成膏状，备用。取药膏敷于两足心（涌泉穴）或手心（劳宫穴），外以纱布包扎固定。每日换药1次。

功　效 散邪逐热。主治小儿感冒。

名医点评 本方又可用生南星、雄黄各15克，研细，醋调敷足心（双）。一般24小时内可退热。或用葱白头7个，生姜1片，淡豆豉7粒。捣烂敷囟门上。贴后有发汗反应。

第五章
儿科——有了偏方,父母不慌

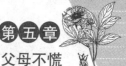

偏方 2 香葱液治小儿感冒

材料 大葱、香油各适量。

制用法 葱叶切断,取葱管中滴出之涎液,再滴入数滴香油,搅匀。用手指蘸油摩擦患儿手足心、头面及后背等处,每日多次。注意勿着凉。

功效 降温退热,解毒凉肌。用治风热感冒。

名医点评 小儿感冒时,家长也可将冷毛巾放在孩子脑门上,或自制冰袋枕在孩子的枕部,可降低脑部的耗氧量,起到降低体温,保护大脑的作用。

偏方 3 西瓜番茄汁治小儿感冒

材料 西瓜瓤适量,番茄半个。

制用法 挑去西瓜瓤里的子,番茄用沸水烫一下,撕皮,去子;将滤网或纱布清洗干净,消毒;滤取西瓜和番茄中的汁液。将汁液喂给宝宝喝。

功效 用于暑湿感冒的宝宝。

名医点评 感冒初期不宜食用西瓜,否则,会使感冒加重或延长治愈的时间。

偏方 4 姜糖水治小儿感冒

材料 生姜15~30克,红糖20克。

制用法 将生姜洗净,切片,捣烂,入水煎。趁热饮用,每次服50~100毫升。服后盖被见微汗。

217

【功　效】散寒祛风。用治小儿风寒感冒之畏寒、头痛、鼻塞、流清涕等。

【验　证】王某，男，6岁。患风寒感冒，其母亲在医药杂志上见此方，用之痊愈。

【名医点评】若小孩的鼻子被鼻涕堵塞时，家长可以用消毒棉签蘸生理盐水给小孩清洁鼻腔。同时要注意保暖。

偏方 5　香醋粥治小儿感冒

【材　料】葱白2根，粳米50克，香醋10毫升。

【制用法】葱白洗净，切成小段，备用；粳米洗净，放入锅中，加适量水，煮沸后加入葱段，煮成稀粥；粥将熟时，调入香醋，搅匀即可。每日1~2次，连用2天。

【功　效】适用于小儿风寒感冒。

【名医点评】可用紫苏粥代替本方。取适量的大米如常法煮粥，等粥快熟时加入几片紫苏叶，煮片刻即可。

偏方 6　金银花钩藤治小儿感冒

【材　料】金银花、钩藤、薄荷、连翘各6克，蝉蜕3克，炒莱菔子5克，甘草2克。

【制用法】上药加水120毫升，煎至60毫升，分3次服，每日1剂。亦可研为细末，每次服3~6克。

【功　效】适用于小儿感冒。

【名医点评】此为1岁以下小儿剂量，不足1月减半，2岁以上小儿剂量加倍。

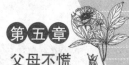

第五章
儿科——有了偏方，父母不慌

小儿支气管炎

支气管炎属中医的"咳嗽""痰饮"等病范畴，临床以咳嗽、吐痰为特征。一般可分为急性支气管炎和慢性支气管炎两大类。急性失治迁延可转化为慢性，慢性继发感染，又可引起急性发作，是临床常见多发病。

偏方 1 鱼腥草治小儿急性支气管炎

【材　料】 鱼腥草、生石膏、白茅根各15克，麻黄、杏仁、川黄连、胆南星各3克，瓜蒌、法半夏、川贝母、胡前各6克。

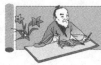

【制用法】 将上药水煎，每日1剂，分2次服。

【功　效】 治小儿急性气管炎。

【验　证】 用本方治疗小儿急性支气管炎患者181例，经用药2~5剂后，均获治愈。

【名医点评】 若大便秘结者，加生大黄2克（后下）；若高热者，加羚羊角粉1克，2次冲服。

偏方 2 梨杏汤治小儿支气管炎

【材　料】 鸭梨（去核）1个，苦杏仁9克，冰糖15克。

【制用法】 水煎，去渣取汁，分2次温服，每日1剂。

功　效 主治急性支气管炎。症见咳声重浊，痰稠色黄，口渴咽痛。

名医点评 本方也可以用雪梨百合代替。方法是雪梨1个，百合15克。将雪梨切片，与百合同煮。煎煮时，加入适量冰糖。待烂熟后，可食梨饮汤。效果同上。

偏方 3　橘红生姜剂治小儿支气管炎

材　料 麻黄、紫苏子、杏仁、桑白皮、橘红、茯苓各3克，甘草1.5克，生姜1片，大枣1枚。

制用法 将上药水煎，每日1剂，分4~6次服完。2岁以下者麻黄用量减半。一般可连续服用3~4剂。

功　效 主治小儿支气管炎。

验　证 用上药治疗小儿急性支气管炎患者15例（均在3岁左右），其中，治愈12例，好转2例，无效1例。

名医点评 橘红是一种常见的药材。具有散寒、燥湿、利气、消痰等功效。用于风寒咳嗽，喉痒痰多，食积伤酒，呕恶痞闷。临床实际证明，对肺痨、支气管炎、长期胃痛、止咳化痰等有独特疗效。

偏方 4　艾叶瓜藤治小儿支气管炎

材　料 丝瓜藤15克，艾叶6克，炙甘草3克。

制用法 水煎服，每日服2次，每次20毫升。

功　效 清热解毒，宣肺平喘。适用于小儿支气管炎。

名医点评 小儿患者还应在饮食上注意油炸等油腻食品，此类食品不易消化，易生内热，煎熬津液，可助湿生痰、阻塞肺道，导致咳嗽、

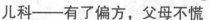

气喘加重。而辛辣食物如辣椒、洋葱、生蒜、胡椒粉等，吃后可助热生痰，并可刺激支气管黏膜，使局部水肿，咳喘加重。因此都是不可进食的。

小儿发热

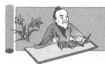

幼儿发热不是一种疾病，而是常见的一种症状。婴儿时期，其大脑皮层发育尚不完全，对刺激的感受、分析和控制能力较弱，对微弱的刺激即可出现调节失常和体温增高现象，所以婴幼儿时期热度的异常升高与疾病的严重程度，不一定成正比。如温度稍有增高也不一定有病理意义，只有温度超过其基础体温1℃时才考虑其为病态。小儿在活动或进食后可使体温升高，平时幼儿高于成年人，肛温高于口温0.5℃左右。小儿体温无绝对统一标准，一般以肛温36.2℃~38℃、口温36℃~37.4℃为正常体温。

发热的原因很多，其中以上呼吸道感染最为常见，其次有肠道感染、泌尿系感染、出疹性疾病、中枢感染（如脑膜炎、大脑炎等）。引起长期发热的原因有结核病、免疫性疾病、结缔组织疾病等。应结合临床表现、实验室检查和某些必要的专业性检查，尽早明确诊断进行治疗，在病因治疗的同时也应积极对症处理高热，以免温度过高反复发生惊厥，致使脑组织受到损害。

偏方 1 玄参麦冬治小儿发热

材料 玄参、麦冬、葛根、连翘各4.5克，川贝、荆芥、防风、豆豉各3克，薄荷2.1克，甘草1.5克。

制用法 每日1剂，水煎服。

功效 主治小儿发热。

验证 用此方治疗发热患儿10余例，一般1剂即可热退病愈。

偏方 2 生石膏治小儿高热

材料 生石膏、双花、蒲公英各30克，玄参25克，神曲10克，荆芥6克，生大黄5克。

制用法 每日1剂，分3～4次口服。

功效 主治小儿高热。

验证 用此方治疗小儿高热患者130例，1～3天内治愈128例，有效者2例。

名医点评 若同时伴有便秘，加大黄；手足抽动，加钩藤；烦躁不安，加知母或栀子。

偏方 3 乌梅鸡蛋清治小儿夏热

材料 乌梅、麦冬、蝉衣、甘草各9克，鸡蛋2个，白糖适量。

制用法 先将鸡蛋去蛋黄，搅拌成糊状，再将乌梅、麦冬、蝉衣、生甘草加水400毫升，文火煎至200毫升，凉后将药液倒入鸡蛋清内，加入白糖少许，分早、晚2次服。每日1剂。

功效 主治小儿夏季热。

验证 用此方治疗小儿夏季热患者38例，服药3～5天均获得痊愈。

名医点评 乌梅酸甜可口，小儿喜爱。此方既能防治小儿夏热，又能满足小儿口感，可谓美食药。

偏方 4 大剂生石膏治小儿高热

材料 生石膏100～150克。

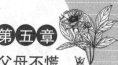

【制用法】 水煎服。

【功　效】 适用于小儿高热。

【验　证】 经本法治疗40例，生石膏用量超过150克9例，150克以下31例，40例用药后都达到退热的满意效果。

【名医点评】 先贤亦曾用之，有言石膏性寒，大剂应用易伤胃。经常便溏的小儿，用量应减少，若出现腹泻症状，应立即中止用药。

偏方 5　温水擦拭治小儿发热发烧

【材　料】 37℃左右的温水。

【制用法】 将宝宝衣物解开，用温水毛巾搓揉全身，每次擦拭的时间10分钟以上。重点擦拭颈部、腋下、肘部、腹股沟处等皮肤皱褶的地方。

【功　效】 扩张血管，帮助散热。适合发烧的宝宝。

【名医点评】 当孩子发热时，皮肤的血管扩张，体温与冷水的温差较大，高浓度酒精或冷水擦浴会引起小儿血管强烈收缩，导致小儿畏寒、皮肤脱水、浑身发抖、酒精中毒等不适症状。应该给小儿使用35％~45％的酒精或温水进行擦浴，才能达到退温的效果。

偏方 6　黄瓜豆腐汤治小儿发热口渴

【材　料】 黄瓜250克，豆腐500克。

【制用法】 黄瓜、豆腐切片，加水煮汤。每饮1大杯，日用2次。

【功　效】 治疗小儿夏季发热不退、口渴饮水多、尿多。

【名医点评】 黄瓜能清热解毒，生津止渴，利尿消肿；豆腐可泻火解毒，生津润燥。诸味合食，用于小儿发热等症。

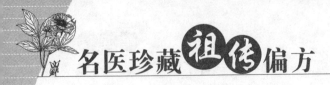

小儿麻疹

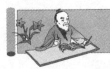疹是一种由麻疹病毒引起的具有高度传染性的急性出疹性传染病。临床以发热、结膜炎、流泪畏光、麻疹黏膜斑和全身斑疹、疹退后有糠麸样脱屑及棕色色素沉着为其特征。

中医学认为，麻疹是因外感麻毒时邪而引发的出疹性传染病，在临床上以发热、目胞肿赤、泪水汪汪及全身红色斑疹为主要表现。因其疹点隆起，状如麻粒，故名麻疹，为儿科四大要症之一，病机要点为麻毒时邪侵犯肺脾，麻毒外达。病位主要在肺、脾二经。

偏方 1　柴胡薄荷治小儿麻疹

材　料　柴胡2.4克，荆芥、防风、川贝各3克，赤芍6克，山楂肉9克，枳壳3克，陈皮1.5克，甘草3克，薄荷1.5克（后下），升麻2.4克。

制用法　每日1剂，水煎服。

功　效　透疹除邪之功效。主治麻疹。

验　证　陈某，女，9个月。患儿已持续发热17天，高热已4天，出疹3天，伴咳嗽痰多。其患儿自起咳嗽，流涕，低热，经治疗未效，近几天来体温日渐升高，至39℃～40℃间持续不退，咳嗽有痰，不易咳出。诊后，投以此方。患儿服药6剂，病获痊愈。

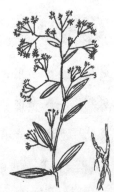

名医点评 中药薄荷，性凉、味辛，入肺、肝经。具有疏风散热、清利头目、解郁避秽的功效。近年来临床发现，薄荷对丘疹性麻疹有较好的疗效。

偏方 2　活鸡敷胸治小儿麻疹

材　料 活鸡1只。

制用法 将活鸡去肚上毛，剖膛，趁热外敷患儿胸。注意避风，切勿着凉。

功　效 解毒透疹。用治小儿麻疹热毒内陷。

验　证 用此法治疗7例，均在5岁以下。敷2小时急症缓解，6小时疹子隐现。病例：龙某，女，4岁。患麻疹，发热3天，疹现1天，忽而陷没。旋即呼吸急促，烦躁不宁，口唇青紫，肢冷脉微。血压下降。用抗生素无效，用此法7小时后胸背隐现疹子。

名医点评 中医认为温则通，通同不痛。热敷已成为生活中治疗疾病的辅助手段。热敷可消炎止痛，加快血液循环，提高身体免疫力，是一项很好的保健治病方法。

偏方 3　胡萝卜荸荠茶治小儿麻疹

材　料 胡萝卜100克，荸荠60克，芫荽30克。

制用法 水煎，代茶饮用，每天1剂，连服2～4天。

功　效 主治麻疹。

验　证 用此方治疗麻疹5例，疗效显著。

名医点评 本方也可以用红萝卜、荸荠各250～400克。同置热水瓶中，冲入适量沸水，盖闷20分钟，不拘时代茶饮用，于1日内饮尽。可用于轻度小儿麻疹。

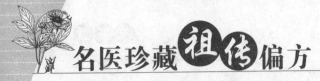

偏方 4　银翘散治小儿麻疹

材　料　金银花、连翘、蝉蜕、升麻、葛根、紫草、淡竹叶、芦根、菊花、牛蒡子各10克，甘草6克。

制用法　将上药以水煎煮，取药汁。每日1剂，分2次服用。

功　效　清热解毒，辛凉透疹。适用于出疹期。

名医点评　在食物性过敏原中，除了鱼、虾、蟹、贝类、蛋类、笋等常见的易过敏食物外，蔬果中的芹菜、香菜、辣椒、草莓、香蕉等也可诱发荨麻疹。因此患儿要尽量避免这些食物。

偏方 5　药蛋温搓治小儿麻疹

材　料　鸡蛋1个，生葱3根，胡荽子2.5克。

制用法　鸡蛋连壳，3味加水共煮。蛋熟后趁热搓患儿身上，从头面至躯干，次至四肢。蛋冷再煮再搓，连搓3~5遍。盖衣被取微汗，疹即透发。

功　效　治小儿麻疹。

名医点评　鸡蛋有除伏热、通经闭，大葱有解肌发汗、通达阳气，胡荽子有解表透疹作用。此为民间验方，常用治小儿麻疹，有透发之功。

小儿肺炎

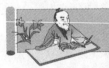

小儿肺炎是由不同病原体或其他因素引起的肺部炎症。主要表现为发热、咳嗽、气促、呼吸困难以及肺部固定湿啰音，严重时可并发心肌炎、

第五章

儿科——有了偏方，父母不慌

心力衰竭、呼吸衰竭、中毒性脑病、感染性休克、脓胸、脓气胸、肺大疱、肺脓肿等。

本病中医诊断为"肺炎咳嗽"，多因外邪客肺，肺气郁闭，痰热内蕴所致，亦可继发于麻疹、顿咳、丹痧等急性热病之后。若正气不支，尚可出现心阳虚衰、内陷厥阴之变证。

偏方1 栀子薄荷膏治小儿肺炎

材料 栀子、蒲公英、鱼腥草各50克，薄荷80克，泽兰、大黄各30克，醋适量。

制用法 上药共研细末，以醋调和成膏状，备用。用时取膏适量平摊于纱布上，贴敷于膻中、肺俞（双）穴上，并经常滴醋，保持药层一定湿度。每日换药1次。

功效 清热解毒，疏风活络。

验证 治疗50例，疗效尚满意，若配合内治，效果更好。

名医点评 在给小儿穴位上药时，要注意选择避风、避强光、噪音小的地方。家长要保持双手清洁，摘去戒指、手镯等饰物。小儿皮肤娇嫩，上药时手法要轻柔，切勿抓破小儿皮肤。

偏方2 升麻葛根汤治小儿病毒性肺炎

材料 升麻、葛根、赤芍、杏仁、前胡、桔梗、桑白皮、紫菀、甘草各适量。

制用法 水煎。分3次服，每天1服。

功效 适用于小儿病毒性肺炎。

名医点评 若为热盛则加板蓝根、石膏；痰多加紫苑、海浮石；食少纳呆加莱菔子、谷芽、山楂。

偏方 3 外敷方治小儿肺炎

材 料 ①栀子30克，雄黄9克，细辛、没药各15克。②大黄、黄柏、泽兰、侧柏叶、薄荷各等份。

制用法 上二方均研为细末，贮瓶备用。随证选用，每取适量，方①用醋调，方②用茶水调，贴敷于胸部啰音密集区，并保持敷药湿润，也可干后再调再敷，每日换药1次。

功 效 解毒泻火，活络散寒，清热泻火，疏风活血。

名医点评 小儿患肺炎时，父母应经常抱起患儿，轻拍背部或翻身，发现有鼻痂时，用温开水浸软清除。另外要保持室内空气新鲜和一定湿度，以利分泌物的咳出。每天通风不少于2小时。

偏方 4 麻黄川贝母治小儿支气管肺炎

材 料 麻黄5~10克，川贝母5~10克，天竺黄5~10克，牛蒡子5~8克，桔梗5~8克，知母5~8克，法半夏6~8克，苦杏仁6~10克，柴胡8~10克，黄芩10克，茯苓10克，连翘10~15克，板蓝根10~15克，石膏20~50克。

制用法 诸药水煎取浓汁2次，每次约100毫升，每日服2次，每日1剂。

功 效 主治小儿支气管肺炎。

验 证 林某，女，2岁1个月。发热、咳嗽气促1天。诊时喉间痰鸣、气促、烦躁不安，尿黄，便结，舌红、苔黄，指纹青紫。予此方2剂，药毕体温降至37.6℃，仍咳嗽气促，喉间痰鸣，此方再进

2剂，体温降至正常，不喘仍咳嗽，效不更方，继服3剂后症状体症及肺部阴影消失。

名医点评 儿童患了支气管肺炎，家长更要注意给患儿保暖。尤其是寒冷的刺激可降低支气管黏膜局部的抵抗力，加重支气管炎病情。因此，家长要随气温变化及时给患儿增减衣物，尤其是睡眠时要给患儿盖好被子，体温要保持在36.5℃以上。

偏方 5 桃仁桔梗治小儿肺炎

材料 鱼腥草8克，桃仁、杏仁、丹参、桑白皮、浙贝各6克，桔梗、生甘草各3克，黄芩、地龙、车前子各5克。

制用法 每日1剂，水煎分3次内服；小于2岁者药量减半。少数患儿酌情使用抗生素。

功效 主治小儿肺炎。

验证 用此方治疗小儿肺炎158例，治愈142例，好转12例，无效4例，有效率为97.47%。

名医点评 若发热，加生石膏；若痰多，加天竺黄、姜半夏；若便秘，加制大黄；若便溏，加炒白术、茯苓。

偏方 6 麦冬红花治小儿重症肺炎

材料 人参3克，麦冬、丹参、桃仁、红花各6克，五味子2克。

制用法 每日1剂，水煎浓缩至30毫升，频服。新生儿每2日1剂，连用3天。

功效 活血化瘀，强儿利尿。主治小儿重症肺炎。

验证 用此方辅助治疗小儿重症肺炎200例，均收到了较好疗效。

名医点评 小儿重症肺炎，家长应忌给其喂含糖食物。因为糖分是一种热量补充物质，功能单纯，基本上不含其他营养素。若患儿多吃糖后，体内白细胞的杀菌作用会受到抑制，食入越多，抑制就会越明显，反而加重病情。

小儿汗症

有些孩童即使在凉爽的夜晚，仍出汗不已，面色灰滞，没有光彩，肌肤之中缺乏血液，一望而知是夜间出汗的结果。长久下来，食欲减退，烦躁不宁，这就是小儿汗症的症候，需要补中益气，才能根治。

偏方 1 胡萝卜腰花治小儿汗症

材　料 猪肾（猪腰）1对，胡萝卜60克，油、精盐、味精各适量。

制用法 猪肾去网膜，切成腰花；胡萝卜洗净，切片。按常法加精盐、味精、油炒熟吃。

功　效 滋阴，敛汗。用治小儿盗汗、自汗、倦怠乏力、烦热口渴、睡眠不安。

名医点评 多汗症会导致小儿体内的微量元素随汗液排出，因而要注意补充微量元素。尤其是补锌。因为锌是人体必需微量元素，与儿童的生长发育等很多方面都有关。而大量出汗会导致过多的锌丢失，引起小儿体虚，从而又会加重多汗的症状。

偏方 2 小麦粥治小儿汗症

材　料 浮小麦60克，糯米30克，大枣15枚，白糖少许。

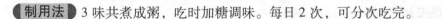

制用法 3味共煮成粥，吃时加糖调味。每日2次，可分次吃完。

功　效 强健脾胃，敛汗宁神。用治病后脾虚、盗汗、自汗。

名医点评 中药浮小麦是干瘪轻浮的小麦种子，入药有敛汗止烦的功效。主治自汗，盗汗，骨蒸劳热，心烦等症。

偏方 3　玉米芯治小儿汗症

材　料 玉米芯100克，乌梅10克，黑木耳6克，红枣20克，冰糖适量。

制用法 水煎内服。每日1剂，日服3次，连服3～5剂。

功　效 适用于小儿气阴两虚、多汗、自汗。

名医点评 玉米芯中含有丰富的粗纤维，不但可以刺激肠蠕动，防止便秘，还可以促进胆固醇的代谢，加速肠内毒素的排出。

偏方 4　蜂蜜百合治小儿汗症

材　料 百合60克，蜂蜜适量。

制用法 将百合去杂洗净，放入锅内，加水煮沸5分钟，调入蜂蜜即成。每日1剂，连服1周。

功　效 养阴清热。主治小儿潮热盗汗，伴有心神不宁、虚烦失眠等。

名医点评 百合是一剂滋补良药，其味如山药，除含淀粉、蛋白质、脂肪、钙、磷、铁、维生素B_1、维生素B_2、维生素C、胡萝卜素等营养素外，还含有一些特殊的营养成分，如秋水仙碱等多种生物碱。这些成分作用于人体，具有良好的滋补效用。

偏方 5　红枣龙眼肉治小儿汗症

材　料 小麦25克，红枣5枚，龙眼肉10克。

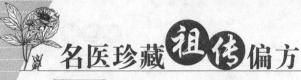

【制用法】 水煮。每日分2次服用。

【功效】 补虚，敛汗。用治小儿盗汗、自汗。

【名医点评】 若是体质虚寒的患儿，则可食用本方，否则反而容易导致上火。另外，一些偏凉性的食物如银耳莲子粥，温性的红豆、红枣粥都可以食用。

偏方 6 泥鳅治小儿汗症

【材料】 泥鳅90~120克，油、精盐各适量。

【制用法】 用热水洗净鱼身上的黏液，开膛去内脏，用适量油煎至黄焦色，加水一碗半，煮至半碗，加精盐调味。吃肉饮汤，每天1次，连服3天。

【功效】 补中益气。用治小儿盗汗、劳倦乏力、小便不利。

【名医点评】 上方对小儿缺钙、营养不良、佝偻病、植物神经功能紊乱等原因引起的盗汗效果较好。而对结核病、大脑发育不全引起的盗汗无效。

小儿疳积

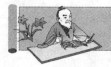

疳积症是儿科常见的一种胃肠功能障碍和营养紊乱的疾患，病因起于母乳不足或长期饮食不调，或用药过多。其症状为面黄肌瘦、头发稀疏、大便腥黏、腹部凹陷如舟，此病宜健脾为主。另一种是因虫积或饮食肥甘而来，其症状是腹大坚硬、口臭、下唇有白泡、舌面有红点，这时要先消积杀虫，再来调理脾胃。

232

第五章
儿科——有了偏方，父母不慌

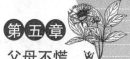

偏方 1 车前子泽泻治单纯性疳积

材 料 车前子6克，泽泻、茯苓、怀山药各5克，甘草3克。

制用法 每日1剂，水煎服。

功 效 主治婴幼儿单纯性消化不良。用治婴幼儿消化不良性腹泻效佳。

验 证 李某，男，10个月，因洗浴受凉而发生腹泻，口服酵母片等药2天，腹泻不止。诊为单纯性消化不良。予此方加藿香、炮干姜、陈皮各3克，服2剂泻止，饮食如常而愈。

名医点评 根据机体在腹泻时有水分大量丢失之特点，父母应为患儿增加流质饮食。如牛奶、藕粉、菜汁、果汁、软面和稀粥等。这些流质饮食易于消化吸收，并含有人体所需的大量电解质，可以及时补充水分。

偏方 2 炒玉米扁豆治小儿疳积

材 料 炒玉米、炒扁豆各18克，神曲、炒莲肉（去心）、茯苓各12克，炒麦芽、炒砂仁、煨肉豆蔻、使君子肉各9克，陈皮6克。

制用法 上药焙干碾碎，过筛为细末，贮瓶备用。用时，取鸡蛋1个，柄端开一小口，将蛋清倒出，放药末1.5～2.1克于鸡蛋内搅匀，以面包裹煨熟（面干蛋熟）。

功 效 治疗小儿疳积。

验 证 本方治疗小儿脾虚疳积50多例，一般服药1个疗程即愈，仅有个别患儿用药2个疗程。

名医点评 若小儿为半岁至3岁，则每天食蛋一个，4～6岁每天2个，1个月为1个疗程。

偏方 3 苹果蜂蜜治疗小儿疳积

材　料 苹果、饴糖、蜂蜜各适量。

制用法 将苹果去皮、核，切成小块，放入锅内，加水煮熟，调入饴糖、蜂蜜即可服食。每日1剂。

功　效 健脾和胃，养心益气。适用于小儿疳积。

名医点评 苹果富含纤维物质，可补充人体足够的纤维质。苹果可说是孩童最早认识的一种水果。古代的埃及人不但把苹果当作一种食物，同时也把它当作一种药材。

偏方 4 蚕豆牛肉汤治疗小儿疳积

材　料 鲜蚕豆粒120克，精牛肉250克，精盐、味精各适量。

制用法 按常法煮汤服食，每日或隔日1剂。

功　效 健脾益气，滋养强壮。适用于小儿疳积瘦弱腹胀等。

名医点评 蚕豆炖牛肉汤出自古医书。蚕豆健脾利湿，牛肉营养价值高，养血补虚，合而为汤可补脾胃、益气血。

小儿黄疸

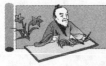

新生儿黄疸又称新生儿高胆红素血症，是指在新生儿时期由于胆红素代谢异常引起血液及组织中胆红素水平升高而出现皮肤、黏膜及巩膜发黄的临床现象。其包括生理性与病理性两种。生理性黄疸一般无需特殊治疗。

在新生儿期,当血中未结合胆红素明显增高时,能导致神经细胞中毒性病变,引起预后严重的胆红素脑病,即核黄疸。

偏方 1　茯苓金钱草剂治小儿黄疸

材料　茯苓、生麦芽、金钱草各9克,白术、穿肠草各6克,茵陈12克,通草、黄柏各3克。

制用法　上味共水煎服,每日1剂,分3次服。

功效　治小儿黄疸。

验证　本方治疗小儿黄疸150例,治愈109例,好转41例,治后总胆红素恢复正常者134例,谷丙转氨酶恢复正常者109例。

名医点评　本方中若是腹泻加肉豆蔻、赤石脂;腹胀加橘核、大腹皮;腹壁静脉曲张、肝脾肿硬加柴胡、丹参、海藻、昆布。

偏方 2　稻草根汤治小儿黄疸

材料　稻草根1把。

制用法　洗净,水煎,每次服1~2匙,随时服用,每日1剂,连服数日至痊愈。

功效　用于治疗新生儿黄疸。

名医点评　稻叶含类似花药黄质和蒲公英黄质的色素;另含新黄质、似花药黄质、蝴蝶梅黄素、叶黄素等类胡萝卜素。茎、叶含少量还原糖和蔗糖。稻草含有抗癌作用的多糖。

偏方 3　茵陈大枣汤

材料　茵陈6克,大枣5枚。

【制用法】水煎，随时服用，每日1剂，连服1周左右，直至黄疸消退。

【功 效】用于治疗新生儿黄疸。

【名医点评】父母应对新生儿密切观察精神、食奶及全身症状，注意黄疸疾病的变化。保持婴儿皮肤、脐部、臀部的清洁，防止感染。

偏方 4 生麦芽治小儿黄疸

【材 料】生麦芽9克，茵陈12～15克，金钱草9克，穿肠草6克，通草、黄柏各3克。

【制用法】水煎服。随证加减。

【功 效】治婴幼儿黄疸。

【名医点评】生麦芽味甘、无毒，可消除心腹胀满感。还可强化肠胃里的防腐功能及增强酵素的消化作用。富含淀粉、蛋白质、维生素A、B族维生素、维生素D、维生素E。

偏方 5 栝楼根蜜汁治小儿黄疸

【材 料】生栝楼根（捣汁）2杯，蜂蜜1匙。

【制用法】上药相和，分2次温服，每日1剂。

【功 效】适用于小儿面目皮肉均黄。

【名医点评】栝楼味苦、微甘，性寒。有清泄肺胃、生津止渴、消肿排脓的功能。鲜品提取物还可用于中期妊娠引产、宫外孕、恶性葡萄胎、绒毛膜上皮癌等。

偏方 6 柳树叶汤

【材 料】鲜柳树叶2克。

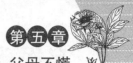

第五章 儿科——有了偏方，父母不慌

制用法 水煎，每日1剂，连服7～10日。

功 效 适用于小儿黄疸。

名医点评 柳树叶有清热解毒的功效，据近代药理研究表现柳树叶有抑制细菌、病毒的作用，且无副作用。尤其对肝炎初期时黄疸有效。

小儿百日咳

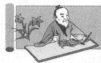

小儿百日咳是由百日咳杆菌引起的一种急性呼吸道传染病。多发生于5岁以下儿童。一年四季皆可发生，但以冬春季节最为多见。病程分3期。卡他期主要以流涕、头痛、咽痛、发热、轻度咳嗽等感冒症状为主。约1周左右进入阵咳期，此期长短不一，数天到2个月不等。主要表现为阵发性、痉挛性咳嗽，阵咳后伴有高调的吼声，似鸡鸣，咳嗽时常面红耳赤、涕泪交流、口唇发绀、表情痛苦，每日发作数次至数十次不等，多于夜间发作。部分患儿可因气管水肿痉挛及黏痰阻塞而窒息引起死亡。阵咳期过后进入恢复期，大约2个月左右痊愈。接种百日咳疫苗后可以预防百日咳的发生。

偏方 1　核桃梨治小儿百日咳

材 料 核桃仁、冰糖各30克，梨150克。

制用法 梨洗净去核，同核桃、冰糖共捣烂，加水煮成浓汁，每次1匙，每日3次。

功 效 治疗百日咳。

名医点评 本方也可以用核桃仁100克，炒香后调入蜂蜜来代替，可尽量吃。可治小儿百日咳气促、面眼微肿，伴有遗尿等。

偏方 2　柿饼罗汉果治小儿百日咳

材　料 罗汉果半个，柿饼3个，冰糖少许。

制用法 上药加水3碗，煎至一碗半，加冰糖服，日服3次。

功　效 治疗小儿百日咳。

名医点评 柿子味甘、涩，性寒，有清热去燥、润肺化痰、软坚、止渴生津、健脾、治痢、止血等功能。罗汉果味甘性凉，归肺、大肠经，有润肺止咳、生津止渴的功效，适用于肺热或肺燥咳嗽，百日咳及暑热伤津口渴等。

偏方 3　猪胆汁治小儿百日咳

材　料 猪胆汁（1个胆所含的量）。

制用法 将胆汁放铁锅中用文火炼4小时，取出研末。1岁以下服0.5克，1～2岁服1.5克，均加炒熟的面粉少许，分成14包，早晚各服1包，7日服完。2岁以上药量酌增。

功　效 用治小儿百日咳。

名医点评 猪胆汁是一种苦味较浓的有色液体，富含胆酸、胆盐、胆固醇等多种无机盐，具有清热通便、清热解毒、止咳平喘等功效。

偏方 4　麻雀肉治小儿百日咳

材　料 麻雀1只。

制用法 麻雀去毛及内脏，在火上烤焦，洗净炖熟。每日1只，至愈为止。

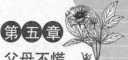

第五章
儿科——有了偏方，父母不慌

功　效　补虚扶阳。适用于小儿百日咳。

验　证　用本法试治84例，痊愈者61例，显著进步者11例，无效者2例。

名医点评　另外还可以用冰糖炖麻雀肉，熬汤喝。冰糖益气、和胃润肺，同样具有止咳嗽、化痰涎的功效。

偏方 5　大蒜治小儿百日咳

材　料　紫皮大蒜50克。

制用法　去皮捣烂，加水过滤取汁200毫升，加生猪胆汁100毫升，每岁每次1毫升，每次最大剂量不得超过15毫升，每日3~4次，饭前服。

功　效　主治百日咳。

验　证　用此方治疗百日咳55例，治愈53例，好转2例，有效率100%。

名医点评　本方还可以在适量开水中加入去皮捣烂的大蒜50克、白糖200克，搅拌后取上边清液体服用，每日3次，每次2勺。同样可以达到效果。

偏方 6　冰糖白菜根汤治小儿百日咳

材　料　大白菜根3个，冰糖30克。

制用法　大白菜根洗净，放入锅中，加入冰糖，再加适量水煎。饮服，每日3次，连服4~6日。

功　效　适用于百日咳初咳期。

名医点评　如发现冰糖变得比较黏，最好不要食用，因为变黏的冰糖很容易滋生细菌。

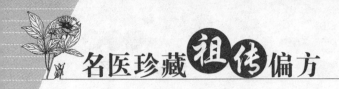

小儿多动症

儿童多动症又称脑功能轻微失调或轻微脑功能障碍综合征。表现为注意力不集中，上课说话，做小动作等。但因其智力正常，所以学习可能较差，难与他人相处，易激惹，动作不协调。本病男孩多于女孩，尤其在早产儿中多见。

本病中医属于"躁动""失聪""健忘"等范畴。病因主要有先天禀赋不足，或后天护养不当、外伤、病后情志失调等。病机为脏腑阴阳失调，产生阴失内守、阳躁于外的种种情志、动作失常的病变。

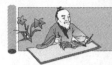 珍珠汤治小儿多动症

【材　料】白芍、天麻、珍珠母（先煎）各10克，枸杞子、女贞子、夜交藤、柏子仁、生牡蛎（先煎）各15克，大枣5枚。

【制用法】将上药水煎3次后合并药液，分早、中、晚3次口服，每日1剂。10剂为1个疗程，直至痊愈为止。

【功　效】治疗小儿多动症。

【验　证】用本方治疗儿童多动症患者80例，均获得痊愈。其中用药1个疗程治愈者25例；2个疗程治愈者32例；3个疗程治愈者23例。治疗中未见不良反应发生。

【名医点评】若疲倦乏力、纳少便溏者，加白术、茯苓、党参各10克；若阴血不足、面色萎黄者，加鸡血藤、全当归、熟地各10克；若夜寐不安者，加远志、炒枣仁各10克。

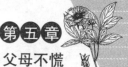

第五章
儿科——有了偏方,父母不慌

偏方 2　南星珍珠粉治小儿多动症

材　料　陈皮、法半夏、茯苓各9克,甘草3克,竹茹、胆南星、栝楼、枳实各6克,石菖蒲、珍珠母各4克。

制用法　水煎,去渣取汁,分2次温服,每日1剂。

功　效　治疗小儿多动症。证见多动不宁,胸闷纳呆,痰多口苦等。

名医点评　父母不能歧视多动症儿童。不要将他们的行为表现视为思想问题或品行问题,不是批评责骂能够纠正的,更不能惩罚。这是一种发育中的病理生理和病理心理现象,不要把这种儿童当一般的精神病来看待,以免造成心理创伤。

偏方 3　龙骨鹿角粉剂治小儿多动症

材　料　鹿角粉(冲服)、益智仁各6克,熟地20克,砂仁4.5克,生龙骨30克,炙龟板、丹参各15克,石菖蒲、枸杞子各9克,炙远志3克。

制用法　每日1剂,水煎。连服2个月为1个疗程。

功　效　治疗小儿多动症。证见烦躁多动、神思涣散等。

名医点评　若阴血不足、面色萎黄、舌淡者,加熟地10克,阿胶12克(烊化);若脾虚气弱、纳少、便溏、乏力者,加茯苓15克,白术6克;若夜寐不安,加炒枣仁15克。

偏方 4　知母山药丸治小儿多动症

材　料　熟地、龟板、知母、黄柏、龙齿、远志、菖蒲、山萸、山药、茯苓各适量。

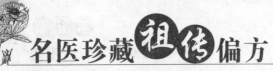

【制用法】 上药共研细末，炼蜜为丸。每丸重6克，每服1丸，日服2~3次。

【功　效】 治小儿多动症。

【名医点评】 对于因遗传造成的多动症小儿，不宜服用水杨酸类药物，也不宜多用含水杨酸较多的食物，食品中少加调味品，这样更有利于儿童的健康成长。

偏方 5　女贞夜交藤治小儿多动症

【材　料】 女贞子15克，枸杞子、生牡蛎、夜交藤各12克，白芍药、珍珠各9克。

【制用法】 将生牡蛎、珍珠研碎装入纱布袋中，以6碗水先煎牡蛎、珍珠，约10分钟后再下其他药材，中火煎至3碗后将药液倒出，药渣再将3碗水煎成1碗，将2次药液混合，分4次在3餐后及睡前1小时各服1碗，每日1服，连续服用。

【功　效】 主治儿童多动症。

【名医点评】 有小儿多动症的孩子应该避免食入含铝的食物。另外，还应该多补充铁、锌和蛋白质。

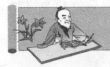

小儿厌食

小儿厌食一般是指1~6岁的儿童长期见食不思、胃口不开、食欲不振，甚则拒食的一种病症。该病主要是由于饮食喂养不当，损伤肠胃功能而引起的。厌食患儿一般精神状态均较正常，若病程过长，就会出现面黄倦怠、形体消瘦等症状，但与疳症的脾气急躁、精神萎靡等症状有所区别。

第五章
儿科——有了偏方，父母不慌

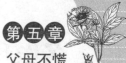

偏方 1　山楂鸡内金粥治小儿厌食

材　料　生山楂10个，鸡内金10克，粳米、白糖各适量。

制用法　山楂洗净，去核，切片，鸡内金研为粉末。将山楂片、鸡内金粉与粳米一起放入锅中，加适量水，熬煮成粥。根据宝宝口味调入白糖，早晚各吃1次。

功　效　适用于小儿长期积食、厌食。

名医点评　山楂不要用铁锅熬煮，因其中果酸会溶解铁锅中的铁生成低铁化合物，吃后造成中毒。

偏方 2　红糖蚕豆粉治小儿厌食

材　料　蚕豆500克，红糖适量。

制用法　将蚕豆用水浸泡，去壳，晒干，研磨成粉，即成。每次服30～60克，加入红糖，冲入热开水，调匀后服食。

功　效　适用于脾胃不健、消化不良等所致的厌食。

名医点评　蚕豆是豆类蔬菜中重要的食用豆之一，性平，味甘，可补中益气，健脾益胃，清热利湿，止血降压，涩精止带。蚕豆皮中的膳食纤维有降低胆固醇、促进肠蠕动的作用。

偏方 3　菠萝汤治小儿厌食

材　料　菠萝肉250克，白糖适量。

制用法　将菠萝肉放入淡盐水中浸泡10分钟，然后切成小块，加水煮汤，调入白糖即成。每日1剂，连服5～7日。

功　效　补脾益胃，润肠通便。适用于小儿病后不思饮食、大便秘结等。

名医点评 菠萝，味甘，性温，含有促进肉类消化的酵素。可整肠促进食欲。如果在饭后一个小时吃一块菠萝，更有助消化。

偏方 4　香薷治小儿厌食

材　料 香薷、砂仁、草果、陈皮、五味子、甘草各10克。

制用法 上药共为细末，每次冲服3克，每日2~3次。

功　效 适用于小儿厌食。

名医点评 香薷，中药名。由于发汗力大，前人有"夏月之用香薷，犹冬月之用麻黄"之说。香薷能发汗解暑，行水散湿，温胃调中。

偏方 5　五香姜醋鱼治小儿厌食

材　料 藿香、砂仁、草果仁、橘皮、五味子各等份，鲤鱼1条，生姜5克，米醋1小杯。

制用法 藿香、砂仁、草果仁、橘皮、五味子各等份，研成细末，过筛后备用（五香粉）。取鲜鲤鱼1条，放油锅内煎炸数分钟，加入碎生姜5克，五香粉3克，翻动后加入米醋1小杯，放入菜盘内令患者嗅之，使病人口流唾液，然后令病人作菜食用。

功　效 治厌食有良效。

名医点评 方中藿香、砂仁、草果仁芳香化湿醒脾，橘皮行气健脾和胃，五味子益气生津敛阴，生姜健胃助消化，米醋敛肝胃，鲤鱼味道鲜美，可促进食欲。诸药合用，使脾气升，胃气降，补而不滞，温不伤阴，五味俱全，患者乐服，实为治疗厌食症之妙方。

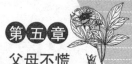

第五章
儿科——有了偏方，父母不慌

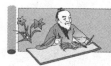

小儿腹泻

婴幼儿腹泻是一种胃肠功能紊乱综合征。根据病因不同可分为感染性和非感染性两大类。2岁以下婴儿，消化功能尚不成熟，抵抗疾病的能力差，尤其容易发生腹泻。夏秋季节是病菌多发期，多种细菌、病毒、真菌或原虫可随食物或通过污染的手、玩具、用品等进入消化道，很容易引起肠道感染性腹泻。表现为每日排便5~10次不等，大便稀薄，呈黄色或黄绿色稀水样，似蛋花汤，或夹杂未消化食物，或含少量黏液，有酸臭味，偶有呕吐或溢乳、食欲减退。患儿体温正常或偶有低热。重者血压下降，心音低钝，可发生休克或昏迷。

偏方1 山药鸡肝治小儿慢性腹泻

材 料 山药15克，薏苡仁10克，鸡肝1具。

制用法 将山药、薏苡仁共研细末，鸡肝切成片与药末拌匀，置碗中加食醋适量蒸熟，早、晚分服。

功 效 主治婴幼儿慢性腹泻。

验 证 用此方治疗婴幼儿慢性腹泻上千余例，均获良效，一般连服3天即可获效。

名医点评 山药为和缓平稳之补品，具有补而不滞、温而不燥的特点，老少皆可食用。

偏方 2　鲜石榴皮治小儿腹泻

材　料　鲜石榴皮 30 克。

制用法　砸成泥状敷脐，包扎密封固定，24 小时换药 1 次。

功　效　主治婴幼儿腹泻。

验　证　用此方治疗婴幼儿腹泻 24 例，用药 1 次治愈 12 例，2 次 5 例，3 次 4 例，好转 3 例。

名医点评　中医认为，石榴既能防便秘又治腹泻。本方也可以用苹果代替，苹果不去皮切片，煮熟后，取水喂小儿。因为苹果的果胶溶于水中了，与石榴皮的原理一样。

偏方 3　三香椒肉治小儿腹泻

材　料　川椒、广木香、小茴香、吴茱萸、肉桂、公丁香、淡干姜各等份。

制用法　将上药共研为极细末，装入瓶内勿令泄气。每用 3 克，盛于纱布袋内；覆盖于神阙穴上，外以绷带固定，24 小时取下。

功　效　治小儿腹泻。

验　证　用本方治疗小儿腹泻患者 64 例，经用药 2~4 次后，均可治愈。

名医点评　川椒味辛，性热，归脾、胃经。适用于芳香健胃，温中散寒，除湿止痛，杀虫解毒，止痒解腥。

偏方 4　鸡蛋黄烤油治小儿腹泻

材　料　10 个熟鸡蛋黄。

制用法　将熟鸡蛋黄慢火烤，油烤出来随时用勺盛出，不要剩下的黑渣。烤出的油分 3 天服完，每天早、中、晚 3 次或多几次，饭前饭

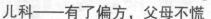

后均可。轻者1剂即愈；如不愈再服1剂，用7个鸡蛋黄就可以了。

- **功 效** 治小儿腹泻。
- **名医点评** 蛋黄油是从鸡蛋的蛋黄中煎取的油，又称鸡子鱼、凤凰油等。熬制蛋黄油的时候应用小铁勺或铜勺，不宜用铝勺。

偏方 5　胡萝卜浓汤治小儿腹泻

- **材 料** 胡萝卜适量，精盐适量。
- **制用法** 胡萝卜煮汤，少加水，可以将汤煮得浓些，适当放一些精盐。每天1次，治愈即可。
- **功 效** 治小儿腹泻。
- **名医点评** 胡萝卜中含有丰富的果胶及矿物质，这二者对因腹泻而引起的失水与酸中毒，具有很大的补偿和中和作用。

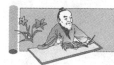

小儿夜啼

夜哭是指婴儿白日嬉笑如常而能入睡，入夜则啼哭不安，或每夜定时啼哭，甚至通宵达旦，少则数日，多则经月，故又称夜啼。其原因有多种，如腹部受寒、过食炙烤之物、暴受惊恐、体质较弱及父母体质素虚等。有的因营养过多、运动不足，有的因怕黑。而处在兴奋状态的小孩，也会常常夜啼，尤其是有神经质或腺病质的小孩，更有夜哭不停的情形发生。

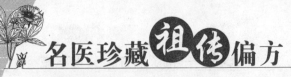

偏方 1　钩藤薄荷治小儿夜啼

材　料　钩藤、薄荷、炒酸枣仁各4克，蝉衣2克。

制用法　将上药水煎3次后合并药液，分早、晚2次口服，每日1剂。若3剂不愈者，视为无效。

功　效　主治小儿夜啼症。

验　证　用此方治疗小儿夜啼患者63例，服药1～3剂治愈61例，好转2例。

名医点评　钩藤和薄荷不用泡，在起锅之前5分钟放下即可。因为熬太久易导致药物挥发，减少药性。

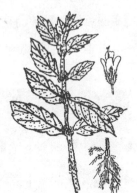

偏方 2　金银花治小儿夜啼

材　料　金银花9克，猪胆1.5克，甘草3克。

制用法　每日1剂，水煎服。

功　效　主治小儿惊厥。

验　证　用此方治疗小儿惊厥7例，服药1～2剂，均获治愈。

名医点评　经常出现夜啼不仅导致孩子睡眠不足影响其生长发育，也十分影响父母的休息。所以，防止孩子夜啼并不是小事。

偏方 3　茶叶敷脐治小儿夜啼

材　料　陈茶叶适量。

制用法　将茶叶研为细粉末，用水调和成饼状，敷于夜啼宝宝的肚脐上，然后用干净纱布固定。

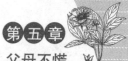

第五章
儿科——有了偏方，父母不慌

功 效 适用于小儿夜啼。

名医点评 中医认为，茶叶上可清头目，中可消食滞，下可利小便，是天然保健饮品，既可内服又可外用。小儿夜啼时，将茶叶敷于肚脐，可以起到很好的效果。

偏方 4　牵牛子敷肚治小儿夜啼

材 料 牵牛子7粒。

制用法 上药研末，用温水调成糊状，备用。于临睡前敷于肚脐上，用胶布或绷带固定。

功 效 逐水泻火。

验 证 经治20例，一般多在当夜就能止啼哭。

名医点评 牵牛子，又名黑丑。性寒、味苦，归肺、胃经。本方适用于白天饮食、嬉玩正常，黑夜入睡后则开始哭闹，天明即止，经医院检查无其他异常的小儿。

偏方 5　莲子百合糊治小儿夜啼

材 料 莲子、百合各20克，白糖适量。

制用法 莲子去皮，洗净，百合洗净，将二者一起放入锅中，加入适量水，炖成糊状。用白砂糖拌食，每日1~2次。

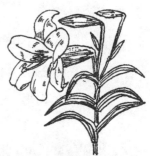

功 效 适用于小儿夜晚哭闹不安。

名医点评 本方还可取莲子心2克，生甘草3克，用开水冲泡，每天数次，对心火炽盛所致小儿夜啼有良效。

249

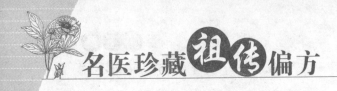

小儿流涎

流涎症俗称流口水，中医称为"滞颐"。流口水不是一种病，而是婴儿常见的一种现象。多见于溃疡性口内炎、汞中毒或出牙。另外婴幼儿精神幼稚者或患有帕金森氏症者唾液常流向外方，此并非唾液分泌过多，实因闭口不全所致。阵发性多涎可能为癫痫阵发的另一种表现。流口水虽非一种病症，但长期多量唾液外流，会诱发局部湿疹，给患儿增添一定痛苦，应积极采取必要的治疗措施。

偏方 1　姜糖神曲茶治小儿流涎

- **材　料**：生姜2片，神曲半块，白糖适量。
- **制用法**：将生姜、神曲、白糖同放罐内，加水煮沸即成。代茶随量饮或每日2~3次。
- **功　效**：健脾温中，止涎。适用于小儿流涎。
- **名医点评**：原著《中药大全》对神曲的记载：神曲为常用中药。始载《药性论》。《本草纲目》列入谷部，李时珍谓"昔人用曲，多是造酒之曲，后医乃造神曲，专以供药，力更胜之"。

偏方 2　抽薪散治小儿流涎

- **材　料**：吴茱萸3份，天南星1份，陈米醋适量。
- **制用法**：上药共研细末，贮瓶备用。用时取药粉15克，用陈米醋调成黏厚

250

糊状饼，敷贴涌泉穴（男左女右），外用纱布扎紧，每次敷贴12小时，一般3~4次即可。

功 效 散寒化痰，导热下降。

验 证 治疗100多例，均获痊愈。

名医点评 天南星味苦性温，健脾燥湿，多用于脾胃湿热引起的小儿流涎不止。本方也可以用法天南星研末，醋调后敷小儿两足心，布包固定，每日换药1次。同样能达到效果。

偏方3 竹叶大枣治小儿流涎

材 料 竹叶7克，陈皮5克，大枣5枚。

制用法 将上药煎水，分2次服。每日1剂。

功 效 主治小儿流涎症。

验 证 用此方治疗小儿流涎症患者19例，一般服至3~5剂，即告痊愈。

名医点评 大枣含有维生素A、维生素C、维生素E、维生素P、胡萝卜素、磷、钾等矿物质。它有提高人体免疫力的功效。大枣陈皮竹叶汤，属常用中药方剂之一。能健脾益气，止涎。

偏方4 鸡内金治小儿流涎

材 料 鸡内金、生黄芪各10克，益智仁、白术各8克。

制用法 将上药水煎，每日1剂，分3次口服。4剂为1个疗程。

功 效 治小儿流涎。

验 证 用本方治疗小儿口角流涎患者95例，均获痊愈。其中1个疗程治愈者39例；2个疗程治愈者46例；3个疗程治愈者10例。随访未见复发。

名医点评 益智仁含挥发油，挥发油主要的成分为桉油精、姜烯、姜醇等倍半萜类，含丰富的维生素 B 族及维生素 C，以及微量的锰、锌、钾、钠等。益智仁煎剂具有健胃、抗利尿、减少唾液分泌的作用。

偏方 5　鸡内金黄芪治小儿流涎

材　料 鸡内金、甘黄芪各 10 克，益智仁、白术各 8 克。

制用法 将上药煎水，分 3 次口服。每日 1 剂。

功　效 治小儿流涎。

验　证 用上药治疗小儿流涎症患者 95 例，均获痊愈。

小儿惊厥

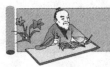

惊厥又称抽风，是小儿时期较常见的紧急症状，各年龄小儿均可发生，尤以 6 岁以下儿童多见，特别多见于婴幼儿。多由高热、脑膜炎、脑炎、癫痫、中毒等所致。惊厥反复发作或持续时间过长，可引起脑缺氧性损害、脑肿，甚至引起呼吸衰竭而死亡。本病初发的表现是意识突然丧失，同时有全身的或局限于某一肢体的抽动，还多伴有双眼上翻、凝视或斜视，也可伴有吐白沫和大小便失禁。而新生儿期可表现为轻微的全身性或局限性抽搐，如凝视、面肌抽搐、呼吸不规则等。中医学认为惊厥是惊风发作时的证候。

第五章

儿科——有了偏方，父母不慌

偏方 1　绿茶木芙蓉治小儿惊厥

材料　绿茶1克，鲜木芙蓉花10克，蜂蜜25克。

制用法　木芙蓉花加水400毫升，煮沸5分钟，加入绿茶、蜂蜜，分3次温服。每日1剂。

功效　治疗小儿惊厥。

名医点评　木芙蓉，别名拒霜花，与木槿、扶桑是近亲。《生草药性备要》："消痈肿，散疮疡肿毒，理鱼口便毒，又治小儿惊风肚痛。"

偏方 2　桃仁栀子治小儿急性惊厥

材料　桃仁25克，栀子20克，白面粉30克。

制用法　桃仁洗净、捣泥，栀子洗净、研末；将桃仁泥、栀子末与面粉混合，加入鸡蛋清，调匀。将桃仁栀子泥贴敷在小儿双足涌泉穴处。

功效　适用于小儿急惊风。

名医点评　桃仁可活血祛瘀，止咳平喘，常用于热病蓄血、疟疾、跌打损伤、肠燥便秘等症；栀子有护肝、利胆、降压、镇静、止血、消肿等作用。

偏方 3　葱白胡椒治小儿惊厥

材料　葱白7根，胡椒、栀子各7粒。

制用法　后2味研细，与葱白捣烂，贴心窝，外覆盖纱布，24小时除下，有青黑色为见效。

功效　治疗小儿惊风。

名医点评　本方也可以用葱白1根，丁香、艾蓬头各7个制作成方代替。方法是将上3味药共捣烂，敷脐孔，布包。效果同上。

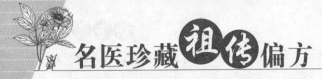

偏方 4 参胶糖蛋糕治小儿惊厥

材 料 西洋参5克，阿胶6克，鸡蛋黄1个，冰糖适量。

制用法 先将西洋参切片，加水煎煮30分钟。取汁备用，另将阿胶烊化后加入蛋黄调匀，再加入西洋参汁和冰糖，调匀蒸熟即成。每日1剂，2次分服。

功 效 滋阴熄风，补虚平肝。用治小儿慢惊风。

名医点评 西洋参主要是补气的，但属于热性补品。因此对小孩来说，除非是伤过元气，或身体太过虚寒，否则不宜用西洋参进补，容易引起上火，甚至更严重的后果。同样，阿胶也是。

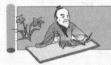

鹅口疮

鹅口疮是指小儿舌上、口腔黏膜上出现状如鹅口的白色点状或片状白屑。因其色白如雪片，故又称"雪口"。其白屑，状如凝乳，不易拭去，若强揩之，其下面的黏膜则见潮红、粗糙，不久又复生，常伴有哭闹不安、拒乳等症。本病可因先天胎热内蕴，或口腔不洁，感受秽毒之邪而致。

偏方 1 蚯蚓液治小儿鹅口疮

材 料 蚯蚓2条，白糖适量。

制用法 将蚯蚓洗净，放入杯中，撒白糖适量，片刻即有渗出液。用竹筷蘸药液搽患处，每日2~3次。

功 效 用治小儿鹅口疮。

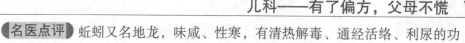

名医点评 蚯蚓又名地龙,味咸、性寒,有清热解毒、通经活络、利尿的功效,是治疗热毒疮疖、小儿鹅口疮等的常用中药。

偏方 2 贝母治鹅口疮

材料 贝母1.5克(去心,研细),蜂蜜适量。

制用法 用贝母加水五分,蜂蜜少许,煎3沸。取抹患处。

功效 适用于小儿鹅口疮,满口白烂。

名医点评 本方所用贝母为浙贝,而不是川贝。浙贝性味苦寒,可消肿散结,清脾胃之湿热,对鹅口疮有良效。

偏方 3 嫩笋芽治鹅口疮

材料 鲜嫩笋芽5~6个,第2次淘米水适量。

制用法 将鲜嫩笋芽打烂,与第2次淘米水煎汤取汁而成。用以洗口腔,每日3~4次。

功效 主治小儿鹅口疮。

验证 张某,男婴,为7月早产儿。出生12天时口腔出现白屑,哭闹伴低热。诊为鹅口疮。用制霉菌素水洗口腔,紫药水涂患处,未见好转。婴儿出现拒乳,哭声低弱。20小时后换用此方洗口腔,12小时后婴儿开始吸乳,2天后痊愈。

名医点评 竹笋,禾本科,竹类的嫩茎、芽。以冬笋和春笋为最佳。笋性味微寒甘,有通血脉、化痰涎、消食积之功。

偏方 4 硼砂粉治鹅口疮

材料 硼砂、玄明粉各15克,朱砂1.8克,冰片1.6克。

制用法 将上药共研成细末,每次在哺乳半小时后涂药,疮面大者涂0.5~1克,小者0.3克。每日3~4次。

功　效 治疗鹅口疮。

验　证 用上药治疗患儿25例,在用药2~5次后,均获治愈。

名医点评 此方上药时,会出现疼痛感,属正常反应。父母要安抚患儿情绪,防止抓、挠患处。

偏方 5　玫瑰花治鹅口疮

材　料 玫瑰花6克,生姜2片,白扁豆6克。

制用法 用水煎服,每日1~2次。

功　效 治鹅口疮。

名医点评 玫瑰花味辛、甘,性微温。理气解郁,化湿和中,活血散瘀。还能令人缓和情绪、纾解抑郁,用玫瑰花熬制的中药,味道香甜,患儿很容易接受。

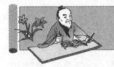

佝偻病

佝偻病俗称软骨病,是指婴幼儿时期由于维生素D不足,钙和磷吸收不良,引起骨骼生长障碍,以致影响其他器官发育的一种慢性营养不良性疾病。患该病的小儿,开始主要以精神改变为主,烦躁不安、易激惹、睡眠不安、夜间惊叫、多汗及因头汗出而致头皮发痒,摩擦枕头,使脑后头发脱落而形成"枕秃"。若不及时治疗,将进一步发展为全身肌肉松弛无力,腹部膨隆如蛙状,并可逐渐出现骨骼系统的改变。如6个月以内婴儿形成颅骨软化，出现"乒乓头"方颅、前囟过大和闭合过晚、出牙延迟。6~8个月可出现方头、肋外翻、肚子大；严重者可形成鸡胸或漏斗胸，O型或X型腿、驼背，甚至出现脊柱和骨盆变形等，且体质弱，易染其他疾病。

偏方 1　骨头汤治小儿佝偻病

材　料　任选猪、牛、羊、鸡、鱼等动物骨头适量。

制用法　砸碎，加水经常煮汤服用。

功　效　治疗小儿缺钙引起的佝偻病。

名医点评　动物骨头中含有丰富的钙、磷，经常食用可治小儿缺钙引起的佝偻病。

偏方 2　虾皮蛋羹治小儿佝偻病

材　料　虾皮10克，鸡蛋1个。

制用法　将鸡蛋打散与虾皮搅拌均匀，放入蒸锅中蒸熟。佐餐。

功　效　经常食用可预防小儿佝偻病。

名医点评　虾皮含钙量最高，是其他任何食物都无法比的。虾皮还含有较多的糖原等物质。因此，对儿童来说，虾皮是补充钙质、预防佝偻病的一种经济实惠又有疗效的食品。

偏方 3　陈皮丁香治小儿佝偻病

材　料　党参、生黄芪、黄精各10克，土茯苓、陈皮各6克，丁香1克，红糖适量。

制用法　将上药水煎3次后合并药液，浓缩成100毫升，加入红糖10克，搅拌均匀。分3~4次口服，每日1剂。10剂为1个疗程。

功　效　治小儿佝偻病。

【验证】 用本方治疗小儿佝偻病患者80例，经用药2个疗程治愈者15例，3个疗程治愈者20例，4个疗程治愈者30例，5个疗程治愈者25例。治程中未见不良反应发生。

【名医点评】 家长要注意不要让佝偻病患儿久坐或久站，以防止发生骨骼变形。最好常给患儿穿背带裤，防止肋骨外翻。

偏方 4　鸡蛋皮治小儿佝偻病

【材料】 鸡蛋皮适量。

【制用法】 将鸡蛋皮洗净，烤干，研粉过箩极细。1周岁以下每次服0.5克，1~2岁每次1克，每日2次。

【功效】 制酸补钙。用治钙质缺乏手足搐搦证、佝偻病。

【名医点评】 鸡蛋皮能补钙而且人体容易吸收。但不要直接生吃鸡蛋皮，因为鸡蛋皮在胃肠内很难消化吸收，并会增加患儿的胃肠负担。

偏方 5　龟甲百合治小儿佝偻病

【材料】 龟甲、百合、条参、山药各40克，龙骨、牡蛎、桑皮、杏仁、天冬各20克，浙贝12克，枳壳15克，鸡内金5克。

【制用法】 上药共研细末。7个月左右小儿每次3克，1岁半5克，2岁半10克。均日服2次，15日为1个疗程。

【功效】 主治小儿佝偻病。

【验证】 用上药治疗小儿佝偻病148例，痊愈110例，好转35例，无效3例，有效率为98%。

【名医点评】 本方也可以用龟甲核桃肉替代。方法是将龟甲、乌鸡胫骨打碎，加水适量，文火炖约2小时，再加核桃、精盐继续炖至核桃熟烂，入味精调味即可。效果同上。

第六章

妇科——私房偏方,健康养颜

月经不调

月经不调是妇科常见的一种疾病，表现为月经周期紊乱，出血期延长或缩短，出血量增多或减少，甚至月经闭止。卵巢功能失调、全身性疾病或其他内分泌腺体疾病影响卵巢功能者，都可能诱发此病。此外，生殖器官的局部病变如子宫肌瘤、子宫颈癌、子宫内膜结核等也可表现为不规则阴道流血，应注意二者的区分。

偏方 1 龙眼鸡蛋治月经不调

- **材料**：龙眼肉 50 克，鸡蛋 1 个。
- **制用法**：加水先煮龙眼肉，半小时后将鸡蛋打入龙眼汤内共炖至熟。在月经干净后服用，连用 10 天，每天早、晚各 1 次。
- **功效**：补益心脾，滋阴养血。用治月经不调。
- **名医点评**：龙眼俗称"桂圆"，具有生血的作用。但同时也能增加血液黏稠度，造成血稠，使大脑有昏昏沉沉的感觉。因此，龙眼用量不可太多。

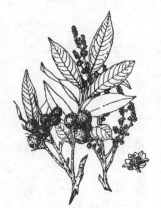

偏方 2 山楂红花酒治月经不调

- **材料**：山楂 8 颗，红花 15 克，白酒 300 毫升。
- **制用法**：将山楂、红花洗净沥干，一起放入白酒中浸泡 1 周，注意每隔 1 天摇晃 1 次。每天喝 2 次，每次 15 毫升即可。

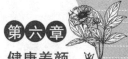

第六章
妇科——私房偏方，健康养颜

功效 活血化瘀。适用于月经不调。

名医点评 本方还可用山楂红花粥代替。新鲜的山楂，去核，和粳米一起煮粥，快熟时加入红花，再煮5分钟即可。

偏方 3 枸杞茱萸粥治月经不调

材料 枸杞子150克，山茱萸肉20克，糯米60克，冰糖适量。

制用法 山茱萸肉与枸杞子洗净，和糯米一起大火煮粥，大火开锅后，转小火煮半小时，调适量冰糖即可。早、晚配餐服用。

功效 用治由肾虚所引起的月经不调。

名医点评 电脑、手机、吸尘器、电冰箱等电器在使用的过程中均会产生不同的电磁波。这些电磁波长时间作用于人体影响女性的内分泌和生殖机能，导致内分泌紊乱，也会引起月经不调。

偏方 4 牡丹甜糕治月经不调

材料 牡丹花2朵，鸡蛋5个，牛奶250克，白面200克，白糖150克，小苏打少许。

制用法 牡丹花洗净，将花瓣摘下切成丝。鸡蛋去壳打花，同牛奶、白面、白糖、小苏打混拌在一起，搅匀。倒一半在开了锅的湿布上，摊平，上面撒匀牡丹花丝，然后再倒入余下的一半混合料，摊平，盖好盖蒸20分钟，取出，扣在案板上，上面再撒牡丹花丝即成。

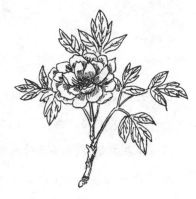

功　效 益气养血，清三焦虚火，调经活血止痛。用治各种虚弱、月经不调、经行腹痛。

名医点评 血虚有寒者、孕妇及月经过多者忌食。牡丹花瓣内所含的黄芪甙性平，味微苦，无毒，有调经活血之功。

偏方 5　茜草丹参治月经不调

材　料 赤芍、茜草、丹参各12克，土鳖虫、川军各6克，桃仁、当归、红花、干姜各3克。

制用法 上药共研为细末，每晚临睡前服4.5克。

功　效 消瘀止痛，生新排浊。主治月经不调。

验　证 用此方治疗患者650例，不少久病患者，服药后病获痊愈。

名医点评 茜草有活血祛瘀之功，且能凉血。治瘀血经闭，可单用；也可配丹参、赤芍、当归等药同用，则可增强活血通经作用。

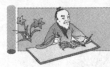

痛　经

凡在经期前后或在行经期间发生腹痛或其他不适，以致影响生活和工作者称为痛经。痛经又分为原发性痛经和继发性痛经。原发性痛经指生殖器官无明显器质性病变的月经疼痛，又称功能性痛经，常发生在月经初潮或初潮后不久，多见于未婚或未孕女性，往往经生育后痛经缓解或消失；继发性痛经指生殖器官有器质性病变如子宫内膜异位症、盆腔炎和子宫黏膜下肌瘤等引起的月经疼痛。

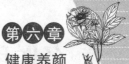

偏方 1　艾叶姜糖水治痛经

材　料　艾叶9克，生姜2片，红糖100克。

制用法　共水煎。早、晚分服。每于月经前3~4日开始服，来经停服。连用3~4个月经周期。

功　效　补中益气，温经散寒。用治经前腹痛。

名医点评　艾叶和鸡蛋一起煮，也有治痛经的功效。但要注意，不论哪方，艾叶的量都不要太大，否则就会造成腹泻。

偏方 2　荔枝核泡酒治痛经

材　料　荔枝核200克，小茴香10克，苏木100克，白酒1瓶。

制用法　将荔枝核砸碎，连同核壳与小茴香、苏木泡入白酒中，20天后可用。每次饮1盅。

功　效　散寒理气，行血祛瘀，调经止痛。用治经期腰痛、下腹胀痛。

名医点评　本方在经期来潮前的5天和后5天服用，不建议经期使用。

偏方 3　山楂向日葵子治痛经

材　料　山楂40克，向日葵子20克，红糖30克。

制用法　山楂与向日葵子（去皮）同炒熟，捣烂，加水煎成浓汁，饮时加红糖。在月经来前连服2~3次。

功　效　活血，止痛。用治痛经。

名医点评　山楂含有蛋白质、多种维生素、纤维素、镁、钾、钙等。山楂又具有清热解毒、活血消痈之功。

偏方 4　柴胡白芍治痛经

材　料　柴胡6克，白芍15克，当归、郁金、川芎各9克。

制用法　水煎服。每日1次。

功　效　疏肝解郁，活血止痛。适用于痛经兼乳房胀痛，心情抑郁，行经不畅有血块者。

验　证　屡用效佳，一般1个疗程，最多3个疗程可见效或痊愈。

偏方 5　热柠檬水治痛经

材　料　柠檬片3片。

制用法　将柠檬片放入杯中，然后冲入适量沸水即可。每天1~2杯。

功　效　适用于寒凝血瘀所引起的痛经，对于食欲不振也有疗效。

验　证　柠檬水要趁热服用效果才佳。另外，柠檬水比较酸，胃溃疡、胃酸分泌过多的人不宜服用。

偏方 6　生姜艾叶薏米粥

材　料　生姜25克，艾叶10克，薏米40克。

制用法　将前2味水煎取汁，将薏米煮粥至八成熟，入药汁同煮至熟。经前3天开始服用，早、晚各1次。

功　效　适用于寒湿凝滞型痛经者。

名医点评　生姜含有辛辣素能使血管扩张，血液循环加快，产生热量；艾叶有散寒止痛、温经止血的功效；薏米有利水渗湿、镇静止痛的作用。

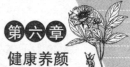

第六章
妇科——私房偏方，健康养颜

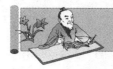

闭 经

凡年龄超过18岁而未行经者，称为原发性闭经；月经初潮之后，正常绝经之前的任何时期，月经3个月不来潮者，称为继发性闭经。而妊娠期、哺乳期不在此例，此乃生理现象。病理性闭经又可分为假性闭经和真性闭经，假性闭经像处女膜、阴道、宫颈等有先天性粘连或闭锁，致使月经不能流出，形成假性闭经。真性闭经的原因很复杂，像全身性疾病——结核病、第二性征发育不良等。尚有子宫性闭经、卵巢性闭经、垂体性闭经、下丘脑性闭经等。所以在诊治闭经时必须周密考虑，仔细检查，对症下药，方不致误病。

偏方 1 丝瓜乌鸡肉治闭经

材料：乌鸡肉150克，丝瓜100克，鸡内金15克，精盐适量。

制用法：上药共煮至烂，服时加精盐少许。

功效：健脾消食，养阴补血。用治因体弱血虚引起的经闭、月经量少。

名医点评：乌鸡，又叫黑脚鸡、药鸡。归肝、肾经，是滋阴清热、补益肝肾、健脾止泻的食疗佳品。

偏方 2 党参黄芪方治闭经

材料：党参、黄芪各30克，当归、熟地各10克，茜草12克，乌贼骨15克。

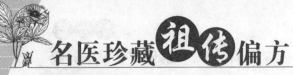

【制用法】水煎服。每日1剂。

【功 效】益气养血通经。适用于月经由后期量少色淡质稀薄渐至停闭,伴面色苍白、气短懒言者。

【名医点评】下焦虚寒加紫石英、附子;大便不实加补骨脂、葫芦巴;少腹冷痛加吴茱萸、小茴香;腹部胀痛加益母草、马鞭草。

偏方❸ 通经汤治闭经

【材 料】当归15克,益母草25克,黄芪12克,香附9克。

【制用法】水煎服,每日1剂。

【功 效】用治继发性闭经。

【验 证】治疗继发性闭经52例,临床治愈(月经来潮,行经正常)41例,显效8例,无效3例,总有效率94.1%。

【名医点评】气血两虚者,加党参、阿胶;气滞血瘀者,加枳壳、川芎;寒湿凝滞者,加附子、茯苓、白术。

偏方❹ 红糖月季花汤治闭经

【材 料】月季花15克,红糖适量。

【制用法】将月季花加水适量,用武火煎沸10分钟,去渣取汁。随量饮用。

【功 效】疏肝理气,活血通经。

【名医点评】月季花又名"月月红",月季花月月开花的特点与月经每月都来的生理周期相似。中医认为,月季花能够改善月经血行不畅、经脉阻滞的病症,治疗经行不畅、小腹疼痛。另外,月季花味甘,具有缓解疼痛的作用,能够治疗月经时的腹痛。

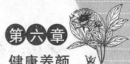

第六章
妇科——私房偏方，健康养颜

偏方 5 红花桑葚汤治闭经

材　料 红花5克，桑葚25克，鸡血藤20克，黄酒适量。

制用法 上药加黄酒水煎。每日2次温服。

功　效 补血行血，通滞化瘀。用治闭经。

名医点评 红花活血化瘀、调经养血。《本草汇言》中记载，"凡经闭不通，非红花不能调"。桑葚可滋阴补阳。鸡血藤也多用于血虚闭经、月经不调、痛经。《本草纲目拾遗》记载："其藤最活血……治妇人经血不调，赤白带下，妇人干血劳及子宫虚冷不受胎。"

倒　经

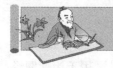

女性在行经前后1~2天内，出现周期性的吐血或鼻衄，名为经行吐衄。多数兼有月经量少或无月经，故又名"逆经"，属"代偿性月经"之一。

偏方 1 全当归治倒经

材　料 全当归、代赭石、珍珠母各20克，生地黄、玄参、黄芪、川牛膝、茜草、赤芍、香附、白茅根、益母草各15克，黄芩、川黄连、红花、生甘草各6克。

制用法 在月经来潮前7天开始服药，每日1剂，水煎服，一般服药2个周期即可见效。

功效 治倒经。

验证 用本方治疗倒经患者60例，其中，治愈者58例，无效者2例；服药1个周期痊愈者25例，服药2个周期痊愈者30例，服药3个周期痊愈者3例。

名医点评 全当归集头、身、尾于一体，故既能补血润肠通便，又能够活血调经止痛。

偏方 2　黑枣炖猪蹄治倒经

材料 猪蹄1只，黑枣500克，白糖250克。

制用法 将猪蹄洗净斩块，黑枣洗净，与白糖共置锅，加水炖至熟烂，分数日服完。连服2~3剂。

功效 滋阴益气，养血。适用于女性倒经。

名医点评 黑枣有"营养仓库"之称，常食用能补中益气、补血、维持上皮细胞组织的功效。黑枣煲猪蹄可滋阴养血。尤其适用于治疗倒经伴头晕耳鸣、面色少华者。

偏方 3　珍珠母液治倒经

材料 鲜生地、珍珠母（先煎）各30克，丹皮炭12克，焦山栀、荆芥炭、黄芩各6克，牛膝炭15克，生甘草3克。

制用法 将上药水煎，早、晚各服1次，于周期性鼻衄前服完5剂，每日服1剂。如无效果，可于下个月周期性鼻衄前再服5剂。

功效 适用于女性倒经，症见鼻衄等。

验证 用上药治疗倒经患者13例，未婚9例，已婚4例，年龄均在35岁以内。13例中，服药5剂治愈者4例，10剂治愈者3例，15~20剂治愈者4例，无效2例。

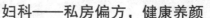

第六章 妇科——私房偏方，健康养颜

名医点评 患者在月经期注意生活规律，勿过于劳累，情绪要稳定，尽量减少触碰鼻部的机会，不要用过热的水洗脸。家中还应常备些麻黄素、鼻眼净之类能使血管收缩的药水，将其滴在棉花上再塞入鼻腔，效果会好一些。

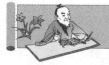

乳腺炎

乳腺炎，属中医"乳痈"范畴，是乳腺的急性化脓性疾病。本病最常见于哺乳女性，尤其是初产妇。症状为乳房红肿、化脓、患侧腋窝淋巴结肿大，严重时伴寒颤、高热等症状。

偏方 1 泥鳅土豆泥治乳腺炎

材 料 土豆1个（要选用无斑点者），泥鳅1条（约有10厘米长为佳）。以上为1次量。

制用法 将土豆洗净和泥鳅同时放入器皿中捣烂，捣至黏腻沾手时，取出做成小饼（大小视病灶）敷患处，每天1次，一般2次即见效。

功 效 治乳痈有良效。

名医点评 乳痈（红、肿、热、痛）有硬结者均可外敷。如遇有化脓开口者，可先用医用纱条引流，外加敷料后，再敷上药饼。

偏方 2 当归苍耳治乳腺炎

材 料 当归、川芎、益母草、泽兰、苍耳子各12克，黄酒适量。

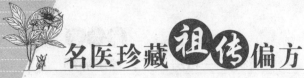

制用法 水煎，冲黄酒服。

功　效 活血祛瘀通络。

名医点评 本方为祖传验方。乳痈多由厥阴气滞、阳明胃热所致，以气血壅滞，乳络不畅，乳汁瘀积为其病机。此方功能活血祛瘀通络，用治乳痈初起，尚未成脓者。

偏方 3　砂仁塞鼻法治乳腺炎

材　料 砂仁10～20克，糯米饭适量。

制用法 将砂仁研细末贮瓶备用。用时取糯米饭少许和砂仁末拌匀，搓成索条状如花生米大小，外裹以消毒纱布（必须是棉织品）塞鼻。左乳腺炎塞右鼻，右乳腺炎塞左鼻，亦可左右交替塞用。每隔12小时更换1次，直至炎症消失为止。

功　效 治乳腺炎有良效。

名医点评 使用塞鼻法时，必须严格掌握用量及使用时间，以保证安全。凡刺激性较强的药物，不宜直接接触鼻腔黏膜，以免造成损伤。使用时，应在外面裹以消毒棉花。

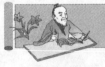

阴道炎

阴道炎是妇科最常见的疾病之一，由于致病的原因不同，临床上可分为：滴虫性阴道炎、霉菌性阴道炎、老年性阴道炎、病毒性阴道炎、阿米巴性阴道炎等。最常见的是滴虫性阴道炎和霉菌性阴道炎。

第六章 妇科——私房偏方，健康养颜

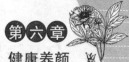

偏方 1　马鞭草治阴道炎

材　料　马鞭草30克。

制用法　水煎去渣，坐浴清洗，每天1次，每次10分钟，5次为1个疗程。

功　效　主治霉菌性阴道炎。

验　证　用此方治疗霉菌性阴道炎25例，全部治愈，其中1个疗程治愈24例，3个疗程治愈1例。

名医点评　《本草经疏》：马鞭草，本是凉血破血之药。下部脓疮者，血热之极，兼之湿热，故血污浊而成疮，且有虫也。血凉热解，污浊者破而行之，靡不瘳矣。陈藏器谓其破血杀虫，亦此意耳。

偏方 2　野菊花治阴道炎

材　料　生百部、野菊花各15克，川柏、土槿皮各12克，韭菜20根。

制用法　水煎滤汤，熏洗坐浴，每日1次。

功　效　主治滴虫性阴道炎。

验　证　用此方治疗滴虫性阴道炎20例，治愈14例。一般患者用药2～3次即见效。

名医点评　野菊花性微寒，味苦、辛。归心、肝经。清热解毒，消肿。现代医学研究，野菊花具有降压作用，还能抗病毒、抗菌。

偏方 3　铜醋治滴虫性阴道炎

材　料　陈醋（最好用镇江陈醋）1000毫升，铜一块（重25克）。

制用法　陈醋放入痰盂内，将铜块（或用1块铜锁代替）烧红后，放入痰盂内，此时醋沸腾，蘸醋洗阴部，每日2次，连用3～5天（铜、醋可下次再用)。

功 效 用治滴虫性阴道炎。

名医点评 中医认为许多妇科病由肝经不舒引起,而醋味酸,专入肝经,能增强药物疏肝止痛作用,并能活血化瘀,疏肝解郁,散瘀止痛,而中医也认为酸入肝,肝主血。因此,每天1小口醋,也有助于防治妇科病。

偏方 4 熟地山药治阴道炎

材 料 熟地、山茱萸各15克,山药、茯苓、泽泻各12克,知母9克。

制用法 每日1剂,水煎服。外用淫羊藿、蛇床子、鹿衔草、首乌、当归、百部、蝉蜕各15克,赤芍12克,金银花30克。水煎取液,每日1剂。坐浴,每次15分钟,每日2次。7日为1个疗程。

功 效 主治老年性阴道炎。

验 证 用此方内服外洗治疗老年性阴道炎30例,经用药1~3个疗程后,全部获得治愈。

名医点评 本方也可内服。虚火旺者,加黄柏、丹皮;湿热者,加薏苡仁、车前子、茵陈;尿痛、尿频者,加生地、淡竹叶、椿根皮、白茅根;阴道灼热伴点滴出血者,加旱莲草、地榆;阴道干涩者,加枸杞子、淫羊藿、当归。

偏方 5 鬼针草洗剂治阴道炎

材 料 新鲜鬼针草全草、蛇泡簕的全草各60克。

制用法 水煎出味,将药液倒在盆内,趁热熏后坐盆浸洗,边浸边洗净阴道分泌物。

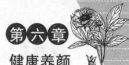

功效 主治阴道炎。

名医点评 治疗期间勿使用其他药,禁房事。内裤需煮沸消毒,勤换勤晒。月经期禁止用药。已婚者夫妇同时治疗为好。

偏方 6 大蒜治阴道炎

材料 大蒜适量。

制用法 取一瓣蒜洗净去皮,用刀或器物压扁。洗净外阴,用被压扁的大蒜瓣上有汁液流出的那面涂擦外阴,也可以贴在外阴处,时间以不觉灼热为宜,3~5分钟即可。

功效 杀菌,消炎,止痒,用治阴道炎。

名医点评 蒜一定要压扁,而不是切片。因为大蒜内的大蒜素遇金属容易挥发,从而影响疗效。另外,贴的时间也不宜过长,否则容易灼伤外阴。

偏方 7 鲜桃树叶治阴道炎

材料 鲜桃树叶30克,灰藜25克。

制用法 用水1000毫升,将上述2味煮沸20分钟。待稍温,用此液冲洗阴道。每日1~2次,连续1周为1个疗程。

功效 杀滴虫,止阴痒。用治滴虫性阴道炎。

验证 张某某,女,29岁,患滴虫性阴道炎,经用上方治愈。

名医点评 鲜桃树叶,即桃叶。可外用也可内服,具有清热解毒、杀虫止痒的功效。适用于疟疾、痈疖、痔疮、湿疹、阴道滴虫等症的治疗。

子宫颈炎

子宫颈炎是指女性子宫颈发生的炎症性病变,可分为急性、慢性两种。急性子宫颈炎较为少见,但不及时治疗,就可能转变成慢性子宫颈炎。主要症状是患者子宫颈部红肿、疼痛、宫颈糜烂、宫颈肥大、子宫颈息肉、宫颈腺体囊肿、子宫颈管炎等。

偏方1 鱼腥草油膏治子宫颈炎

材料 鲜鱼腥草、麻油各500克,蜜蜡60克,高锰酸钾适量。

制用法 麻油煎开,将洗净晾干的鱼腥草放入油内共煎,5分钟后用纱布过滤去渣,再将蜜蜡放入滤液内,冷却后成糊状备用。用1∶5000的高锰酸钾溶液冲洗阴道,除去宫颈分泌物后,用消毒棉球涂上药贴在宫颈糜烂处。每日1次,至愈为度。

功效 治子宫颈炎。

验证 鱼腥草是一种植物中草药。我国古代就已盛传能治百病,且无任何副作用,尤其对各种炎症的治疗效果都非常好。可以说,鱼腥草是中医中不可缺少的中草药。

偏方2 无花果叶治子宫颈炎

材料 无花果叶1握(鲜品加倍)。

制用法 以一盆水煎叶至半盆。趁热坐浴,每日1次。

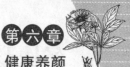

功效 清热，解毒。用治慢性子宫颈炎。

名医点评 无花果，《本草纲目》记载："甘微辛，平，有小毒。"《本草汇言》："去湿热，解疮毒。"

偏方 3 鸡蛋清治子宫颈炎

材料 鸡蛋1个，高锰酸钾。

制用法 将鸡蛋用消毒水洗净，打破，取蛋清。阴道用高锰酸钾溶液冲洗后，将带线纱布棉球蘸上鸡蛋清后填入子宫颈口，过5小时后取出，每日1~2次。

功效 清热，解毒，消肿。用治宫颈糜烂。

名医点评 鸡蛋清虽然能起到缓解或治愈的作用，但是因为其制作麻烦而且个人卫生不好掌握，所以也存在一些细菌侵入的风险。

偏方 4 野牡丹叶治子宫颈炎

材料 取多花野牡丹干叶2000克，加水过叶，煮沸30分钟，二煎仍加水过叶煮沸1小时，两煎混合浓缩成1000毫升，即成200%煎剂，分装备用。

制用法 先用窥器扩张阴道，用消毒干棉球拭净宫颈黏液，再将浸透药液的棉球贴于宫颈糜烂面，每日1次。

功效 清热利湿，化瘀止血。主治慢性宫颈炎。

验证 治疗慢性宫颈炎300例，经3~12次治疗，痊愈298例，好转2例，总有效率100%。

名医点评 多花野牡丹又名炸腰果、水石榴、爆肚叶。涩、凉，入脾、胃、大肠经。具有抗金黄色葡萄球菌的作用。

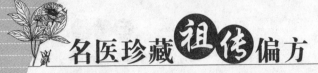

偏方 5　紫草油治子宫颈炎

材　料　紫草200克，香油750克。

制用法　用香油将紫草炸枯过滤即成。外涂宫颈及阴道上端，隔日1次，10次为1个疗程。

功　效　主治宫颈糜烂。

验　证　治疗宫颈糜烂100例，经1~2个疗程后，治愈84例，显效8例，好转4例，总有效率为96%。

名医点评　治疗期间禁止性生活，经期停用。

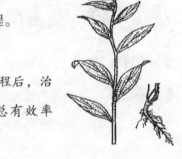

盆腔炎

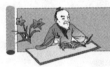

盆腔炎是指女性盆腔生殖器官及其周围的结缔组织、盆腔腹膜发生的炎症性病变，一般以子宫内膜炎和输卵管炎为多见，又分为急性和慢性两种。临床研究表明，下腹部持续性疼痛和白带增多为其主要症状。在盆腔炎急性发作期常伴有发热、头痛、怕冷等症状，而慢性在发病期间常伴有腰酸、经期腹痛、经量过多等症状，若不及时治疗，可因输卵管闭锁而造成继发性不孕。

偏方 1　杏仁半夏治盆腔炎

材　料　杏仁、生薏苡仁、淡竹叶、川朴、半夏、陈皮、茯苓、泽泻、车前子各10克，蔻仁6克。

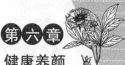

【制用法】 水煎服，每日1剂。

【功 效】 化湿，清热，宣畅三焦。用治湿热内蕴所致的妇人急、慢性盆腔炎，症见头痛身重，口淡乏味，胸闷不舒，少腹隐痛，带下量多、色黄，舌淡红，苔黄厚腻，脉滑。

【名医点评】 盆腔炎患者要注意观察白带的量、质、色、味。白带量多、色黄质稠、有臭秽味者，说明病情较重，如白带由黄转白（或浅黄），量由多变少，味趋于正常（微酸味）说明病情有所好转。

偏方 2 珍珠大青叶治盆腔炎

【材 料】 珍珠菜、穿心莲、蒲公英、忍冬藤、白花蛇舌草、紫花地丁、大青叶、鱼腥草各15～50克。

【制用法】 任选上药2～3种，水煎服，每日1剂。

【功 效】 治盆腔炎。

【名医点评】 大青叶主要用于热毒发斑、丹毒、咽喉肿痛、口舌生疮、疮痈肿毒等症。可清热，解毒，凉血，止血。

偏方 3 大黄散治盆腔炎

【材 料】 大黄100～200克，米醋适量。

【制用法】 上药共研细末，视病变范围而定量加入米醋调成糊状，直接敷于下腹部，保持湿润，随时可以加醋，为防止脱落，可用塑料布敷好，加绷带或橡皮膏固定。第3天可取下重复上法。

【功 效】 活血化瘀，消肿散结。主治急、慢性盆腔炎。

【名医点评】 盆腔炎患者应注意个人卫生，经期避免性生活，同时避免不必要的妇科检查。

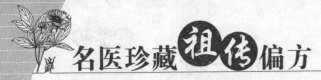

偏方 4 蛇牛草治盆腔炎

材　料 白花蛇舌草50克，入地金牛10克，穿破石15克。

制用法 水煎服，每日1剂，服药至盆腔炎症消失即可停。

功　效 用于治疗盆腔炎。

名医点评 本方对盆腔脏器的炎性肿块并伴有感染病灶者，疗效也较显著。

偏方 5 生大黄鸡蛋治盆腔炎

材　料 生大黄15克，鸡蛋5枚。

制用法 生大黄研末，分5包，鸡蛋打1个洞，去蛋清，装入生大黄末1包，煮熟服。每次月经净后，每晚临睡前服1枚，连服5枚为1个疗程。如患者体质较差，便泻每日3次以上，大黄用量酌减。

功　效 治盆腔炎。

名医点评 生大黄就是没有晾干之前的大黄，生大黄能够泻热通肠，逐瘀通经，凉血解毒。大黄炭凉血化瘀止血，用于血热有瘀出血者。

带下病

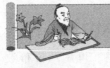

带下病是指带下量多，或色、质、气味发生异常的一种疾病。其病因以湿为主，与脾虚肾亏、湿热、湿毒、病虫等诸多因素有关。涉及现代医学之阴道炎、宫颈炎、急慢性盆腔炎或附件炎等疾病。

第六章
妇科——私房偏方，健康养颜

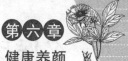

偏方 1　莲肉白果粥治带下病

材　料 莲肉30克，白果15克，胡椒5克，糯米100克。

制用法 将莲肉、白果、胡椒捣碎，和糯米一同放砂锅内，加水适量，煮粥。每早空腹代早餐食。连用7～10天。

功　效 补脾益肾，固涩收敛。治白带过多症。

名医点评 莲肉益肾、补脾、固涩，治带下之症极有良效；白果善止带浊；胡椒有温中暖胃的功用。糯米，《本草纲目》称其能"暖脾胃，止虚寒带下"。

偏方 2　冰片花生仁治带下病

材　料 冰片1克，花生仁120克。

制用法 冰片与花生仁浸湿共捣如泥。分2日于早晨空腹时开水送下。

功　效 补脾理虚，祛湿止带。用治体虚白带过多，有较好疗效。

名医点评 花生不仅是一种高营养食品，而且是一味药用价值较高的保健良药。花生的种子、种衣、种壳和花生油等，都可作为药用。中医认为，花生有悦脾和胃、润肺化痰、滋养调气等功效。

偏方 3　荞麦粉蛋清治带下病

材　料 荞麦粉500克，鸡蛋10个，甘草末60克。

制用法 将荞麦粉炒成金黄色，晾凉，鸡蛋清倒入碗内，放入甘草末搅拌，再加入荞麦粉和温水调为小丸，晒干备用。每日早、晚各1次，每次30克，以开水送下。

功　效 健脾祛湿，理中止带。用治白带黄白相间，伴小便胀满、头晕目眩、食欲不振、面色苍白、身有微热。

验　证 易某，女，38岁。自诉患带症已8年，带下黄白相间，并觉灼热疼痛，小便腹胀，头晕目眩，手指发冷，食欲不振，面色苍白，身微热。服此方1剂即愈。

名医点评 荞麦可健胃，鸡蛋清能除湿，甘草补气。诸物全用可健脾除湿，止带，适用于脾虚带下及湿热带下之轻者。

偏方 4　鱼鳔胶治带下病

材　料 鱼鳔胶6克，猪前蹄1只。

制用法 以清水4碗，砂锅内文火炖烂。食肉饮汤。

功　效 行瘀补血。适用于带下病。

验　证 屡用效佳。

名医点评 鱼胶，其实就是鱼鳔的干制品，富胶质，故名鱼胶，也有人叫花胶。据《本草纲目》称，鱼鳔胶有补精益血、强肾固本之功效，富含黏性蛋白、多种维生素和矿物质。

偏方 5　墨鱼猪肉治带下病

材　料 墨鱼2个，猪瘦肉250克，精盐适量。

制用法 2味加精盐煮食。每日吃1次，连吃5日。

功　效 补虚损，止带下。用治女性白带过多。

名医点评 墨鱼亦称乌贼鱼、墨斗鱼、目鱼等。其非常适合阴虚体质、贫血、女性血虚经闭、带下、崩漏者食用。吃墨鱼记得不可与茄子同食，否则易引起霍乱。

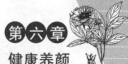

偏方 6　小丝瓜治带下病

材　料　小丝瓜（经霜打的）三指长。

制用法　置新瓦焙焦黄，研末。每服6克，临睡时开水送服。

功　效　清热凉血，止带浊。用治年久不愈的赤白带下。

名医点评　丝瓜叶内服清暑解热，外用消炎杀菌，治痱毒痈疮。把丝瓜络用火烧后剩下的称为丝瓜霜，研匀后备用，每次取3～6克，用盐汤或黄酒冲服，每日2次，对子宫出血或血崩都有效。

不孕症

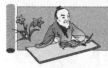

在未避孕的情况下，夫妇同居1～3年而未怀孕者称为不孕症。上述期间从未怀孕者称为原发性不孕症，曾有妊娠史而又连续3年未孕者称为继发性不孕症。女性不孕症的原因有：排卵功能障碍、宫腔粘连、子宫内膜异位、子宫肌腺病、输卵管炎和免疫性不孕等。

偏方 1　狗头散治不孕症

材　料　全狗头骨1个。

制用法　将狗头骨砸成碎块，焙干或用砂炒干焦，研成细末。服药前测基础体温，有排卵的体温曲线呈双相型，即月经后3～7天开始服药。每晚临睡时服狗头散10克，黄酒、红糖为引，连服4天为1个疗程。未成孕者，下次月经过后再服。连用3个疗程而无效者，改

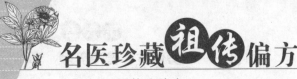

用他法治疗。

功效 主治不孕症。

验证 用本方治疗不能受孕者400例，其中服药1个疗程受孕者360例，服药2个疗程受孕者34例，3个疗程受孕者6例。

名医点评 《本草纲目》记载狗头骨："甘酸，平，无毒。"本方适宜于宫寒与子宫发育不良型不孕症。

偏方2 补中益气汤治不孕症

材料 黄芪、党参、白术、茯苓、当归、枸杞子、菟丝子各15克，乌药、陈皮各10克，甘草、升麻各6克。

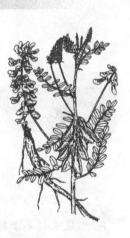

制用法 每日1剂，水煎服。

功效 滋补肝肾，益气生阳。主治不孕症。

验证 用本方加减治疗继发性不孕症32例。治疗2个月内受孕者20例，3个月内受孕者6例，半年内受孕者2例，治疗半年未受孕者4例。

名医点评 经期腹泻者，去当归，加莲肉、炒砂仁、炒扁豆；单相体温者，加巴戟天、紫石英；经期长者，去当归，加海螵蛸、仙鹤草、旱莲草炭等。

偏方3 椒附散治不孕症

材料 精盐30克，川椒、熟附子各15克，生姜5～10片，艾炷21壮（如黄豆大）。

制用法 先将精盐研细末待用，再将川椒、附子共研细末，贮瓶备用。用

第六章 妇科——私房偏方，健康养颜

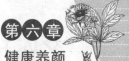

时先取精盐 15~30 克填入患者的脐孔内，取艾炷置精盐上点燃灸 7 壮，继之去除脐中精盐，再以川椒、附子末填入脐孔内，以生姜片覆盖脐上，再用艾炷置脐上灸之，连续灸 14 壮。每天如上填药艾炷灸 1 次，7 天为 1 个疗程。

功效 温通经络。

名医点评 极度疲劳、过饥、过饱、酒醉、大汗淋漓、情绪不稳、身体极度衰竭、形瘦骨立或女性经期都应忌灸。另外，若产生灸疮，一定不要弄破，若已破溃感染，要及时使用消炎药。

偏方 4 阿胶鸡治不孕症

材料 鹿鞭（雄鹿的外生殖器）100 克，当归 25 克，枸杞子、北黄芪各 15 克，生姜 3 片，嫩母鸡 1 只（不超过 800 克重），阿胶 25 克，精盐适量。

制用法 将嫩母鸡开膛，去肠及内脏，洗净，连同上述前 5 味药放在砂锅中，加水适量煮沸后，改用小火炖至鸡烂，再将阿胶下入，待阿胶炖化后加精盐调味食用，连续多次，效果明显。

功效 补血，壮阳，益气，暖宫。用治女性血虚体弱、子宫寒冷、久不受孕者。

名医点评 阿胶，性味甘平，微温，具有滋阴补血等功效。阿胶虽好，但并非所有女性都适合吃，有些人吃完阿胶后，会有火气亢盛的表现。这三类人群就不宜吃阿胶：爱上火的人；体内有瘀血的人；体内湿邪重的人。

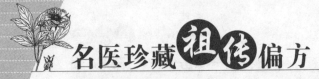

偏方 5　姜糖蒸晒治不孕症

材　料　鲜姜、红糖各500克。

制用法　在三伏天制最佳。将鲜姜洗净切片，捣烂如泥调入红糖，放锅内蒸1小时，取出放充足阳光下晒3天，然后再蒸再晒。按此法共蒸9次晒9次，即每伏蒸晒3次。应在月经来潮的头一天开始服，每次1汤匙，每日3次，连服1个月，不得间断。

功　效　散寒祛风，暖宫活血。用治子宫冷而不孕。

名医点评　生姜、红糖具有补中益气、健脾胃、暖胃的功效。一定要趁热喝下，发一身汗，体内的寒气便会消散，人也就会通体舒泰起来。

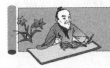

子宫脱垂

子宫脱垂是指子宫偏离正常位置沿着阴道下降，低于子宫颈外阴道口到坐骨棘水平以下甚至完全脱出阴道口湍症状。中医称"阴挺""阴癫""阴疝"等。多发于产后体质虚弱，气血受损，分娩时用力太大，或产后过早参加重体力劳动。致使气弱下陷，脉络胎宫松弛，不能稳固胞体，因而形成下坠。由于胞宫经络与肾相连，所以肾气衰虚，或产育多，内耗肾气，也可使胞宫脉络松弛导致子宫脱垂。女性在过劳、排便时用力太过、剧咳等情况下，都可能反复发作。

偏方 1　艾叶治子宫脱垂

材　料　陈艾叶15克，鸡蛋2个。

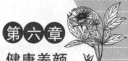

制用法 先用净水煮艾叶出味后，滤渣取汁，煮蛋，略加红糖。每隔3天空腹时服1次。

功 效 温经止痛，散寒除湿。适用于子宫脱垂，愈后复发者。

名医点评 艾叶是常用的妇科良药。《本草正要》记载："艾叶，能通十二经，而尤为肝脾肾之药，善于温中、逐冷、除湿，行血中之气，气中之滞，凡妇人血气寒滞者，最宜用之。或生用捣汁，或熟用煎汤，或用灸百病，或炒热敷熨可通经络，或袋盛包裹可温腰膝，表里生熟，俱有所宜。"

偏方 2　荔枝泡酒治子宫脱垂

材 料 去壳鲜荔枝（连核）、陈米酒各适量。

制用法 将荔枝浸于酒内1周即可。按各人酒量不同酌饮，每日早、晚各1次。

功 效 本方适用于肾虚之子宫脱垂。

名医点评 荔枝贵为"果中之王"，但"若离本枝，一日而色变，二日而香变，三日而味变，四五日外，色香味尽去矣"。在古药典籍中有记载：荔枝有生津止渴、理气益血之功效。

偏方 3　醋熏法治子宫脱垂

材 料 醋250毫升。

制用法 痰盂内加醋250毫升，将小铁块或小铁器烧红放入盂内，醋即沸腾，患者坐痰盂上熏15分钟。每日1次。治疗期间注意营养、休息，忌房事。

功 效 收敛破瘀。治疗子宫脱垂。

名医点评 要注意营养，适当进行身体锻炼，坚持做肛提肌运动锻炼，以防子宫组织过度松弛或过早衰退。

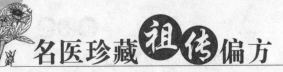

偏方 4　黄芪金樱子治子宫脱垂

材　料　金樱子肉、黄芪片各500克。

制用法　水煎3次，每次用水800毫升，煎半小时，3次混合，去渣，用小火浓缩成膏。每日服3次，每次30～50克。用温开水送服。

功　效　补中益气，固肾提升。适用于女性子宫脱垂。

名医点评　更年期及老年期的女性容易发生子宫脱垂。所以，做好女性更年期及老年期的保健，对预防子宫脱垂是极为重要的。

偏方 5　莲子煮猪肚治子宫脱垂

材　料　莲子250克，猪肚1具，料酒、酱油各适量。

制用法　将莲子洗净，冷水浸泡半小时；猪肚洗净，剖1道口，将莲子塞入肚腔内，再用线将猪肚封口。把猪肚放入砂锅内，加清水用大火烧开，加黄酒2匙，再改用小火慢炖，直至猪肚酥烂，将猪肚切开，拆线，取出莲子烘干，磨成粉。每日3次，每次1匙。猪肚蘸酱油佐餐食用。

功　效　本方对女性子宫轻度下垂和气虚者有效。

名医点评　莲子也可加白糖当点心吃，猪肚蘸酱油佐餐食。也可切片放汤内，加细盐半匙，再烧片刻，连汤吃。长期食用对女性子宫轻度下垂属气虚者有效。

偏方 6　青山羊血治子宫脱垂

材　料　青山羊血10余滴。

制用法　青山羊之耳尖消毒后取血，兑入少许温开水。1次服，每日1次。

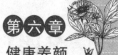

- **功　效** 补中益气。用治子宫脱垂。
- **验　证** 周某,患本病2年余,有时一日脱出十余次,不能参加劳动,经服用此方2日痊愈,随访6个月未见复发。
- **名医点评** 患者应注意卧床休息,睡时宜垫高臀部或脚部,抬高两块砖的高度。同时还应避免长期站立或做下蹲、屏气等增加腹压的动作。

偏方 7　首乌鸡汤治子宫脱垂

- **材　料** 首乌20克,老母鸡1只,精盐少许。
- **制用法** 老母鸡宰杀去毛及内脏,洗净,将首乌装入乌鸡腹内,加水适量煮至肉烂。饮汤吃肉。
- **功　效** 补中益气。用治女性子宫脱垂、痔疮和脱肛。
- **名医点评** 中药何首乌性微温,味甘、涩,可补肝益肾,养血。《开宝本草》说它能治"五痔"、"亦治妇人产后及带下诸疾"。

偏方 8　核桃皮治子宫脱垂

- **材　料** 生核桃皮50克。
- **制用法** 上药加水煎成2000毫升,早、晚各用药液温洗患部20分钟,7天为1个疗程。若Ⅱ、Ⅲ度子宫脱垂者,可配服补中益气汤煎内服,并加土炒生核桃皮6克冲服,每天2次。

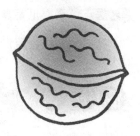

- **功　效** 主治子宫脱垂。
- **名医点评** 核桃本身就有很高的营养价值,而核桃皮也具有较高的药用价值。在软化血管、抗癌等方面有很好的治疗效果。

流 产

怀孕后由于体质虚弱或受跌扑外伤,导致阴道出血,量不甚多,严重时可见腹痛腰酸,小腹坠胀,即为流产征兆。中医称之为胎漏、胎动不安。而堕胎或流产在3次以上者称为习惯性流产,中医称滑胎。是肾虚或两次怀孕间隔过短,元气未恢复的缘故。

偏方 1 南瓜蒂治流产

材 料 南瓜蒂适量。

制用法 将南瓜蒂(把)放瓦上炙灰存性,研为细末。自受孕2月起,每月吃1个,拌入炒米粉内同食。或以南瓜蒂1个,莲蓬蒂2个,烧存性,研末,开水送服。

功 效 用治女性习惯性流产、胎动不安。

名医点评 南瓜蒂具有安胎功能,民间常用来治疗滑胎(现代医学称之为习惯性流产)。此外,南瓜蒂还可治其他妇科病。

偏方 2 母鸡墨鱼糯米粥治流产

材 料 母鸡、墨鱼各1只,糯米150克,精盐适量。

制用法 将母鸡宰杀,去毛及内脏,洗净斩块;墨鱼洗净切块,备用。砂锅内加水适量,放入鸡块、鱼块共炖,取浓汤,加入洗净的糯米煮为稀粥,加精盐佐餐食用。

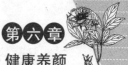

功效 补虚固胎。适用于习惯性流产。

名医点评 流产后,刚发育的乳腺停止生长,导致腺泡变小以至消失,乳腺复原。但这种复原并不完全,故容易诱发乳腺小叶增生,造成乳腺肿块及乳房疼痛。因此流产后一定要注意疏通乳腺的经络,使突然停滞下来的气血运行起来。

偏方 3 葡萄莲子汤治流产

材料 莲子90克,葡萄干30克。

制用法 将莲子去皮、心,洗净,加葡萄干一同放入碗内,加水适量,上笼蒸熟食用。每日1剂,连服7~10天。

功效 适用于先兆流产。

名医点评 葡萄干含有蛋白质、少量维生素、丰富的钾、钙、镁、铁等矿物质及大量葡萄糖。同样是女性及体弱贫血者的滋补佳品,可补血气、暖肾等。

偏方 4 当归肉苁蓉治流产

材料 当归、茯苓(酒炒)、益母草各50克,生地黄400克,白术、续断各30克,甘草15克,白芍(酒炒)、黄芪、肉苁蓉各25克。

制用法 上药用香油1000克浸7日熬成膏(炸枯去渣),加白醋50克,再熬3~4沸,加黄丹250克,再熬,再加龙骨50克搅匀,以煅摊如碗口大,备用。用时贴丹田上,14日1换,贴过8个月为妙。

功效 屡用有效。治习惯性流产。

名医点评 肉苁蓉含有丰富的生物碱、结晶性的中性物质、氨基酸、微量元素、维生素等成分。能补肾阳、益精血,能抑制"阳虚"症状的出现,防止体重减轻等。

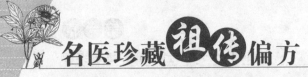

偏方 5　玉米嫩衣治流产

材　料　玉米嫩衣（即紧贴米粒之嫩皮）。

制用法　怀孕后每天以1个玉米嫩衣煎汤。代茶饮，饮到上次流产期则用量加倍，一直服至分娩为止。

功　效　固摄安胎。用治习惯性流产。

名医点评　玉米中的植物纤维素还能加速致癌物质和其他毒物的排出。其中的天然维生素E则有促进细胞分裂、延缓衰老、防止皮肤病变的功能，还能减轻动脉硬化和脑功能衰退。

偏方 6　党参龟肉治流产

材　料　龟肉90克，党参、杜仲各30克。

制用法　龟肉洗净切块，同2味中药加水共煮熟。1剂分早、晚2次服用。

功　效　用治气血虚弱所致先兆流产。

名医点评　党参是一味具有很好补气效果的中药，性味较平。但在服用期间，应避风寒，多休息。

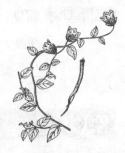

偏方 7　香油蜜膏治流产

材　料　香油100克，蜂蜜200克。

制用法　分别将上述2味用小火煎煮至沸，晾温，混合调匀。每次饮1汤匙，每日2次。

功　效　补中，润燥，安胎。用治先兆流产。

名医点评　女性怀孕后，若情绪不稳定、愤怒、忧伤等精神刺激，扰乱了大

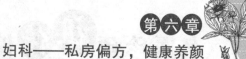

脑皮层的活动功能，可引起子宫的收缩而迫出胚胎，或使胚胎在子宫内死亡。因此本来就有先兆流产的女性，怀孕后更应注意保持愉快的情绪。

产后诸症

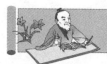

产后诸症是孕妇产子后一系列综合性病症，包括胞衣不下、产后血晕、产后无乳、乳汁自出、产后腹痛、产后风湿痛等症。常因气血亏虚、气虚血脱、表虚不固等所致，如不及时调护将诱发其他疾患。

偏方 1　韭菜热醋治产后血晕

材　料　韭菜100克，醋适量。

制用法　将韭菜洗净切碎，放入壶中，再把醋加热后倒入壶中，盖严壶口，将壶嘴对着产妇鼻孔熏之。

功　效　温中行气，散血解毒。适用于产后血晕。

名医点评　韭菜入药的历史可以追溯到春秋战国时期。在《本草纲目》中，韭菜的功效是："生汁主上气，喘息欲绝，解肉脯毒。煮汁饮，能止消咳盗汗。"

偏方 2　丝瓜散治产后腹痛

材　料　老丝瓜1个，黄酒适量。

制用法　将老丝瓜烧存性，研为细末，每服10克，每日2次，用温黄酒送服。

功效 凉血解毒，活络通经。适用于产后腹痛。

名医点评 中医认为丝瓜味甘，性凉，入肝、胃经。有清暑凉血、解毒通便、祛风化痰、润肌美容、通经络、行血脉、下乳汁、调理月经不顺等功效。丝瓜还含有较高的维生素C，每百克中就含8毫克，可用于抗坏血病及预防各种维生素C缺乏症。

偏方3 米醋鹌鹑蛋治胎衣不下

材料 米醋10克，鹌鹑蛋10个。

制用法 先将蛋打破搅匀，米醋煮沸沏蛋花服下。

功效 补气血，散瘀滞。用治胎衣不下。

名医点评 中医认为鹌鹑蛋味甘，性平。有补益气血、强身健脑、丰肌泽肤等功效。鹌鹑蛋营养丰富，是一种很好的滋补品，具有多种保健功效。是治疗许多疾病的良药。

偏方4 山药汤治产后大喘大汗

材料 山药180克。

制用法 洗净煎汤。连服3日，每日2次。

功效 健脾，益阴，止渴，敛汗。用治产后因虚热引起的大喘大汗、身热劳嗽。

名医点评 山药不仅能补虚益损，还能减肥。山药能供给人体大量的黏液蛋白。这是一种多糖蛋白质，对人体有特殊的保健作用，能预防心血管系统的脂肪沉积，保持血管的弹性，防止动脉粥样硬化过早发生，减少皮下脂肪沉积，避免出现肥胖。

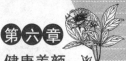

偏方 5 炒油菜子治产后恶露不下

材料 油菜子、肉桂各等份,醋、黄酒各适量。

制用法 将油菜子炒香与肉桂共研细末,用醋煮成糊状并捏为丸,如龙眼核大。每服1~2丸,温黄酒送下,日服3次。

功效 补虚,润燥。用治产后恶露不下、血气刺痛。

名医点评 油菜味辛,性温,无毒,入肝、肺、脾经。茎、叶可以消肿解毒,治痈肿丹毒、血痢、劳伤吐血;种子可行滞活血,治产后心、腹诸疾及恶露不下、蛔虫等。

偏方 6 谷子汤治产后发烧

材料 谷子(未去皮的小米)1握(约50克)。

制用法 将谷子炒黄,加水1碗煎至剩半碗。趁热1次服下,盖上被子出汗即愈。

功效 祛风解表。用治产后感受风寒,发热恶寒。对一般感冒也有良效。

验证 杨某某,女,30岁,产后感冒发烧,用上方烧退。

名医点评 产后3~4天,产妇开始大量分泌乳汁时,由于乳房的血管和淋巴管扩张充盈、乳房膨胀,可能会导致体温略有升高,但一般仅持续数小时就下降。但若产后第2~10天之间,连续2次体温达到或超过38℃以上则属于不正常,应及早治疗。

偏方 7 胡桃丸治产后腰痛

材料 去皮胡桃12个,酒炒杜仲500克,补骨脂25克,淡醋汤适量。

制用法 将上药研为细末,炼蜜为丸,如梧桐子大。每服60丸,每日2次,

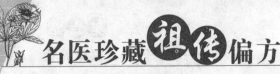

用淡醋汤送下。

【功 效】 主治女性产后肾虚及各种腰疼痛。

【名医点评】 一般来说，顺产后24小时、剖腹产48小时之后就可以做产后康复按摩，而产后第2天就可以做产后保健操，这些都有利于腰部肌肉的恢复。

偏方8 豆浆大米粥治产后虚弱

【材 料】 豆浆2碗，大米50克，白糖适量。

【制用法】 大米淘洗净，以豆浆煮成粥，熟后加糖。每早空腹食用。

【功 效】 调和脾胃，清热润燥。用于产后体虚调养。

【名医点评】 本方还可以用豆浆1碗煮沸，打入鸡蛋，加入白糖适量，空腹服用，补益气血，亦用于产后体虚调养。

产后缺乳

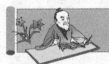

缺乳指产后哺乳期乳汁分泌不足。多由产后气血虚弱，不能生化乳汁，或肝气郁结，气机不畅所致。

偏方1 盐炒芝麻治产后缺乳

【材 料】 芝麻50克，精盐2克。

【制用法】 炒锅置火上，放入黑芝麻和精盐用文火炒香，至黑芝麻发散出香

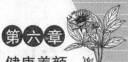

味即可。每日服1次，每次服50克。

功 效 用治女性产后虚弱所致的奶水不足者。

名医点评 如果没有黑芝麻，用白芝麻也可以替代，但是药效不如黑芝麻。炒芝麻的时候一定要用小火，否则芝麻会发苦，而且也降低了药效。精盐的用量要少。

偏方 2　花生豆浆治产后缺乳

材 料 生花生米15克，豆浆1碗。

制用法 将花生米去皮，捣烂，用煮沸的豆浆冲服。每日服2次，每次服250毫升。

功 效 用治女性产后乳汁稀薄或奶量太少者。

名医点评 花生米一定要用生的，熟花生米油脂过多，催乳效果大打折扣。黄豆有益气和中、生津润燥、清热解毒之功效，还是一种催乳食物；花生有活血通乳、健脾开胃、滋养强壮、润肺利尿的功用。两者合用对贫血、咳嗽、产后催乳等症有食疗的效果。

偏方 3　鲫鱼猪蹄汤治产后缺乳

材 料 鲫鱼1尾（约150克），猪蹄1只，通草15克。

制用法 活鲫鱼去内脏（不去鳞），猪蹄洗净，同通草共煮。吃肉饮汤，每日2次，连用3~4剂。

功 效 通脉下乳。用治产后乳水不通、乳少。

名医点评 鲫鱼历来被用做补虚、通乳催奶之物，配以通气上达、下乳汁的猪蹄，具有补中益气、通乳的功效。

偏方 4　红糖豆腐治产后缺乳

材　料　红糖、鲜豆腐各120克。

制用法　红糖与豆腐加水共煮，煮沸水再煮数次即成。趁热吃豆腐饮汤，1次服完。

功　效　补血通乳。用治产后乳水不通。

名医点评　豆腐营养丰富，含有铁、钙、磷、镁等产妇必需的多种微量元素，还含有糖类、植物油和丰富的优质蛋白，素有"植物肉"之美称。

偏方 5　莴笋拌蜇皮治产后缺乳

材　料　莴苣250克，海蜇皮200克，香油25克，精盐15克，葱2根，味精少许。

制用法　莴苣去叶削皮，切丝，放入碗中加盐腌渍20分钟，挤干水分。海蜇皮泡入清水中，洗去泥沙，切成细丝。葱洗净，切成细花。将海蜇丝、莴苣丝拌在一起，加精盐、味精调味。取锅，上火，加入香油、葱，煸炒香，浇在海蜇莴苣碗内，用筷子拌匀即成。

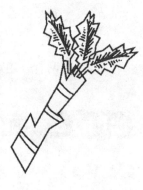

功　效　通脉下乳。用治女性产后无乳，或乳水稀少。

名医点评　莴笋，又名"莴苣"。莴笋性寒，味苦。具有利尿、通乳等作用。但脾胃虚弱者应该忌食。此外，莴笋还具有镇静作用，经常食用有助于消除紧张，安眠。

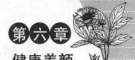

回乳

回乳也叫"断乳"，是指女性分娩后，婴儿不需要乳汁时，采取针灸、药物等方法阻断乳汁分泌的一种方法。产后女性在回乳过程中可伴有回乳胀痛症状。

偏方 1　牡荆子治回乳

材　料　牡荆子12克，酒适量。

制用法　上药研末，用温开水加酒少许调服。

功　效　此方用于停乳奶胀。

名医点评　回乳期间应注意休息，减少活动，减少营养，如少吃蛋白质含量丰富的食物。防止乳腺感染。

偏方 2　神曲热敷方治回乳

材　料　神曲、蒲公英各30克。

制用法　将上药水煎，每日2次，每日1剂。同时，趁热将药渣用干净纱布包好，放在乳房上热熨。

功　效　治疗回乳。

验　证　用上药回乳20余例，疗效很好。一般经用1～2剂，即可消肿痊愈。

名医点评　"神曲"同时也是汉代名医刘义研制出的一种医治消化不良的名药。但胃酸过多、发酵异常的患者，应绝对避免使用。

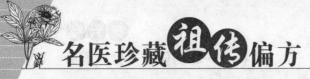

偏方 3　红花当归汤治回乳

材　料　红花、当归、赤芍药、怀牛膝各15克，炒麦芽、生麦芽各60克。

制用法　水煎服。

功　效　用于治疗产后不欲哺乳者。

名医点评　红花又称红蓝花、草红花、刺红花等，是很常用的活血化瘀药，为妇科与伤科的良药。

偏方 4　麦芽治回乳

材　料　麦芽100克。

制用法　将麦芽洗净，晾干，置锅内干炒至焦脆，研成粉末。用开水送服，每次25克。

功　效　开胃消食，下气，回乳。用治小儿断奶后母亲乳房胀痛、乳汁淤积，服后奶水即回。

名医点评　麦芽有回乳、健脾消食、疏肝解郁等作用，能治疗经前乳房胀痛，哺乳期女性不可使用。

偏方 5　莱菔子治回乳

材　料　莱菔子30~40克。

制用法　将上药打碎，加水浸泡30分钟后，水煎分3次温服。每日1剂。

功　效　治疗回乳。

名医点评　莱菔子又名萝卜子、萝白子等。入脾、胃、肺经，能消食除胀，辛散耗气，功效显著。有"冲墙倒壁"之称。

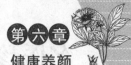

第六章
妇科——私房偏方，健康养颜

更年期综合征

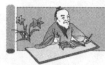

女性在绝经前后出现的一系列植物神经功能失调为主的症候群，称为更年期综合征。表现有阵发性潮热，伴有胸闷、气短、心悸、眩晕以及情绪不稳、紧张易激动、易疲乏等，多为卵巢功能衰退所致。

偏方 1　甘麦红枣治更年期综合征

材　料　淮小麦30克，红枣15克，炙甘草5克，枸杞子12克，石决明15克，珍珠母30克，紫草15克，仙灵脾10克，当归10克。

制用法　每日1剂，水煎服。

功　效　主治更年期综合征。

验　证　用此方治疗更年期综合征144例，对潮热、失眠、出汗、头痛、头晕等症状的效果较好。

名医点评　更年期要控制好情绪，睡前不能大悲大喜。人的喜怒哀乐，都容易引起神经中枢的兴奋或紊乱，造成失眠。因此睡前或生活中一定要保持情绪的平稳。

偏方 2　黄芪胡桃肉治更年期综合征

材　料　黄芪、夜交藤各30克，当归、桑叶各12克，三七6克，胡桃肉10克。

制用法　每日1剂，水煎2次，分2次服。

功效 益气，活血，化瘀。主治更年期综合征。

验证 用此方治疗更年期综合征患者70例，其效果较好。

名医点评 气血双虚型加熟地、白芍；肝肾阴虚型加枸杞子、丹皮；脾胃阳虚型加附子、山药、白术；心肾不交型加丹参、酸枣仁、黄柏。

偏方 3 首乌山药方治更年期综合征

材料 何首乌15克，怀山药、山茱肉、仙茅、益母草、生地黄、熟地各12克，茯苓、丹皮、炒当归、炙甘草各10克。

制用法 将上药水煎3次后合并药液，分3次日服，每日1剂。1周为1个疗程。

功效 治更年期综合征。

验证 用本方治疗女性更年期综合征患者76例，经用药1～2个疗程，其中，治愈者73例；好转者2例；无效者1例。

名医点评 本方也可以将首乌、山药、粳米更熬制成粥。分1～2次空腹服用。同样适用于更年期综合征。

偏方 4 百合枣肉治更年期综合征

材料 鲜百合50克，生、熟枣仁各15克。

制用法 百合用清水浸泡一夜，取生、熟枣仁水煎去渣用其汁将百合煮熟。连汁吃饮。

功效 用治女性更年期综合征。

名医点评 百合，性寒味微苦，《本草纲目》说它能"宁心清热"。红枣，性温味甘，《神农本草经》中将大枣列为上品，称其有"安中养脾，助十二经。平胃气，通九窍，补少气，少津，身中不足……和百药"等功效。

第七章

肿瘤科——特效偏方,消肿除瘤

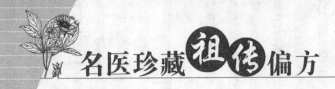

白血病

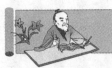

白血病是血液的恶性肿瘤，特点是白细胞某一系统过度增生，并浸润到体内各种组织和脏器，尤其是肝、脾和淋巴结，且周围血液中经常出现各种幼稚的白细胞，白细胞的总数经常增多，常有严重贫血和明显出血倾向。

本病的发生多与环境因素及机体的遗传、代谢、免疫等有关，中医认为多因七情有过、肝脾损伤而成虚劳，日久气滞血瘀结成痰核而为本虚标实之症。急性白血病以儿童多见，其发病急，病程短，发热，口腔溃烂，有严重贫血、普遍出血现象。而慢性白血病发病缓慢，起初多无特殊不适，后期表现亦较复杂，多为疲乏无力，饮食减少，消瘦，头晕，头痛，面色苍白无华，或发热出汗，或腹胀腹痛，或颈腋、腹股沟等部位出现包块等。

偏方 1　酱香香菇治白血病

材　料：香菇50克，去皮冬笋250克，酱油、白糖、醋、精盐、淀粉、花生油各适量。

制用法：冬笋切成滚刀块，将油烧热，把洗净的香菇与笋同放锅内翻炒20分钟，然后加汤少许与调料、淀粉入锅再炒，汤汁稠浓即成。

功　效：缩小癌肿及预防白血病、佝偻病、肝硬化等。

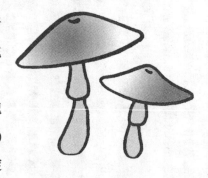

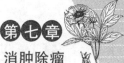

第七章 肿瘤科——特效偏方，消肿除瘤

名医点评 香菇素有"植物皇后"之誉。香菇含有一种高纯度、高分子结构的葡聚糖，即香菇多糖，这种物质具有抗病毒、诱生干扰素和保护肝脏的作用。因此具有抗肿瘤作用，对肺癌、乳癌、胃癌、结肠癌、直肠癌及子宫癌等均有疗效。

偏方2 马鞭草茶饮治白血病

材　料 马鞭草、葵树子、白花丹根各10克，白花蛇舌草、夏枯草各15克，白糖30克。

制用法 将上药洗净放入砂锅内，加水适量，将砂锅置大火上烧沸，再用小火煎煮25分钟，停火，过滤去渣，留汁液，在汁液内放入白糖搅匀即成。每日3次，每次饮150克。

功　效 止血，祛瘀。白血病患者饮用有益。

名医点评 葵树子又名扇叶葵子，其药理作用具有抗癌活性，可败毒抗癌，消瘀止血。此方常服，可治白血病。

偏方3 川芎菟丝子汤治白血病

材　料 川芎90克，首乌60克，当归头、熟地黄、白术各30克，补骨脂24克，菟丝子15克，牛膝、茯苓、阿胶各9克，肉桂、炮姜各3克。

制用法 将上药以水煎煮，取药汁。每日1剂，分2次服用。

功　效 益气养血，扶正抗癌。用于白血病。

名医点评 菟丝子、黄芪等都是属于补血补气用的，容易燥热。一旦出现大便秘结，就要减少用量，以免造成上火，加重病症。

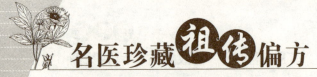

偏方 4　酒制鳗鱼治白血病

材　料　鳗鱼500克，黄酒500毫升，食醋、精盐各适量。

制用法　将鳗鱼剖腹去内脏，洗净置锅中，加入黄酒和食醋，用文火炖至熟烂，加精盐少许，每日食用。

功　效　补虚损，活血止血。适用于白血病，便血兼消瘦、低热等。

名医点评　鳗鱼富含多种营养成分，具有补虚养血、祛湿、抗结核等功效，是久病、虚弱、贫血、肺结核等患者的良好营养品。

偏方 5　蜂胶鸡蛋治白血病

材　料　鲜鸡蛋5个，阿胶粉10克，蜂胶30克。

制用法　先将鸡蛋与阿胶粉搅匀，再将蜂胶熔化，放入即可。每日1剂，分2次，沸水冲服。

功　效　补中益气，滋阴补血。适用于慢性白血病。

名医点评　蜂胶是一种非常好的食品，它具有广泛的生物学作用，如抗菌消炎、抗病毒、抗氧化、抗肿瘤、增强免疫、净化血液、调节血脂、促进组织再生等。所以服用蜂胶对白血病是有帮助的。

鼻咽癌

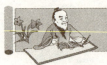

鼻咽癌是指发生于鼻咽黏膜的恶性肿瘤。鼻咽癌生长在鼻腔后方的鼻咽部，其位置较隐蔽，早期常无明显症状，容易被忽视。大部分患者是

第七章
肿瘤科——特效偏方，消肿除瘤

因发现颈部肿块或其他转移症状后才被确诊，从而失去治疗的最佳时机。因此，要做到早期诊断，及时治疗，需警惕鼻咽癌的早期信号。鼻咽癌的早期信号有：鼻腔出血、单侧鼻塞、单耳部症状、偏头痛、单侧口眼㖞斜、颈部肿块等。

鼻咽癌最常见于鼻咽顶部，其次为侧壁和咽隐窝，有时可多发。鼻咽癌可呈结节型、菜花型、浸润型和溃疡型四种形态，其中以结节型最常见，其次为菜花型，早期局部黏膜粗糙，轻度隆起。浸润型鼻咽癌黏膜可完好，癌组织在黏膜下浸润生长，以至于在原发癌未被发现前，已发生颈部淋巴结转移。

偏方 1 马勃治鼻咽癌

材 料 马勃9克（包煎），射干15克，开金锁、七叶一枝花各30克。

制用法 水煎服，每日1剂。

功 效 解毒利咽抗癌。适用于鼻咽癌。

名医点评 鼻咽癌出血时，将马勃撕去皮膜，取内部海绵绒样物压迫出血部位或塞入鼻孔，也具有良好的止血功效。

偏方 2 葱白皂角治鼻咽癌

材 料 葱白、皂角各3个，鲜鹅不食草6～9克，麝香0.15～0.2克。

制用法 将葱白、皂角、鲜鹅不食草捣烂绞汁，加入麝香，以棉花蘸药汁塞耳，亦可将药汁滴耳用。

功 效 本方聪耳开窍，适用于鼻咽癌。

名医点评 皂角对很多细菌、真菌有天然的抑制和杀菌的作用，不仅可以外用杀菌，也可以作为内服杀菌药物。

偏方 3　生地石上柏治鼻咽癌

材料　生地15克，丹皮10克，石上柏30克，山豆根10克，钩藤15克，全蝎6克，夏枯草15克，丝瓜络10克，虎杖30克，僵蚕1克，鸡血藤30克，苍耳子10克。

制用法　水煎服，每日1剂。

功效　清热解毒。适用于鼻咽癌合并有颅神经损害者。

名医点评　石上柏为卷柏科植物深绿卷柏的全草。味甘，性平。功效为清热解毒、活血化瘀。主治目赤、咽痛、咳嗽、乳痈及肿瘤等。

偏方 4　白山桃花汤治鼻咽癌

材料　当归、赤芍、川芎、桃仁、白芷各5克，蚤休、山豆根各10克，生姜3片，红枣5枚。

制用法　将上药以水煎煮，取药汁。每日1剂，分2次服用。

功效　活血化瘀，解毒消肿。适用于鼻咽癌，症见头痛鼻塞，舌紫暗或有瘀点，脉沉涩。

名医点评　本方中若白细胞下降加鸡血藤、黄芪、枸杞子；口干咽燥加沙参、玄参、生地黄；神疲乏力加党参、白术、怀山。

偏方 5　郁金蜂房汤治鼻咽癌

材料　柴胡、辛夷、苍耳子各12克，郁金、当归各15克，丹参、瓦楞子各30克，山豆根、全蝎、蜂房各10克，白芍20克，仙鹤草、料姜石各60克，生甘草3克。

制用法　将上药以水煎煮2次，取药汁。每日1剂，分2次空腹服用。

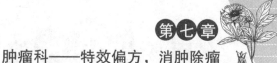

功效 疏肝解郁，清热解毒，化瘀止血，软坚散结。适用于鼻咽癌，症见头痛眩晕，胸胁胀痛，烦热鼻塞，涕中带血，口臭咽干，舌暗紫或有瘀斑，苔白或黄，脉弦。

名医点评 本方中若口干咽燥加沙参、麦冬、生地黄；食欲缺乏加山楂、莱菔子；头痛较重加蔓荆子、川芎。

偏方 6 青皮陈皮治鼻咽癌

材料 青皮、陈皮、杏仁、胆南星、钩藤、辛夷各10克，黄芩12克，瓜蒌、制半夏各20克，猪苓、土茯苓、土贝母、小蓟、石上柏各30克。

制用法 水煎服，每日1剂。

功效 清热化痰，解毒抗癌。适用于痰热型鼻咽癌。

名医点评 鼻咽癌患者应多食富含蛋白质、维生素及氨基酸的食物。如鸡蛋、牛奶、鱼、动物肝脏、瘦肉、海带、紫菜等。在植物蛋白中，最好的是大豆蛋白，大豆含35%蛋白质，易被肠胃吸收。同时，它还含有异黄酮，可抑制因荷尔蒙失调引发的肿瘤细胞生长。

偏方 7 山苦瓜甘油滴治鼻咽癌

材料 山苦瓜10克，甘油20克，蒸馏水50毫升，75%酒精25克。

制用法 先将山苦瓜切碎浸泡于酒精中，添蒸馏水50毫升，搅匀后用纱布滤除药渣，加入甘油制成滴鼻剂，每日滴鼻3~6次。

功效 解毒开窍。适用于鼻咽癌。

名医点评 鼻咽癌手术后疼痛难忍，可以取山苦瓜干根切片，成人每次1~2片，嚼烂吞服。根据病情决定每日用药次数。一般用药后5~30分钟见效，药效持续半小时至72小时。

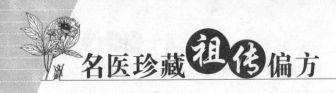

肺癌

肺癌又称原发性支气管癌，是最常见的肺部原发性恶性肿瘤。肺癌的大体类型分为管内型、管壁浸润型、球块型、弥漫浸润型。常见症状有持久性咳嗽、胸痛、痰中带血、气短、喑哑、发热、乏力、消瘦等，体征上有锁骨上淋巴结肿大、呼吸短促、胸廓变形，有压痛点，肺脏病灶区叩诊浊实，听诊异常，杵状指，舌紫暗，舌苔厚腻。其病机为六淫外邪，内犯于肺，或痰毒瘀邪，内结于肺，阻滞气机，宣肃失司，肺脉瘀阻、痰湿不化，瘀毒内结，正气耗伤，脏腑耗损，阴阳俱亏。中医以益气养血、健脾补肾为主，扶正祛邪，攻补兼施。

偏方 1　半边莲治肺癌伴胸水

材料：鱼腥草、半边莲、赤豆各30克，葶苈子15克。

制用法：水煎服。每日1剂。

功效：清热解毒，利水消肿。适用于肺癌并有胸水。

名医点评：半边莲全草入药，具有利尿消肿、清热解毒等功效，可用于治疗大腹水肿、面足浮肿、痈肿疔疮、蛇虫咬伤等。

偏方 2　白及粉止肺癌咳血

材料：白及、花蕊石、川贝母各3克，三七1.5克。

制用法：上药共研极细粉，1次1包服用。

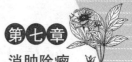

功 效 止咯血。

名医点评 白及自古就是美容良药，被誉为"美白仙子"，可治疗痤疮、体癣、疤痕等皮肤病。同时还具有收敛止血、消肿生肌的作用。

偏方 3 竹叶青蒿治肺癌发热

材 料 竹叶9克，青蒿15克，太子参30克。

制用法 水煎服。每日1剂。

功 效 退热止痛。适用于肺癌性发热。

名医点评 肺癌晚期患者的营养状况一般较差，有时合并全身水肿，极易产生褥疮，且迅速扩展，难以治愈，因此为了预防褥疮的发生，就要减轻局部压力，按时更换体位，身体易受压部位用气圈、软枕等垫起，避免长期受压。

偏方 4 白英垂盆草治肺癌

材 料 垂盆草、白英各30克。

制用法 水煎服。每日1剂。

功 效 本方抗癌消肿，对肺癌有效。

验 证 张某，肺癌胸膜转移，坚持服用本方3年，好转，能做体力活。

名医点评 垂盆草是一味民间流传极广的常用药草，全草入药，有清热解毒、消肿利尿、排脓生肌等功效。

偏方 5 大蒜甘草治肺癌

材 料 大蒜20瓣，木瓜、百部各9克，艾叶18克，陈皮、生姜、甘草各9克。

制用法 水煎服，每日1剂。

功 效 祛痰止咳，健胃止呕。适用于肺癌咳嗽剧烈、胸痛气短、咳脓样痰者。

名医点评 大蒜含有的酵素，使其具有抗癌作用。但高温烹饪会破坏酵素，使大蒜失去抗癌作用。最好将大蒜切开压碎后，让其与空气接触至少10分钟，再放热锅烹调。当然，如果生吃效果会更好。

偏方 6 海带米醋治肺癌

材 料 海带50克，米醋200毫升。

制用法 海带切成细丝，或研成粉末，浸泡在米醋中，密闭贮存备用，每日服用10毫升，或用此醋调制菜肴。

功 效 滋阴润肺，健脾益气。慢性支气管炎、肺癌久咳、痰中带血者可常服。如咯血明显，可配生藕汁服食。

名医点评 海带中含有的角质具有治疗动脉硬化、阻止人体吸收铅、铬等重金属和排除体内的放射性元素的作用。海带中的角质还能在肠内形成凝胶状的物质，有助于有害物质从粪便中排出，从而可防止便秘和减少诱发癌症的机会。

偏方 7 生牡蛎治肺癌

材 料 生牡蛎30克，西洋参9克，荷叶60克，藕节100克。

制用法 水煎服。每日1剂。

功 效 治肺癌疼痛。

名医点评 生牡蛎味咸，性微寒。归肝、胆、肾经。适宜体虚、瘰疬、心神不安、癌症及放疗、化疗后食用，可以说是一种不可多得的抗癌海产品。

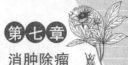

第七章
肿瘤科——特效偏方，消肿除瘤

偏方 8　丹皮五味子治肺癌

材　料　丹皮、生地、丹参、王不留行、野菊花各 12 克，鱼腥草、蒲公英各 30 克，五味子 9 克，夏枯草、海带、石见穿各 15 克。

制用法　先将上药加清水超出药面 3 厘米，浸泡 3 小时，搅拌几次，使清水被药物部分吸收，最后再加清水至超出药面 3 厘米，放火上煎煮 40 分钟，每剂煎 2 次。每日 1 剂，早、晚各服 1 次。

功　效　用治肺癌。

名医点评　五味子的提取物及其有效成分能大大提高对肿瘤治疗药物的敏感性。这是因为五味子能够增加抗肿瘤药在耐药肿瘤细胞中的蓄积，从而可增加疗效。

偏方 9　泡参白芍饮治肺癌

材　料　泡参 25 克，仙鹤草 50 克，麦冬 10 克，白芍、百部、白及各 15 克，甘草 6 克，白糖 30 克。

制用法　将泡参洗净切薄片；白芍洗净切片；仙鹤草、麦冬、百部、白及洗净切碎；甘草切片。将这些药物放入砂锅内，加水适量，置大火上烧沸，再用小火煎煮 25 分钟，过滤去渣，留汁液，在汁液内加入白糖搅匀即成。每日 3 次，每次饮 150 毫升。

功　效　清热，润肺，消肿。对肺癌患者有一定疗效。

名医点评　沙参也同样具有滋阴生津、清热凉血之功。配合放化疗用于肿瘤患者，尤其是对晚期肿瘤患者血枯阴亏、肺阴虚之肺癌、消化道肿瘤术后气阴两虚或因放疗而伤阴引起的津枯液燥者，具有较好的疗效。

311

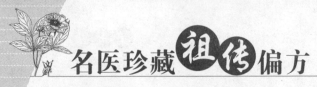

偏方 10　蜂房蝉蜕丸治肺癌

材料 蜂房、僵蚕、蝉蜕各100克，蜂蜜适量。

制用法 分别洗净焙干，共研末。炼蜜为丸，每丸重0.5克。每日服3次，每次12丸。温开水送服。

功效 适用于肺癌及其他癌症。

名医点评 肺癌患者无吞咽困难时，要尽量自由择食碳水化合物丰富的食品，提高膳食质量，从而为手术创造良好的条件。

胃癌

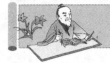

胃癌是最常见的消化道癌肿之一，其发病率及死亡率均居癌类之首位。胃癌相当于中医学"反胃""噎膈""癥瘕积聚"等范畴。是指发生在贲门、胃体、幽门部胃黏膜上皮及肠道上皮的恶性肿瘤。癌症较严重时，会出现消瘦、乏力、精神不振、贫血、恶心、呕吐等症状。癌肿部位靠近贲门或幽门，还可有梗阻的症状，也经常见到呕血、排黑便。预防胃癌的重点应放在饮食上，首先应改善饮食习惯，不酗酒，不吸烟，少吃盐腌、烟熏食品，不在情绪欠佳时进食，不吃霉变食品，避免重盐饮食，提倡饮茶，多吃新鲜蔬菜、水果，多饮新鲜牛奶，不吃烫食，不暴饮暴食，不过快进食，避免进食粗糙食物。

偏方 1　核桃枝煮鸡蛋治胃癌

材料 核桃树枝30厘米长（约食指粗），鸡蛋2个。

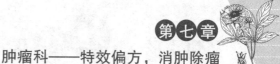

制用法 将核桃树枝截为八九段，水煎好，去渣，用此水再煎煮鸡蛋2个。分2次将鸡蛋吃下，连续服用，直至病愈。吃鸡蛋后如不吐，当是胃癌，继续服用就会有效。如吐则无效，应停服。

功　效 用治胃癌。

名医点评 本方也可以将山核桃树枝或树皮适量与鸡蛋同煮，至鸡蛋熟后再将鸡蛋剥皮，放入煮蛋水中浸泡3天。每日3次，每次吃1个鸡蛋，喝其水。效果同上。

偏方 2　菝葜猪肉治胃癌晚期

材　料 菝葜2500克（鲜、干均可），肥猪肉250克（切碎）。

制用法 加水12.5升，文火浓煎3～4小时，去渣，得液4升；加肥猪肉炖，得药液2500毫升。每日服125～250毫升，服完再重煎续服，3个月可见显效。

功　效 解毒散瘀，祛风利湿。适用于胃癌晚期。

名医点评 胃癌患者一般都会出现恶心、呕吐的现象，因此宜食新鲜水果，如柚子、枇杷、杨桃、梨、芒果等。而便血者则宜吃淡菜、乌梅、芝麻、柿饼、豆腐等。

偏方 3　竹茹黄芩治胃癌热呕

材　料 竹茹30克，黄芩、陈皮各10克，大枣15克，生姜6片，清半夏12克，当赭石15克。

制用法 水煎服。每日1剂。

功　效 清胃止呕。适用于胃癌热呕。

名医点评 竹茹有清热化痰、除烦止呕的功效。主要用于痰热咳嗽，胆火挟

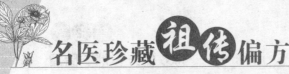

痰，烦热呕吐，惊悸失眠，胃热呕吐等。竹茹与黄芩、苎麻根等合用，可增强药力。

偏方 4　菱粉粥治胃癌

材　料　菱粉30克，粳米50克。

制用法　粳米淘洗干净，如常法煮粥，待米熟时，调入菱粉，用小火烧至粥成。每日2次。

功　效　益肠胃，解内热，防癌肿。年老体虚、慢性泄泻、胃肠道癌者可食用。

名医点评　菱粉具有益气健脾的功效，更能对身体恢复有很高的功效。用菱实粉煮粥服食，不仅可以益气健脾，还可用做防治食道癌、胃癌、乳腺癌、宫颈癌的一种辅助饮食防治措施。

偏方 5　大枣白茅根治胃癌

材　料　棉花根60克，白茅根15克，藤梨根、半枝莲各60克，车前草15克，大枣3枚。

制用法　水煎服，每日1剂。

功　效　解毒化瘀，益气健脾。

名医点评　一旦患上胃癌，不同体质的人，疾病给患者带来的健康以及心理危害也是不同的，体质越差，病情恶化程度就越快，影响就越大。因此，患者治疗期间，一定要注意摄取营养。

偏方 6　三七麝香丸治胃癌

材　料　三七、蚤休、黄药子、冰片、川乌、元胡、芦根各100克，麝香

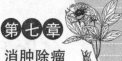

第七章 肿瘤科——特效偏方，消肿除瘤

30克，大蒜汁适量。

【制用法】 上药共研细末，炼蜜为丸，每丸6克，每服1丸，每日2次。

【功　效】 破祛散结，解毒化积。用治胃癌。

【名医点评】 三七性温，味甘微苦，止血散瘀，消肿定痛，有活血止血养血和抗肿瘤的作用。三七中含有三七皂苷、β-榄香烯、微量元素硒等抗癌活性物质。

偏方 7　灵芝蜜酒治胃癌

【材　料】 灵芝50克，蜂蜜100克，白酒1000毫升。

【制用法】 同浸泡于酒中，密封20天后饮用。每日服2次，每次服用15毫升。

【功　效】 清凉舒喉，消暑祛风。

【名医点评】 灵芝可减少放疗与化疗的副作用，如疲劳、食欲减退、脱发、白细胞减少、容易感染等。同时，还能延长癌症患者的生存时间及减少癌的转移。另外，灵芝还能预防癌症复发。

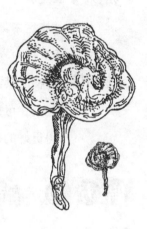

偏方 8　白英煎剂治胃癌

【材　料】 龙葵、白英各50克，蛇果草、石打穿各25克。

【制用法】 每日1剂，水煎，分早、晚2次服。10剂为1个疗程。

【功　效】 治胃癌。

【名医点评】 胃癌患者可适当参加一些力所能及的运动，以改善机体的新陈代谢，提高整个机体的免疫、抵抗能力，不仅可以减少癌细胞的病变，又可以增进食欲，改善消化功能，更使人心境开朗，增进心理健康。

偏方 9　金橘散治胃癌

材　料　金橘、母丁香、广木香、乳香、雄黄、巴豆（去油）、没药、好朱砂各等份。

制用法　将上药研为细末备用。每次服9~12克，空腹温开水冲服，每日3次。

功　效　理气降胃，活血散积。适用于胃癌患者，症状表现为反胃，脘腹撑胀，不欲饮食，或上腹积块，质硬疼痛，或如刺如割，拒按，舌苔薄白或略白腻，脉弦。

名医点评　金橘因其清爽的口感而备受欢迎，它含有的一种名为黄酮的抗氧化剂，可以与化疗相结合，集中病源细胞并除掉它们，使化疗取得更好的疗效。

偏方 10　醋炒黄豆芽治胃癌

材　料　黄豆芽50克，醋适量。

制用法　将黄豆芽洗净，用醋熘至熟，佐餐食用。

功　效　解毒散瘀。适用于抵抗胃癌患者化疗期间副反应。

名医点评　豆芽中含有丰富的矿物质、氨基酸、大量的维生素和若干强力的抗癌物质。绿豆、黄豆、黑豆处于豆类状态时维生素C的含量很低，但当它们生成豆芽后，维生素C的含量就变得十分丰富，这种天然的维生素C所具有的强大的抗癌益寿作用，是人工合成的维生素C所无法比拟的。

第七章
肿瘤科——特效偏方，消肿除瘤

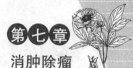

肠癌

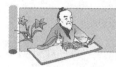

大肠癌是发生于直肠和结肠的恶性肿瘤，包括结肠癌、直肠癌和肛管癌三个部分。其中直肠癌发病率最高。其临床症状因癌瘤的类型及部位而不同，除腹部不适及腹痛外，右侧结肠癌以全身症状、贫血及腹部肿块为主症；左侧结肠癌则以肠腔梗阻、排便紊乱为显著症状；直肠癌则以排便习惯改变，粪便带血及黏液为突出表现。中医称本病为"肠癌"，其病机可能与过食肥甘、霉变食物，或因大肠慢性病变的长期刺激，日久恶变而成。

偏方 1 鲜桃花瓣治肠癌

材 料：鲜桃花瓣10克（或干品2克），粳米30克。

制用法：桃花瓣与粳米煮稀粥，隔日服1次，连服7～14天。

功 效：利水活血通便。适用于直肠癌，症见腹块刺痛，坚硬不移，腹胀腹泻，利下紫黑脓血，里急后重，舌紫，苔黄，脉弦。

名医点评：桃花不仅美丽，且具有祛病美容的神奇功效。中医药学认为，桃花味甘、辛，性微温，入心、肺、大肠经，有活血美肤、峻下利尿、化瘀止痛等功效。

偏方 2 黑木耳无花果治肠癌

材 料：黑木耳、白茶花、荠菜花、地棉草、地榆各9克，无花果、甜瓜子、墓头回各15克，血见愁12克，木贼草6克。

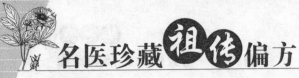

【制用法】水煎服，每日1剂。

【功　效】清肠解毒，理血止血。适用于直肠癌。

【名医点评】无花果最重要的药用作用就在于它对癌症的显著抑制作用。无花果的抗癌功效也得到世界各国公认，被誉为"21世纪人类健康的守护神"。无花果中含有多种抗癌物质，是研究抗癌药物的重要原料。

偏方 3　红藤治肠癌

【材　料】红藤15克，白头翁9克，半枝莲30克，白槿花、苦参、草河车各9克。

【制用法】水煎服，每日1剂。

【功　效】本方清热解毒，利湿活血。适用于大肠癌患者。

【名医点评】红藤为大血藤科落叶木质藤本植物大血藤的藤茎。别名大活血、血藤、大血藤等。具有清热解毒、活血化瘀、消炎及祛风湿等功效。

偏方 4　厚朴苍术治肠癌

【材　料】厚朴9克，白术、茯苓各12克，佩兰9克，肉蔻10克，苍术9克，太子参12克，甘草9克。

【制用法】水煎服，每日1剂。

【功　效】健脾止泻。适用于直肠癌术后泻下不止者。

【名医点评】肠癌的形成与发展与饮食有重要关系，因此合理的饮食是防治肠癌中不可忽视的一个重要要素，并且肠癌饮食调理有助于患者康复。同时，保持乐观情绪，健康作息，加强锻炼也不可忽视。

第七章
肿瘤科——特效偏方，消肿除瘤

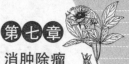

偏方 5 金银花藤饮治肠癌

材料 金银花藤、半枝莲、龙葵各 50 克，白花蛇舌草 100 克，白糖 30 克。

制用法 将白花蛇舌草、龙葵、半枝莲、金银花藤洗净，放入砂锅，加水适量；将砂锅置大火上烧沸，再用小火煎煮 25 分钟，停火，过滤去渣，留汁液，在汁液内加入白糖搅匀即成。每日 3 次，每次饮 150 毫升。

功效 清热解毒，散结消肿。直肠癌患者饮用尤佳。

名医点评 金银花藤是金银花的别称之一。金银花作为一种名贵的中草药，味甘性寒，属于清热解毒药，入肺、心、胃经，善清心胃之热，以解热毒、散痈消肿。

偏方 6 茄子酒治肠癌

材料 紫茄子 1 个，白酒 1000 毫升。

制用法 茄子洗净，用湿纸包裹，在柴炭火余灰中煨熟，取出剥去纸，将茄子捣烂浸白酒中，密封 3 昼夜，过滤掉茄子。每日于饭前饮酒 15 毫升。

功效 适用于肠癌便血，肠风便血。

名医点评 茄子对抗癌具有散血止痛、消肿、宽肠的作用。癌肿患者或处于康复期仍有血瘀者，可常吃茄子。特别当癌肿周围有炎症时，食用茄子大有裨益。

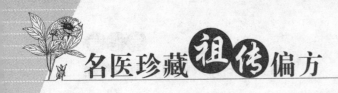

肝癌

肝癌是死亡率仅次于胃癌、食道癌的第三大常见恶性肿瘤,其初期症状并不明显,晚期主要表现为肝痛、乏力、消瘦、黄疸、腹水等症状。临床上一般采取西医的手术、放化疗与中药结合疗法,但晚期患者因癌细胞扩散而治愈率较低,因此要做到肝癌的早期发现、早期诊断、早期治疗。做好肝癌的预防工作,坚持"管水、管粮、防肝炎"的肝癌预防七字方针。

偏方 1 蟾蜍治肝癌

材　料　大蟾蜍1只。

制用法　将蟾蜍剥去皮,刺破皮棘,反贴肝区,20天后取下。如皮肤起泡,可涂龙胆紫,同时服蟾皮粉,每次1克。

功　效　解毒,消肿,强心,止痛。用治肝癌。

名医点评　蟾蜍"治恶疮、杀虫、消疳",主治恶性肿瘤。又据《行箧检秘》介绍,活蟾蜍一只生剥皮,皮外面向患处包好,次日其毒一齐拔出。内如又起,再贴。切记不可用其皮里面包肉,否则即咬定难揭。凡痘疹后回毒、发背、对口等症,亦可用此法治。

偏方 2 向日葵抗肝癌

材　料　向日葵秆蕊30~60克。

制用法　泡茶频频饮之。

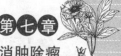

第七章 肿瘤科——特效偏方，消肿除瘤

功效 抗癌。适用于肝癌。

名医点评 向日葵又名朝阳花，属菊科的高秆作物。其种子为经济价值很高的油料。它的果盘、花瓣、茎叶、茎髓，均可作药用。

偏方 3 鸡骨草治肝癌早期

材料 鸡骨草30克，田螺250克。

制用法 先用清水养田螺24~48小时，勤换水以去除污泥；取田螺肉洗净，与鸡骨草一起做汤，佐餐食用。

功效 本方清热利湿，舒肝止痛，常用于早期肝癌的防治。

名医点评 鸡骨草味甘、微苦，性凉，归肝、胃经。具有清热解毒、舒肝散瘀、止痛的功效。

偏方 4 龙葵治肝癌

材料 龙葵60克，十大功劳叶30克。

制用法 水煎服，每日1剂。

功效 清热解毒，活血消瘀。适用于肝癌。

名医点评 龙葵又名天落灯、野辣椒、苦葵，被称为癌症克星，药用其地上部分。多生长于溪边、路边、灌木丛或树下。龙葵的主要药物功能是清热解毒、抗癌、利尿。主治各种癌症。

偏方 5 炮山甲治肝癌

材料 制鳖甲30克，炮山甲、桃仁、广木香、青皮、郁金、白芍各12克，红花6克。

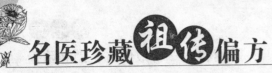

制用法 水煎服,每日1剂。

功效 活血化瘀,软坚散结,适用于肝癌。

名医点评 炮山甲在中医上讲是穿山甲的鳞片。穿山甲的鳞甲长久以来一直是传统中药的重要成分,其味咸,性微寒。中医的穿山甲鳞片分为山甲片、炙山甲、炮山甲。功效有消肿化脓、散瘀通络、通经、下乳、活血镇痛等。

偏方 6 二黄治肝癌

材料 大黄、姜黄、黄柏、皮硝、鞭蓉叶各50克,冰片、南星、乳香、没药各20克,雄黄30克,天花粉10克。

制用法 上药共为细末,水调如糊。敷患处,每日1次。

功效 治肝癌疼痛,上腹肿块。

名医点评 肝癌患者应多食用水果和蔬菜,可补充人体所需的维生素和微量元素。因为维生素A、维生素C、维生素E、维生素K等都有一定的辅助抗肿瘤作用。

偏方 7 白术兔肉汤治肝癌

材料 白术20克,兔肉250克,大田螺肉50克,料酒10毫升,姜、葱各10克,精盐、味精各3克,植物油15毫升,水豆粉15克。

制用法 白术切片;兔肉洗净切薄片;大田螺肉洗净切薄片;姜拍破;葱切段。炒锅置大火上烧热,加入植物油,至六成热时,下入姜、葱爆锅,加入水烧沸,下入用水豆粉挂了浆的兔肉片、田螺片、料酒、白术片、精盐煮25分钟,加入味精即成。每日1次,每次吃兔肉50～80克,佐餐食用。

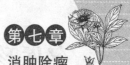

第七章 肿瘤科——特效偏方，消肿除瘤

功 效 利水祛湿，清肝解毒。适用于肝癌晚期患者。

名医点评 兔肉性凉味甘，被称为"保健肉""荤中之素""美容肉"等。兔肉属高蛋白质、低脂肪、少胆固醇的肉类，质地细嫩，味道鲜美，营养丰富，且具有很高的消化率（可达85%），食后极易被消化吸收。

偏方 8 玳瑁龟板治肝癌

材 料 玳瑁、龟板、海藻各15克，露蜂房、邪胆子各9克，蟾酥2克。

制用法 将上6味共研细末。每次1克，每日早、晚各服1次。

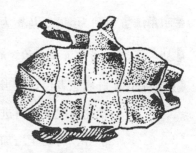

功 效 清热解毒，软坚消结。治疗原发性肝癌。

名医点评 玳瑁性寒，味咸、微甘，含角蛋白及胶质等化学成分。具有清热解毒、平肝镇惊的功能，主治热病发狂、小儿惊风、高血压、风湿痛肿、痈肿疮毒、谵语痉厥等症。

偏方 9 胡萝卜洋葱防治肝癌

材 料 胡萝卜、洋葱、猪油、醋各适量。

制用法 将胡萝卜、洋葱洗净切成条，用猪油煎炒至七成，加醋及其他调料。每日佐餐食用。

功 效 防癌抗癌。适用于肝癌等癌症的早期和恢复期，作为辅助食疗，并可防癌复发。

名医点评 洋葱被称为"蔬菜皇后"。洋葱之所以能防癌，主要由于它所富

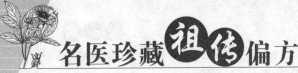

含的硒元素和槲皮素。硒是一种抗氧化剂，通过刺激人体免疫反应从而抑制癌细胞的分裂和生长，而且还能在一定程度上降低致癌物的毒性。另一种元素槲皮素，同样能抑制致癌细胞活性，阻止癌细胞生长。

偏方⑩ 软肝化毒丸治肝癌

材　料 乳香、没药各10克，牛黄、麝香各6克，犀角3克。

制用法 共研为细末，炼蜜为丸，每丸重2.5克。每日2~3次，每次1丸。

功　效 适用于黄疸失治，转化为肝癌者。

名医点评 肝癌患者经过适当的休息（约半年左右），在饮食及体力恢复正常的情况下，可进行一些适当活动。如散步、练松静功、打太极拳等，有助于增加食欲及改善患者的精神状态，但亦不能过度。

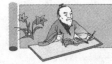

食管癌

食管癌是发生在食管黏膜的一种恶性肿瘤。多见于中年以后的男性。病因不明，可能与长期进食含有亚硝胺类化合物的食物有关。早期症状为吞咽不畅，好像有东西梗塞胸口，胸前作痛。咽部有异物感或进食后胸颈部梗噎不适，逐渐发展为咽下困难。

中医称食管癌为"噎膈""反胃""关格""癥积"等。在食管癌的治疗方面，传统医学积累有丰富的经验，除药物疗法外，还有针灸、气功、药膳等疗法。这些方法疗效肯定，不良反应少，在缓解症状，提高生存质量等方面都有较大的优势。

第七章
肿瘤科——特效偏方，消肿除瘤

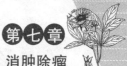

偏方 1　猕猴桃树根浸酒治食管癌

材料　猕猴桃树根250克，白酒适量。

制用法　将猕猴桃树根切成小段，洗净后浸于酒内，1周后可饮用。每日服3次，每次15～30毫升，常服见效。

功效　用治食管癌等消化道癌。

名医点评　猕猴桃有防止致癌物亚硝胺在人体内生成之功效。可洗净吃，亦可榨汁饮用，常食可防癌。

偏方 2　鳖胆汁减轻晚期癌痛

材料　活鳖（甲鱼）1只。

制用法　将鳖洗净，放入砂锅或铝锅的沸水中（水量以淹没鳖为度）煮5～10分钟，取出胆囊挤出胆汁（鳖肉可另外食用）。鳖在500克以下，胆汁为1次服；500克以上，胆汁分为2次服。一般每日服1次，空腹内服。

功效　用治癌症晚期常见的顽固性和持续性剧烈疼痛，有一定的止痛效果。

名医点评　甲鱼是温补类，对身体虚弱、阴虚者有疗效。甲鱼苦胆有清凉降温之功效，甲鱼的血和胆汁是上等滋补佳品，而配以白酒饮用可消毒杀菌，效果更佳。

偏方 3　雷公藤治食管癌疼痛

材料　雷公藤根20克（去粗皮及内皮，用木质部入药）。

制用法　水煎熬2小时，取药液约300毫升，每天分2次服，10天为1个疗程。

【功　效】 通络止痛。适用于食道癌痛甚。

【名医点评】 雷公藤具有祛风除湿、活血通络、消肿止痛、杀虫解毒的功效。如用雷公藤敷药，时间不可以超过半小时，否则容易起泡，不利于病情康复。

偏方 4 壁虎陈小米治食管癌

【材　料】 壁虎1条，陈小米6克，黄酒适量。

【制用法】 共炒黄，研末，分3次服完。每日1~2次，用适量黄酒送服。

【功　效】 用治食管癌。

【验　证】 索某某，女，49岁。患食管癌6个月，近来呕吐白涎沫频繁，胸骨后疼痛，甚则涎沫中带血，不能进食，每天只能喝糖水。烦躁，心悸，手足心热，大便秘结。用上方治疗2日后可进稀软食物。继用10多日，每次可吃面条半小碗，精力明显好转。

【名医点评】 壁虎含有抗肿瘤的作用，体外实验发现其水溶液可抑制人体肝癌细胞的呼吸。日本学者对部分中药的水提物的抗癌活性进行初步筛选研究，用度管内（Hela）试验证实，壁虎对癌细胞生长抑制率达75%以上。

偏方 5 青黛末治食管癌

【材　料】 青黛15克，代赭石30克，陈醋适量。

【制用法】 上药共研细末，每次2~3克，每日3次，陈醋送服。

【功　效】 用治食管癌。

【验　证】 孔某某，男，64岁。患食管癌7个月，食入即吐，口苦咽干，心烦眩晕，大便秘结，小便短赤，每日只能进少量稀质食物，且下

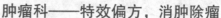

咽费力。近5日来午后低热，失眠，脉细数，舌红苔黄干。用上方治疗，每服药面3克，陈醋化开，慢慢咽下，不用水送，每日3次。用药2日见效，继用7日，能少量吃面包、面条等食物。

名医点评 研究发现，患者在服用青黛粉的同时，外敷青黛于包块部位，配合化疗、放疗治疗恶性肿瘤后，其因放疗、化疗引起的毒副反应明显降低，同时还减少了放射剂量，缩短了疗程，局部外敷能镇痛，并促进肿块变软、变小，甚至消散。

偏方 6 糖豆梨治食管癌

材 料 大梨1个，巴豆40粒，红糖30克。

制用法 将梨挖去核心，纳入巴豆，封好，连同余下的巴豆同放碗中，蒸约1小时，去净巴豆不用。吃梨喝汤，可调适量红糖。

功 效 破积，逐水。用治食管癌。

名医点评 巴豆有毒，不可食用。因此实际使用巴豆时，是将巴豆反复去油后，烘干研成粉，制成巴豆霜供使用。

偏方 7 麝香治食管癌

材 料 麝香、牛黄、冰片、珍珠、蟾酥、雄黄各等份，醋或酒适量。

制用法 上药共研末，制成芝麻大小的丸。早、中、晚、深夜各服1次，每次15粒，口中频频含服。同时用醋或酒调，外敷癌肿局部，每日换1次。

功 效 治食道癌、鼻咽癌、肺癌、胃癌。

名医点评 患者在饮食上应注意高营养。可在平日口味习惯的基础上，加食苡仁粥、糯米粥、鲜蛋、鲜肉、奶及新鲜果菜等。如食欲不振，可用鲜山楂、乌梅、石榴等调理口味，增进食欲，也可用橘皮、生姜、冰糖、鸡等煮汤服食。

偏方 8　凤仙丸治食管癌

材　料　凤仙花120克,酒适量。

制用法　酒浸3昼夜,晒干研细末,酒丸如绿豆大,每服8丸,温酒送下。

功　效　治噎食(食管癌)。

名医点评　凤仙为凤仙花科凤仙花属植物凤仙(又名凤仙花、指甲花)的种子。味苦、辛,性温,有小毒。功效为破血、消积、软坚、散结。主治噎膈、症瘕积聚、骨鲠、经闭等病症。

偏方 9　海藻水蛭散治食管癌

材　料　海藻50克,水蛭10克,白糖20克。

制用法　将海藻、水蛭洗净,烘干,随后将这2味药共研细末,装入瓶内待用。每日2次,每次10克,用白糖水冲服最佳。

功　效　消癌肿,散瘀结。对食道癌患者有疗效。

名医点评　食管癌患者还应避免水源污染,减少水中亚硝胺及有害物质摄入。调整饮食习惯,不吃过热食物,不食粗糙过硬食物,防霉去毒,少饮高度烈性酒,不吸烟。

偏方 10　全蝎蜈蚣散治食管癌

材　料　全蝎、蜈蚣各30克,蜂房、僵蚕、壁虎各60克。

制用法　上药共研极细末,每服5克,每日3次,食前服。

功　效　抗癌消瘤,降逆止呕。用治食管癌、胃癌。

名医点评　全蝎食用、药用历史悠久。全蝎也是一种高档美味佳肴,营养丰富,食之有防病治病、增强免疫力和抗衰老等功效。其功效不计其数,作用不胜枚举。

第七章

肿瘤科——特效偏方，消肿除瘤

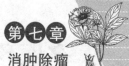

乳腺癌

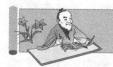

乳腺癌是指起源于乳腺导管上皮及乳腺小叶的恶性肿瘤，好发于40~60岁绝经前后的女性，偶见于男性。早期症状为乳房内可摸到无痛的肿块。常见症状有：乳腺肿块（60%左右），乳房疼痛（约占20%），乳房皮肤、轮廓、乳头的改变（约占14%），乳头溢液（约占6%）。

中医认为乳腺癌是因情志失调、肝郁气滞，或冲任失调、气血不畅、经络阻塞，积滞于乳房而成，故又称为乳岩。

偏方 1 黄鱼脊翅治乳腺癌初起

材　料　黄鱼脊翅10~20条，陈酒适量。

制用法　将黄鱼脊翅贴在石灰壁上，勿令沾水，愈久愈好。用时火炙为末。每服5~10克，每日2~3次，陈酒送服，可连续服用1个月。

功　效　用治早期乳腺癌。

名医点评　乳腺癌患者可经常进行一些运动，如快走、骑车、游泳、打太极拳及有氧舞蹈等，但具体适合哪一类运动，则要患者根据自己的兴趣和身体的实际情况选择。

偏方 2 紫花茄治乳腺癌溃烂

材　料　紫花茄鲜叶适量。

制用法　将茄叶晒干或烘干，研成细末，过筛装瓶高压消毒备用。用时

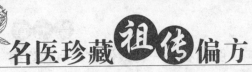

将药末撒在癌的溃疡面上，覆盖两层消毒纱布。每天用药1～2次。换药时用淡茶水或生理盐水洗去创面污物，再上药。上药时须将药末撒于腐肉最多的创面，不可撒在新鲜肉芽或正常皮肤黏膜上，以免引起湿疹及皮炎。当恶臭已除，渗液停止，创口腐肉脱落或清除干净即停止上药，否则易使创面扩大，发生疼痛及充血水肿。

功　效　清热解毒，消炎生肌。用治乳房癌创面溃烂。

验　证　临床用于不同类型乳癌溃烂50例，病史最长3年，最短1个月，溃烂范围最大10厘米×15厘米，最小2厘米×2厘米，全部有恶臭流脓血水，半数以上有疼痛、发热及恶液质。上药后均见效果，最快15分钟，最慢1天。一般先恶臭逐渐消除，脓血性渗出液减少，随后疼痛减轻，绿色腐肉逐渐清除脱落，创面充血水肿改善，创口相对缩小，患者全身症状随之好转。

名医点评　乳腺炎患者宜多吃具有增强免疫力、防止复发的食物，包括桑葚、猕猴桃、芦笋、南瓜、薏米、菜豆、山药、香菇、虾皮、蟹、青鱼、对虾等。忌辣椒、姜、桂皮等辛辣刺激性食物。忌烟、酒、咖啡、可可。

偏方3　山慈姑醋膏抗癌镇痛

材　料　山慈姑、土贝母、五倍子（瓦上炙透）、透活、生香附各30克，生南星、生半夏各15克，醋适量。

制用法　上药共为细末，用醋调成糊状，摊贴在肿块上，然后用胶布或橡皮膏贴上，每24小时换药1次。

功　效　消癌镇痛。

名医点评　制醋膏要用好米醋，陈久者良，不拘多少，文火熬老至二分半，冬季至此可凝结不散，夏天可略加白醋少许。膏成后，趁热倒入冷水中，以去火毒，一夜之后即可应用。

偏方 4　螃蟹壳治乳腺癌初起

材　料　生螃蟹壳、酒各适量。

制用法　瓦上焙焦，研末酒冲服，每服6克。

功　效　软坚散结。适用于乳腺癌初起。

名医点评　研究发现，蟹壳含有的几丁聚糖，是一种免疫促进物质，具有直接攻击癌细胞的作用。因此螃蟹壳具有抗癌、抑癌的作用。

偏方 5　海马治乳腺癌

材　料　大海马1只，蜈蚣6只，炮山甲45克，黄酒适量。

制用法　将上药焙干研细末。每次1克，每日3次，黄酒冲服。

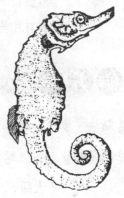

功　效　散结消肿，通络活血。治疗乳腺癌。

名医点评　我国用海马治疗历史很长，早在古代的时候民间就用海马治疗难产、阳痿等病症。《本草纲目》述其"暖水藏、壮阳道、消瘕块、治疗疔疮肿毒"。

偏方 6　龙葵蛇果草治乳腺癌

材　料　蛇果草25克，龙葵、白英、蒲公英各50克。

制用法　每日1剂，水煎分早、晚2次服。

功　效　治乳腺癌。

名医点评 蛇果草又名蛇莓、三匹风、三爪龙等。属蔷薇科。果实像小草莓，红红的。它具有抗肿瘤的作用，《上海常用中草药》中记载："主治癌肿，疔疮，瘰疬。"

偏方 7　忍冬花饮治乳腺癌

材　料 忍冬花、夏枯草、蒲公英各125克，白糖30克。

制用法 将上列药物洗干净放入砂锅内，加水适量，将砂锅置于大火上烧沸，再用小火煎煮25分钟，停火，过滤去渣，取汁液，在汁液内加入白糖搅匀即成。

功　效 清热解毒，软坚散结。对乳腺癌有一定疗效。

名医点评 乳腺癌患者最好忌食如多糖、多盐、熏、烧、烤及腌制食品等刺激性食物。总之，食物的合理搭配对于手术后的乳腺癌患者来说具有相当重要的意义。

偏方 8　八角莲汤治乳腺癌

材　料 八角莲、黄杜鹃各25克，紫背天葵50克，白酒500毫升。

制用法 将前3味洗净，切碎，入布袋，置容器中加入白酒，密封。浸泡7天后，过滤去渣即成。每日1次，随量饮用。

功　效 清热解毒，活血散瘀。适用于乳腺癌等。

名医点评 八角莲分布于海拔1000~2500米处，常见于阴湿的阔叶林间，是民间常用的中草药，有其特殊的解毒功效。

偏方 9　石花菜治乳腺癌

材　料 石花菜、海带、海藻各15克。

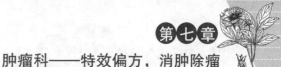

制用法 将上药加水煎煮，连煎2次，2次药汁混合。每日1剂，分2次服。

功 效 清热解毒，化痰散结。适用于乳腺癌。

名医点评 石花菜是红藻的一种。它通体透明，犹如胶冻，口感爽利脆嫩，既可拌凉菜，又能制成凉粉。

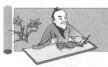

宫颈癌

宫颈癌是指发生在宫颈阴道部或移行带的鳞状上皮细胞及颈管内膜的柱状上皮细胞交界处的恶性肿瘤。本病是女性生殖器官最常见的恶性肿瘤，病理上有糜烂型、结节型、菜花型、空洞型的不同。临床以阴道分泌物增多、出血、疼痛为主要特征。本病中医归属于"癥瘕"范畴，其病机可能为早婚、早育、慢性宫颈疾病、病毒感染等致胞脉及冲任脉等气滞血瘀或痰湿阻滞，而使腹中结块，日久恶变而成。

偏方1 槐蕈汤抗宫颈癌

材 料 槐蕈（槐树上生长的香蕈）6克。

制用法 水煎服，可连续用。

功 效 本品含有抗癌物质，对子宫颈癌有辅助治疗作用。各种癌症手术后转移者亦可持续服用。

名医点评 宫颈癌是仅次于乳腺癌和结直肠癌的恶性肿瘤，占女性生殖道恶性肿瘤首位。女性也可以选择宫颈癌预防针，这是一种较好的预防宫颈癌的疫苗。

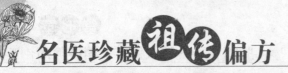

偏方 2　酸石榴汁治宫颈癌

材料　酸石榴半个。

制用法　捣汁，顿服。每日服 2 次，连服 7～10 天。

功效　适用于宫颈癌阴道出血，心烦口渴者。

名医点评　酸石榴味酸，性温。有止渴、涩肠、止血的功效。可用来治疗津伤燥渴、滑泻、久痢、崩漏、带下等病症。

偏方 3　花生薏米控制肿瘤发展

材料　花生米、薏米、赤小豆、红枣各 30 克。

制用法　先煮赤小豆至熟，再下花生米、薏米、红枣共煮，可食可饮。

功效　用治肿瘤患者化疗、放疗后白细胞减少，有促使白细胞升高、增强体质、控制肿瘤生长发展之功效。

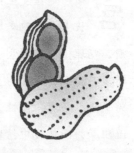

名医点评　具有抑制肿瘤生长的食物还包括：海参、香菇、银耳、猕猴桃、菱及动物的胰、肝、肾、脾、海鱼等。患者以及女性都可以多吃。

偏方 4　丹参胶治宫颈癌

材料　丹参、黄芪各 15 克，海螵蛸粉、南沙参、紫花地丁、蒲公英、楮实子、制龟板、东阿胶（另化分冲）各 30 克，粉甘草、制白蔹、制乳香、皂角刺各 10 克，白花蛇舌草 60 克，蜂蜜 60 克。

制用法　除东阿胶外，余药加水 2700 毫升煎至 900 毫升，去渣，加蜂蜜

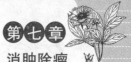

熬，阿胶烊化，分2日6次服，以30剂为1个疗程。

功 效 败毒去腐，托里排脓，养血滋阴，抗癌。用治宫颈癌。

名医点评 中药如人参皂苷Rh2是人参中抗癌活性最好的成分，有利于减少复发和转移的可能性。可以多服用一些，同时还要按时进行复查。

偏方5 雄黄白矾粉治宫颈癌

材 料 雄黄、白矾、官粉、冰片、五倍子各60克，大黄、藤黄、轻粉、桃仁各30克，硇砂3克，麝香1.5克。

制用法 上药共研细末外用，每周2次，用线绒球蘸药粉塞于阴道宫颈癌病灶处。

功 效 敛疮消肿，活血化瘀。适用于宫颈癌。

名医点评 雄黄是有毒的砷化物，长期连续地使用会发生慢性砷中毒。出现皮肤角化、皲裂、色素沉着、损害肝肾功能等现象。因此在用药过程中，要讲究药物的配伍，促使砷的排泄。

偏方6 豆根贼骨粉治宫颈癌

材 料 山豆根、乌贼骨、文蛤、枯矾各6克，冰片3克，麝香1.6克。

制用法 上药共研细末，混合均匀。用时先以蛇床子30~50克水煎冲洗患处，干净后上药粉少许，每日1次。

功 效 清热解毒，生肌去腐。用治宫颈癌。

验 证 同时配合本方。治疗宫颈癌48例，治愈10例，显效13例，有效9例，无效6例，总有效率66.7%。在所治各型宫颈癌中，以糜烂型的疗效最好，菜花型次之。

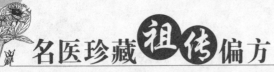

名医点评 还可以用山豆根、明雄黄、乳香、没药、蛇床子、炒蒲黄各30克，五倍子100克，枯矾、冰片各15克，炒乌梅50克。上药各研细末，和匀，制成栓锭，塞入阴道，每日1次。

子宫肌瘤

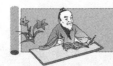

子宫肌瘤又称子宫平滑肌瘤，是女性生殖器最常见的一种良性肿瘤。其多无症状，少数表现为阴道出血，腹部触及肿物以及压迫症状等。如发生蒂扭转或其他情况时可引起疼痛。以多发性子宫肌瘤最为常见。中医认为，情绪对子宫肌瘤的形成有重要的影响，发病多由气滞、七情内伤、肝失条达、血行不畅滞于胞宫而致，表现为下腹癥块，按之或移，痛无定处，时聚时散，精神抑郁，胸胁胀痛。防治子宫肌瘤要注意调畅情绪，同时用一些有效方剂来调养。

偏方 1 桃树根炖猪肉治子宫肌瘤

材　料 桃树根、瘦猪肉各150克。

制用法 桃树根洗净切段，猪肉洗净切块，加水以砂锅共炖，待肉烂即成。每晚睡前服用。

功　效 行气，破瘀，消癥瘕。用治女性子宫肌瘤。

名医点评 桃树根又叫桃根，有凉血止血、解毒利湿的功效。

偏方 2 消瘤蛋治子宫肌瘤

材　料 鸡蛋2枚，壁虎5只，莪术9克。

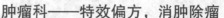

制用法 以上材料，加水400克共煮，待蛋熟后剥皮再煮。食蛋，每晚服1次。

功　效 散结止痛，祛风定惊。适用于气滞血瘀型子宫肌瘤。

名医点评 莪术的挥发油中含有抗癌有效成分莪术醇和莪术双酮。将莪术油进行体内注射，可致使部分癌组织坏死脱落，宫颈变得光滑。这说明莪术有直接杀癌作用。

偏方 3　核桃承气汤治子宫肌瘤

材　料 桃仁、大黄各24克，桂枝12克，甘草、芒硝各6克。

制用法 将上药以水煎煮2次，取药汁200毫升。每日1剂，分2次服用。

功　效 破血下瘀，清瘀热。适用于子宫肌瘤。

名医点评 核桃中的磷脂，对脑神经有着良好的保健作用。核桃油含有不饱和脂肪酸，有防治动脉硬化的功效。核桃仁中含有锌、锰、铬等人体不可缺少的微量元素。在人体衰老过程中，锌、锰含量日渐降低，铬有促进葡萄糖利用、胆固醇代谢和保护心血管的功能。

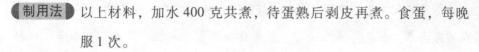

膀胱癌

膀胱癌系膀胱移行上皮细胞的恶性肿瘤。多生于膀胱底部或侧壁，经常无病尿血、尿频，以至血块堵塞，剧痛难忍，此症多见于40～60岁的中、老年人，男性多于女性，病因不明。临床以血尿为主要症状表现。最初首发的症状是血尿，且多数为肉眼血尿，以间歇性、无痛性血尿为主。甚则合并有尿频、尿急、尿痛,或并发膀胱炎,晚期可见尿中有腐肉样物质排出,或排尿困难,出现急性尿潴留、尿毒症以及体重减轻、消瘦、贫血等。根据本病临床表现,属中医"溺血""血淋""癃闭"的范畴。

治疗本病需扶正祛邪,标本兼顾,分别采用清利湿热,凉血通淋;解毒化瘀,清热通淋;补益肾气,收敛摄血;滋阴降火,利尿通淋等法予以治疗。必要时还可配合手术、化疗、放疗以及电烙、冷冻等方法以提高疗效。本病早期多为无痛性血尿,一旦发现尿血可检查确诊。要做到早发现、早诊断、早治疗。本病早期一般预后尚好,至于中、晚期者,预后大多不良。

偏方 1 石苇治膀胱癌

材料 石苇25克,赤茯苓、冰糖各30克,绿茶3克。

制用法 前2味药以水500毫升煎5分钟,再入后2味药浸泡3分钟,日2次,分服。

功效 治膀胱癌、尿频、血尿、舌质红、苔黄、脉沉数者,有清热解毒、利湿通淋之功,缓解与巩固疗效皆可服。

名医点评 膀胱癌患者术后一定要注意休息,加强锻炼,劳逸结合,不宜过度疲劳,生活要有规律。术后1~2月避免过度活动,不参加重体力劳动。

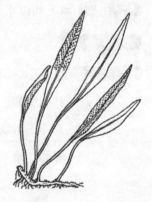

偏方 2 千金藤治膀胱癌

材料 千金藤(鲜品每次25克、干品10克),车前子(包)15克。

制用法 水煎服,每日2次。

功效 清热解毒。可用于膀胱癌。

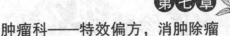

名医点评 千金藤又名金线钓乌龟、粉防己。为防己科植物千金藤的根或茎叶。根和茎药用，具有清热解毒、利尿消肿、祛风活络的作用。

偏方 3　木通天门冬治膀胱癌尿血

材　料 木通、牛膝、生地、天门冬、麦门冬、五味子、黄柏、甘草各3克。

制用法 每日1剂，水煎服。

功　效 清热，利湿，止血。适用于膀胱癌尿血者。

名医点评 患者应该养成观察早晨起床第一泡尿的颜色、气息、形态的习惯。膀胱癌复发或者恶化，尿血是最典型的症状，并且带有血腥的味道。

偏方 4　土牛膝根炖猪脬治膀胱癌

材　料 土牛膝根100克，猪脬（猪膀胱）1只，料酒6毫升，姜、葱各6克，精盐、味精各3克。

制用法 将猪脬用精盐揉搓洗干净；土牛膝根洗净；姜切片；葱切段。将猪脬、土牛膝根、姜、葱、料酒同放炖锅内，置大火上烧沸，再用小火炖煮45分钟，放入精盐、味精即成。每日1次，每次吃猪脬50～80克，喝汤。

功　效 清热解毒，通经利尿。对膀胱癌有一定疗效。

名医点评 牛膝是一味中药，茎有棱角，节部膨大，状似牛的膝盖，故称牛膝。为苋科植物牛膝的野生种及柳叶牛膝、粗毛牛膝钝叶上牛膝的根及根茎。味微苦酸，性寒，无毒。

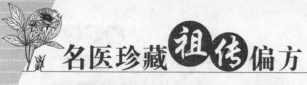

偏方 5　蘑菇猪肉汤治膀胱癌

材　料　鲜蘑菇、猪瘦肉各100克，精盐适量。

制用法　先将猪瘦肉、鲜蘑菇切成片，加水适量做汤，用少许精盐调味，佐餐食用。

功　效　滋阴润燥，健脾益胃。尤适合于放疗、化疗后白细胞减少、食欲不振的膀胱癌患者。

名医点评　蘑菇同香菇一样具有抗癌的多糖。而从中医的角度来讲，蘑菇滋阴、益气、健脾，可以减轻化疗等治疗手段带来的毒副作用。另外，经常化疗还会伤害患者的肝脏，而蘑菇具有保肝、护肝的作用。

偏方 6　香菇冬笋防治膀胱癌

材　料　香菇10个，冬笋100克。

制用法　香菇用温水泡发后，去蒂，切片；冬笋切片，备用。锅内油热时，放入香菇、笋片翻炒，调入鸡汤、精盐煨至汁液将干时即可出锅，佐餐食用。

功　效　益胃，清热，防癌。味道鲜美，营养丰富，有增强免疫力、防治膀胱癌的作用。

名医点评　香菇是食物中的珍品，以高蛋白、低脂肪著称，营养十分丰富，是一种有益健康并具有抗癌作用的食物。冬笋对膀胱癌、肺癌、皮肤癌也有一定的疗效。

附录1 家庭必备食疗方

近视

食疗方	功效
将250克牛腱切成块状,余烫后捞出放入沸水锅中和250克胡萝卜、8个红枣、2片生姜、少许酒一起用中火炖1.5个小时,加盐调味即可。	恢复视力、清除自由基

醉酒

食疗方	功效
取一把鲜薄荷叶用冷水洗净后放入杯中,用开水冲泡15~20分钟后即可饮用。	醒酒解酒、提神醒脑

高血脂

食疗方	功效
将15克菊花和20克山楂一起用水煎或冲泡10分钟,每日1剂,代茶饮。	健脾消食、清热降脂

高血压

食疗方	功效
将10~15克决明子放入锅中炒至微有香味出,倒出待冷却后与10克白菊花同煎汁,加入冰糖。每日1次,5~7日为1个疗程。	降脂、降压、明目、通便

冠心病

食疗方	功效
将50克羊心去脂肪切小块放入碗内,加10克红花和适量水放入锅中隔水炖熟后,调味即可。	活血通经、祛瘀止痛

气喘

食疗方	功效
将1个梨洗净削皮,取梨肉放入锅中加适量水,10克杏仁及1匙冰糖,用中火煮15分钟,盛入碗中即可。	清热润燥、平喘止咳

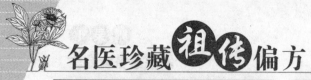
名医珍藏祖传偏方

胃溃疡、十二指肠溃疡

食疗方	功效
将1个鸡蛋壳捣碎研粉末,与2克精盐、维生素C片混合。每日3次,分服,3~5日为1个疗程。	和胃止血

老胃病

食疗方	功效
取一个猪肚和5~7个鸡蛋洗净,将鸡蛋装入猪肚内,添加适量水煎煮至熟烂,吃食材喝汤。	温中补胃,适合各种类型的老胃病

坐月子

食疗方	功效
把姜洗净切薄片用麻油爆香,和一只宰杀干净切成块的土鸡一起炒至半熟,然后加入米酒和3杯水煮开,转小火至鸡肉熟烂入味即可。	滋补身体,促进子宫内的血液循环,加速恶露的排出

慢性气管炎

食疗方	功效
将生姜30克洗净切丝,和20克桔梗、10克红糖一起拌匀,置于暖瓶中,沏入开水,加盖1小时即成。代茶饮。	抗菌消炎

胆囊炎

食疗方	功效
取一个苹果削皮切块,100克芦荟洗净切段。将苹果块和芦荟块一起入锅,加适量水,煎煮15分钟,调入冰糖即可。	生津健胃、清肝热,防治胆囊炎

胆结石

食疗方	功效
将100克莴笋剥皮洗净切丝,放入碗中,加盐调味放置15分钟;200克核桃仁用油炸至酥脆捣成粉末与腌好的莴笋加盐、味精、料酒一起拌匀即成。	健脾利尿、润肠通便

记忆力减退

食疗方	功效
将200克粳米淘洗干净放入锅中加水煮粥,待粥煮滚后加入50克核桃仁和虾仁,改小火熬熟,加盐调味即可。	补脑健脑、增强记忆力

夜尿频数

食疗方	功效
将100克糯米,50克花生仁,50克小麦米,一同放锅中煮成粥,粥成后加入冰糖焖化即可。	收涩止尿

附录2 食材相宜相克

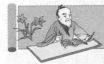

薏米			
薏米	+	栗子 √	健脾除湿，消热除烦
薏米	+	银耳 √	美容护肤，消斑抗皱
薏米	+	海参 ×	易静脉曲张、瘀血

荞麦			
荞麦	+	羊肉 √	性味寒热互补
荞麦	+	牛奶 √	营养互补
荞麦	+	海带 ×	易静脉曲张、瘀血、缺乏活力

燕麦			
燕麦	+	蜂蜜 √	润肠通便，美容养颜
燕麦	+	牛奶 √	营养美味
燕麦	+	菠菜 √	促进新陈代谢

红豆			
红豆	+	黑米 √	气血双补，功效加倍
红豆	+	乌鸡 √	滋阴养血，利水消肿
红豆	+	冬瓜 ×	身体脱水

黄豆			
黄豆	+	蛋类 √	提高营养价值
黄豆	+	小麦 √	提高蛋类蛋白质的营养价值
黄豆	+	猪血 ×	消化不良

绿豆			
绿豆	+	大米 √	补充微量元素和B族维生素
绿豆	+	黄柏 √	清利湿热、泻火解毒
绿豆	+	鱼 ×	破坏维生素B_1吸收

番茄			
黄豆	+ 蛋类	√	提高营养价值
黄豆	+ 小麦	√	提高蛋类蛋白质的营养价值
黄豆	+ 猪血	×	消化不良

菜花			
菜花	+ 牛肉	√	促进人体对维生素 B_1、维生素 B_2 的吸收
菜花	+ 大豆	√	平衡营养，保护血管
菜花	+ 笋瓜	√	破坏维生素C的吸收

油菜			
油菜	+ 香菇	√	预防癌症
油菜	+ 豆腐	√	止咳平喘，增强免疫力
油菜	+ 南瓜	×	破坏维生素C

黄瓜			
黄瓜	+ 大蒜	√	有效降低胆固醇
黄瓜	+ 木耳	√	降脂，补血
黄瓜	+ 花生	×	易腹泻

芹菜			
芹菜	+ 茭白	√	清热解毒、降压消脂
芹菜	+ 牛肉	√	健脾养胃、清热利尿
芹菜	+ 蟹	×	破坏维生素 B_1

苹果			
苹果	+ 猪肉	√	增加营养、消除猪肉的独特异味
苹果	+ 芦荟	√	生津止渴、健脾益肾、消食顺气
苹果	+ 海鲜	×	引起腹痛